U0094554

口腔病本草图解

主编　王万春　邝卫红　刘景曾
主审　周曾同

中国海洋大学出版社

·青岛·

图书在版编目(CIP)数据

口腔病本草图解 / 王万春,邝卫红,刘景曾主编
. —青岛:中国海洋大学出版社,2023.3
ISBN 978-7-5670-3385-6

Ⅰ.①口⋯ Ⅱ.①王⋯②邝⋯③刘⋯ Ⅲ.①口腔颌
面部疾病—中草药—图解 Ⅳ.①R287.82-64

中国版本图书馆 CIP 数据核字(2022)第 256058 号

出版发行	中国海洋大学出版社		
社 址	青岛市香港东路 23 号	**邮政编码**	266071
出 版 人	刘文菁		
网 址	http://pub.ouc.edu.cn		
电子信箱	369839221@qq.com		
订购电话	0532—82032573(传真)		
责任编辑	韩玉堂	**电 话**	0532—85902349
印 制	青岛海蓝印刷有限责任公司		
版 次	2023 年 3 月第 1 版		
印 次	2023 年 3 月第 1 次印刷		
成品尺寸	185 mm×260 mm		
印 张	28.25		
字 数	880 千		
印 数	1～2000		
定 价	198.00 元		

如发现印装质量问题,请致电 0532—88786688,由印刷厂负责调换。

《口腔病本草图解》编委会

主　编　王万春（青岛市口腔医院）

　　　　　邝卫红（广东医科大学）

　　　　　刘景曾（青岛市卫生健康委员会杏林书画院）

主　审　周曾同（上海交通大学医学院附属第九人民医院）

副主编　张爱娟（青岛市口腔医院）

　　　　　华　红（北京大学口腔医院）

　　　　　汪运富（青岛市卫生健康委员会中医药管理指导处）

　　　　　李海燕（广州中医药大学）

　　　　　刘四军（广州中医药大学）

　　　　　贾　莉（中国中医科学院广安门医院）

　　　　　王海燕（上海交通大学医学院附属第九人民医院）

　　　　　刘　伟（上海交通大学医学院附属第九人民医院）

　　　　　刘　洋（北京大学口腔医院）

编　委　（以姓氏笔画为序）

　　　　　于习习（青岛市口腔医院）

　　　　　王　静（青岛市口腔医院）

　　　　　王彩霞（青岛市口腔医院）

　　　　　孙德刚（青岛市口腔医院）

　　　　　李士杰（青岛市口腔医院）

　　　　　李德超（青岛市口腔医院）

　　　　　李焕焕（青岛市第五人民医院）

李亚南(青岛市口腔医院)

吴迎涛(青岛市口腔医院)

张文怡(青岛市口腔医院)

杜　锐(青岛市口腔医院)

赵　伟(青岛市口腔医院)

夏　霖(青岛市口腔医院)

袁文红(青岛市市立医院)

序　一

中医药学是中华民族的伟大创造，是中华文明的瑰宝，凝聚着中国人民的博大智慧，为增进人民健康做出了重要贡献。

口腔疾病作为人类最常见的疾病之一，中医中药在口腔疾病的防治过程中发挥了重要作用，特别是口腔黏膜病、牙周疾病、唾液腺疾病等与全身系统性疾病密切相关的疾病，中医中药发挥不可替代的作用。我国的口腔医学同行在口腔疾病的中西医结合治疗领域做了大量工作，积累了丰富经验。中华口腔医学会中西医结合专委会积极组织学术活动，有力地推动了我国口腔疾病的中西医结合治疗。

在现行的口腔医学院校课程设置中，中医中药的内容较少，普通的口腔医师对于中医药学的知识掌握不多。因此，对于口腔医师而言，与口腔疾病防治相关的中医中药知识的普及是非常必要的。

鉴于此，王万春教授、邝卫红教授和刘景曾教授组织从事口腔疾病中西医治疗的专家们编写了这一本《口腔病本草图解》，著名口腔医学专家周曾同教授作为主审严格把关。本书形式独特，内容丰富。在《中药学》基础上，结合现代药学研究和口腔疾病的临床用药经验，博古今之长，总结了中药在口腔疾病中的运用。对167味中药的性味归经、功效、应用、用法用量、使用注意、现代研究、现代文献摘录进行了较系统的介绍。特别值得赞赏的是，本书充分利用刘景曾教授书画艺术的优势，对百余味中药配以本草写意画、实物照片、古本草图以及饮片照片，使本书专业知识与书画艺术相并举，极具艺术性，不但增加知识性，而且增添可读性和可欣赏性，堪称精品之作。

我很高兴看到在口腔医学参考书这个百花园中又增添了一株绚丽多彩的鲜花，相信她将会受到广大读者的喜爱，为全面发展我国口腔医学做出积极的贡献。

在新书面世之际，谨向口腔医学界的同行们推荐这本好书！

中华口腔医学会名誉会长

俞光岩

2022 年 10 月

序 二

中医药是中国古代科学的瑰宝,不仅为中华民族的繁衍昌盛作出了不可磨灭的贡献,时至今日也维护着人类的健康。

中医药对疾病的认知方法和治疗理念顺应了当今健康观和医学模式转变的新要求,在临床疗效、预防保健、治疗方式等方面具有独特优势。截至目前,中国政府已与 40 余个外国政府、地区主管机构和国际组织签署了专门的中医药合作协议,中医药已广泛传播到 183 个国家和地区。据世界卫生组织统计,目前草药在 110 个成员国中被广泛应用,中医在 100 个成员国中被推广使用,其中 29 个成员国设立了相关法律法规。世界卫生组织于 2019 年 5 月召开第 72 届世界卫生大会,在第 11 版国际疾病分类[International Classification of Diseases 11th Revision (ICD-11)]中,首次将起源于古代中国的传统医学纳入,中医药历史性地进入国际主流医学体系。国家中医药管理局与国际标准化组织(ISO)合作,推动成立中医药技术委员会,迄今已制定了 74 项 ISO 中医药国际标准。中国中医药发展在改善民生方面显示出了独特的优势和旺盛的生命力。

在新型冠状病毒肺炎肆虐全球的当下,以中医药为抓手,与国际社会共同应对疫情挑战、向世界各国提供中国智慧和中国方案、共同构建人类卫生健康共同体,已经成为追求人类共同价值、实现人类命运休戚与共的重要途径。中医药抗击新冠疫情不仅在中国各地、也在支援海外抗疫中积极发挥作用。在东南亚、非洲都有广东中医的抗疫队伍,为当地提供"中国方案""广东经验"。匈牙利当地中医药团体参考"三药三方"熬制大锅汤,应用中医药茶和香囊,收到良好效果。国家中医药管理局支持设立的"中国—毛里求斯中医药中心"被毛里求斯卫生部列入疫情防控定点医院。有关组织和机构向意大利、瑞士、英国、俄罗斯、柬埔寨等十几个国家和地区捐赠了中成药、中药饮片、针灸针等药品和器械,为疫情防控增添了有力武器,在当地得到广泛关注和欢迎。香港暴发第五波新冠肺炎疫情后,中央援港医疗队分批陆续奔赴香港援助抗疫。在香港支援抗疫过程中,中医药被广泛使用,形成了多个突破,全面推动了香港中医药的发展。

而口腔疾病作为人类最常见的疾病之一,中医药在口腔疾病的防治过程中也发挥了重要作用。但是,在目前口腔医学院校的课程设置中,中医药课程设置较少,口腔科医师掌握的中医药知识不多。因此编写与口腔疾病防治相关的中医药类书籍非常必要。王万春教授、邝卫红教授和刘景曾教授组织从事口腔疾病中西医治疗的专家们编写了这本《口腔病本草图解》，著名口腔医学专家周曾同教授作为主审严格把关。本书形式独特，博古今之长，总结了中医药在口腔疾病中的运用；并充分利用刘景曾教授书画艺术的优势，对百余味中药配以药物彩色图、本草图、饮片图，使本书专业知识与书画艺术并举，增添了可读性、可欣赏性，堪称精品之作。

在新书面世之际，谨向中医学界的同行们推荐这部很好的案头参考书。是为序。

广东省中医院院长

2022 年 10 月

前　言

　　中医药是中国古代科学的瑰宝,中医药不仅为中华民族的繁衍昌盛作出了不可磨灭的贡献,时至今日也在维护着人民群众的健康。我国传统医学中的口腔医学是以研究和治疗口齿唇舌疾病等为主要内容的科学,有着悠久的发展历程和丰富的治疗经验。口腔科最早被称为口齿科、耳目口齿科、口齿咽喉科,民国时期称为牙科,直至现代称为口腔科。中医药独特的优势也影响着现代口腔医学的发展,尤其是在牙周炎、口腔黏膜病、以口腔为主要表征的系统性疾病等方面,中西医结合的治疗方法疗效更加显著。

　　诸药以草为本。虽然中药有草木、玉石、虫兽取材之分,但以植物取材居多,故将中药称之为"本草"并沿用至今。本书作者查阅了大量资料发现,虽然口腔科方药浩若星辰,但涉及专科——口腔科本草屈指可数,使后学者无所适从,故而本书精选了历代经方、验方中用于口腔疾病治疗的中药及其常用方法,予以介绍。本书分总论和各论,共19章,在《中药学》基础上,结合现代药学研究和口腔疾病的临床用药经验,博古今之长,总结了中药在口腔疾病中的运用,共收载治疗口腔疾病的本草167味,对每味药的性味归经、功效、应用、用法用量、使用注意、现代研究、现代文献摘录等进行较系统的介绍。

　　本书百余味中药均配以药物彩色图形、本草图、饮片图和极具艺术性的本草写意画,融花、鸟、写意三者于一体,提取本草文化之积淀,摄取本草口腔之良方,突出中医口腔疾病治疗的特色氛围。本书既进行学术探讨,又富有诗情画意,可激发读者对中医药知识学习的兴趣,使专业性与艺术性相结合,展示了中医口腔的崭新面貌。

　　本书在编写过程中十分重视内容的实用性,适于各级口腔医师、中医医师、相关科研工作者和在校师生,以及中医药爱好者、国画艺术爱好者等阅读参考,旨在积极传播口腔疾病防治的中医药知识。

　　本书由青岛市口腔医院牵头,上海交通大学医学院附属第九人民医院、广州中医药大学、广东医科大学、青岛市卫生健康委员会杏林书画院、青岛市卫生健康委员会中医药管理指导处、北京大学口腔医院、中国中医科学院广安门医院、青岛市市立医院、青岛市第五人民医院等单位的专家共同编写完成。在编写过程中,得到各级领导的重视和支持,以及各位专家同仁的指导和帮助。在此,感谢湖南中医药大学口腔医学专业创始人、湖南中医药大学第一附属医院中医口腔科第一任科主任及口腔科学术带头人李元聪教授;感谢青岛市海慈医疗集团资深专家,全国第四、第五批老中医药专家学术经验继承工作指导老师周兆山教授;感谢为本书提供图片支持的郑金生教授,以及中国植物图像库、汉华易美视觉科技有限公司;感谢所有参与编写本书的人员。同时,本书编写中还参阅使用了大量文献资料,在此特向有关作者表示感谢。

　　由于编者水平有限,书中难免有不足之处,敬请同仁、读者批评指正。

王万春

2022 年 10 月

目　录

◆ **总　论** ◆

◆ **各　论** ◆

总　论

　　中药的应用,在我国有着悠久的历史,有着独特的理论体系和应用形式。中药就是指在中医理论指导下,用于预防、治疗、诊断疾病并具有康复与保健作用的物质。它对维护我国人民健康、促进中华民族的繁衍昌盛作出了重要贡献。

　　中药主要来源于天然药及其加工品,包括植物药、动物药、矿物药及部分化学、生物制品类药物。由于中药以植物药居多,故有"诸药以草为本"的说法。因此,自古相沿把中药称为本草。此外,还有"草药"一词,是指广泛流传于民间,为民间医生所习用,且加工炮制尚欠规范的部分中药。还有"中草药"一词,实则是指中药和草药的混称。由此可见,草药、中草药和中药、本草没有质的区别,为避免混淆,应统一于"中药"一词的概念中。

第一章　中药的性能与运用

中医学认为,任何疾病的发生发展过程都是致病因素(邪气)作用于人体,引起机体正邪斗争,从而导致阴阳气血偏盛偏衰或脏腑经络机能活动失常的结果。故中药治病的基本作用不外是扶正祛邪、消除病因、恢复脏腑的正常生理功能,纠正阴阳气血偏盛偏衰的病理现象,使患者最大程度上恢复到正常状态,达到治疗疾病、恢复健康的目的。中药之所以能够针对病情、发挥上述基本作用,是因为中药具有偏性。通过它的偏性来纠正疾病所表现出来的阴阳气血偏盛偏衰。而所谓药性,是指药物与疗效有关的性质和性能,它包括药物发挥疗效的物质基础和治疗过程中所体现出来的作用。中药的性能包括四气五味、升降浮沉、归经、有毒无毒等。药性理论是我国历代医家在长期的医疗实践中,以阴阳、脏腑、经络学说为依据,根据药物的各种性质及所表现出来的治疗作用总结出来的用药规律。它是学习、研究、运用中药所必须掌握的基本理论知识。

第一节　四　气

每味药物都有"四气五味"的不同,因而也就具有不同的治疗作用。其中四气,是指寒、热、温、凉四种不同的药性。

药性的寒热温凉是由药物作用于人体所产生的不同反应和所获得的不同疗效而总结出来的,它与所治疗疾病的性质是相对而言的。四气之中寓有阴阳含义,寒凉属阴,温热属阳,而寒与凉、温与热之间仅有程度上的不同,即"凉次于寒""温次于热"。有些本草文献对药物的四气还用"大热""大寒""微温""微凉"加以描述,以示中药四气程度的区别,临床上要斟酌使用。另外,四气以外还有一类平性药,它是指寒热界限不很明显、药性平和、作用较缓和的一类药,如党参、山药、甘草等。然而,有些药虽称平性,但实际上也有偏温偏凉的不同,如甘草性平,但生用性凉,灸用则性偏温,所以平性仍未超出四气的范围,是相对而言的。

一般来讲,寒凉药分别具有清热泻火、凉血解毒、滋阴除蒸、泻热通便等作用;而温热药则分别具有温里散寒、暖肝散结、补火助阳、温经通络等作用。寒凉药用治阳热证，温热药用治阴寒证，这是临床必须遵循的用药原则。如病人表现为咽喉肿痛、口舌生疮、大便秘结，脉洪数，这属于阳热证，用石膏、知母、栀子等寒凉药物治疗，上述症状可得以缓解或消除。反之，如果阴寒证用寒凉药，阳热证用温热药，则必然导致病情进一步恶化，甚至引起死亡。

另外，根据季节不同，掌握四气理论，指导临床用药，正如《素问·六元正纪大论》谓"寒无犯寒""热无犯热"。一般是指在寒冬时无实热证，不要随便使用寒药，以免损伤阳气；在炎热夏季无寒证者不要随便使用热药，以免伤津化燥。如遇到真寒假热，则当用热药治疗，遇到真热假寒，则当选用寒药以治之，不可真假混淆。

第二节　五　味

所谓五味，是指药物有酸、苦、甘、辛、咸五种不同的味道，因而具有不同的治疗作用。有些还具有淡味或涩味，因而实际上不止五种。但是，五味是最基本的五种滋味，所以仍然称为五味。五味的含义既代表了药物味道的"味"，又包含了药物作用的"味"，而后者构成了五味理论的主要内容。五味和四气一样，也具有阴阳的属性。《内经》云："辛甘淡属阳，酸苦咸属阴。《素问·藏气法时论》曰："辛散、酸收、甘缓、苦坚、咸软。"这是对五味作用的最早概括。本书综合历代文献，将五味作用归纳如下。

辛味：具有发散、行气行血的作用。多用治表证及气血阻滞之证。如桂枝发散风寒、川芎活血化瘀等。

甘味：具有补益、和中、调和药性和缓急止痛的作用。多用治正气虚弱、身体诸痛及调和药性、中毒解救等方面。如人参大补元气、甘草调和药性并解药食中毒等。

酸味：具有收敛、固涩的作用。多用治体虚多汗、久泻肠滑、遗精滑精等证。如五味子固表止汗、五倍子涩肠止泻、山茱萸涩精止遗等。

苦味：具有清泻火热、泻降气逆、通泻大便、燥湿、坚阴（泻火存阴）等作用。多用治热证、火证、便秘、湿证、阴虚火旺等证。如黄芩、栀子清热泻火，半夏、陈皮降逆止呕，大黄、枳实泻热通便，黄连清热燥湿，知母、黄柏泻火存阴等。

咸味：具有泻下通便、软坚散结的作用。多用治大便燥结、痰核、瘰疬、癥瘕痞块等证。如芒硝泻热通便，海藻、牡蛎消散瘿瘤，鳖甲软坚消癥等。此外，有"咸走血"之说，即以水胜火之意。如大青叶、玄参、紫草、青黛，都具有咸味，均入血分，同具有清热、凉血、解毒之功。又有"咸先入肾"之说，故为了引药入肾，增强补肾作用，不少药物如知母、黄柏、杜仲、巴戟天等,用盐水炮制。

淡味:具有渗湿利小便的作用。多用治水肿、小便不利之证。如薏苡仁、通草、茯苓等。

涩味:与酸味药的作用相似,多用治虚汗、泄泻、出血等证。本草文献常以酸味代表涩味功效,或与酸味并列,标明药性。

五味还可与五行配合,并与五脏联系起来。《洪范》谓:"酸味属木、苦味属火、甘味属土、辛味属金、咸味属水。"但不能机械看待这一问题。如黄柏味苦、性寒,作用是泻肾火而不是泻心火。

此外,每种药物都同时具有性和味,两者必须综合起来看,才能准确地辨别药物的作用,正如缪希雍谓:"物有味必有气,有气斯有性。"一般临床用药是既用其气、又用其味,但有时在配伍其他药物复方用药时,就可能出现或用其气、或用其味的不同情况。如升麻辛甘微寒,与石膏同用治胃火牙痛,取其寒性以清热降火;若与黄芪同用治中气下陷时,则取其味甘升举阳气的作用。因此,既要熟悉四气五味的一般规律,又要掌握每一药物气味的特殊治疗作用以及气味配合的规律,这样才能很好地掌握药性,指导临床用药。

第三节 升降浮沉

升降浮沉是指药物对机体有向上、向下、向外、向内四种不同作用趋向。与四气、五味一样,也是通过药物作用于机体所产生的疗效而概括出来的用药理论。它是与疾病所表现的趋向性相对而言的。其中,升与降、浮与沉是相对立的。升与浮、沉与降,既有区别,又有交叉,难以截然分开。

影响药物升降浮沉的因素主要与四气五味、药物质地轻重有密切关系,并受到炮制和配伍的影响。一般来讲,凡味属辛、甘,气属温、热的药物,大都是升、浮药,如麻黄、升麻、黄芪等药;凡味属苦、酸、咸,性属寒、凉的药物,大都是沉、降药,如大黄、芒硝、山楂等。《本草备要》药性总义曰:"凡药轻虚者,浮而升;重实者,沉而降。"这是一般规律,某些药也有特殊性,如川芎能上行头目、下行血海。应当指出,药物质地轻重与升降浮沉的关系,是前人的用药经验总结,有一定局限性。因此既要掌握药物的一般共性,又要掌握每味药物的不同个性,具体问题具体分析,才能准确掌握药物的作用趋向。

药物的炮制可以影响转变其升降浮沉的性能。如有些药物酒制则升,姜炒则散,醋炒收敛,盐炒下行。如大黄,属于沉降药,峻下热结,泻热通便,经酒炒后,大黄则可清上焦火热,可治目赤头痛。故李时珍说:"升者引之以咸寒,则沉而直达下焦,沉者引之以酒,则浮而上至巅顶。"又药物的升降浮沉通过配伍也可发生转化,如牛膝引血下行为沉降药,与桃仁、红花及桔梗、柴胡、枳壳等升达清阳、开胸行气药同用,也随之上升,主治胸中瘀血证,这就是少量沉降药与大队升浮药同用而随之上升的例证。一般来讲,升浮药在大队沉降药中能随之下降;反之,沉降药在大队升浮药中能随之上升。可见,药物的升降浮沉是受多种因素的影响,它在一定的条件下可相互转化,正如李时珍所说"升降在物,亦在人也"。

升降浮沉代表不同的药性,表示药物不同的作用趋向。一般升浮药,其性主温热,味属辛、甘、淡,质地多为轻清至虚之品,作用趋向多主上升、向外。就其所代表药物的具体功效而言,分别具有疏散解表、宣毒透疹、解毒消疮、暖肝散结、温通经脉、通痹散结、行气开郁、活血消瘤等作用。故解表药、温里药、祛风寒湿药、行气药、活血祛瘀药、补益药等多具有升浮特性。

一般沉降药,其性主寒凉,味属酸、苦、咸,质地多为重浊坚实之品,作用趋向多主下行向内。就其所代表的药物的具体功效而言,分别具有清热泻火、泻下通便、利水渗湿、消积导滞、固表止汗、涩肠止泻、涩精止遗、收敛止血、收湿敛疮等作用。故清热药、泻下药、利水渗湿药、收敛止血药、收涩药等多具有沉降药性。

药物具有升降浮沉的性能,可以调整脏腑气机的紊乱,使之恢复正常的生理功能,或作用于机体的不同部位,因势利导,驱邪外出,从而达到治愈疾病的目的。具体而言,病变部位在上、在表者宜升浮不宜沉降,如外感风热,则应选用薄荷、菊花等升浮药来疏散;病变部位在下、在里者宜沉降不宜升浮,如热结肠燥大便秘结者,则应选用大黄、芒硝等沉降药来泻热通便。总之,必须针对疾病发生部位有在上、在下、在表、在里的区别,病势上有上逆下陷的区别,根据药物有升降浮沉的不同特性,恰当选用药物,这也是指导临床用药必须遵循的重要原则。此外,为了适应复杂病机,更好地调节紊乱的脏腑功能,还可采用升降浮沉并用的用药方法,如治疗心肾不交虚烦不眠、腰冷便溏、上热下寒证,常用黄连清心降火安神,配肉桂补肾引火归原,以成交通心肾、水火既济的配伍。可见升降并用是适应复杂病机,调节紊乱脏腑功能的有效用药方法。

《素问·六微旨大论》谓:"升降出入,无器不有。"指出这是人体生命活动的基础,口腔也不例外,一旦发生故障便导致疾病的发生。故《素问·阴阳应象大论》说:"其高者,因而越之;其下者,引而竭之;中满者,泻之于内;其有邪者,渍形以为汗;其在皮者,汗而发之。"阐明了应根据升降出入障碍所产生疾病的病势和病位的不同,采取相应的治疗方法,为中药升降浮沉理论的产生和发展奠定了理论基础。金元时期升降浮沉学说得到了全面发展,张元素在《医学启源》中旨承《内经》,首倡"气味厚薄升降图说",用运气学说阐发了药物具有升降浮沉不同作用趋向的道理。其后,李东垣、王好古、李时珍等又做了进一步的补充,使药物升降浮沉学说趋于完善。它作为说明药物作用指导临床用药的理论依据,是对四气五味的补充和发展。

第四节 归 经

归经是指药物对于机体某部分的选择性作用,即某药对某些脏腑经络有特殊的亲和作用,因而对这些部位的病变起着主要或特殊的治疗作用,药物的归经不同,其治疗作用也不同。归经说明了药效所在,也是阐明药物作用机理,指导临床用药的药性理论基本内容之一。

中药归经理论的形成是在中医基本理论指导下以脏腑经络学说为基础,以药物所治疗的具体病证为依据,经过长期临床实践总结出来的用药理论。由于经络能沟通人体内外表里,所以一旦机体发生病变,体表病变可以通过经络影响到内在脏腑;反之,内在脏腑病变也可以反映到体表上来。由于发病所在脏腑及经络循行部位不同,临床上所表现的症状也各不相同。如胃经病变多见口唇生疮、齿龈肿痛;肝经病变每见口咽干痛;等证。临床用石膏、知母能治愈口唇生疮,说明它们归胃经;用白芍、生地黄能治愈口咽干痛则说明它们能归肝经。若一药能归数经,是指其治疗范围的扩大。如桂枝归心、肺、膀胱经,它既能发汗解肌,治疗风寒感冒,又能发散风寒,治疗根尖周炎风寒上犯证。故掌握了药物的归经,在脏腑、经络发生病变时就可以根据辨证有针对性地选择用药。

运用归经理论指导临床用药,还要注意脏腑病变的相互影响,恰当选择用药。如肾阴不足,水不涵木,肝火上炎,目赤头晕,治疗时当选用黄柏、知母、枸杞、菊花、地黄等肝、肾两经的药物来治疗,以益阴降火、滋水涵木,而不能拘泥于见肝治肝的单纯分经用药的方法。又如口腔病患热证,有心火、胃火、肝火等的不同,治疗时用药亦不同。若胃火牙痛当用石膏、黄连等胃经药来清泻胃火;若心火亢盛失眠,当用丹参、酸枣仁等心经药以清心安神;若肝热目赤,当用夏枯草、龙胆草等肝经药以清肝明目。可见归经理论为临床辨证用药提供了方便。

此外,还有依据药物自身的特性,即形、色、气味、禀赋等的不同,进行归经的方法。如味辛、色白入肺经、大肠经,味苦、色赤入心经、小肠经等,都是以药物的色与味作归经依据的。又如桑叶、菊花轻浮入肺,则是以药物的质地轻重作为归经的依据。再如佩兰芳香醒脾入脾经,连翘象心而入心经清心降火等等,都是以形、气归经的例子。其中尤以五味与归经的关系最为密切。以药物特性作为归经方法之一,虽然也存在着药物特性与归经没有必然联系的缺陷,但它是从药物自身角度分析药物归经还是有一定意义的。可见由于归经受多种因素的影响,我们不能偏执一说,要全面分析归经才能得出正确结论。

四气五味、归经理论及升降浮沉学说综合运用,才能做到全面准确。四气五味只是说明药物具有不同的寒热属性和治疗作用,升降浮沉只是说明药物的作用趋向。二者都缺乏明确的定位概念,只有归经理论才能把药物的治疗作用与病变所在的脏腑经络部位有机地联系起来。事实证明,掌握好归经理论对于指导临床用药意义很大。徐灵胎说:"不知经络而用药,其失也泛,必无捷效;执经络而用药,其失也泥,反能致害。"既要承认归经理论的科学性,又要看到它的不足之处,这才是正确对待归经理论的态度。

第五节 有毒与无毒

药物毒性的有无及毒性大小,在临床用药中有重要的意义,也是中药性能的重要标志之一,故为历代医家所重视。在历代本草书籍中,常在每一味药物的性味之下,标明其"有毒"或"无毒"字样。有毒、无毒是掌握药性必须注意的问题。

关于"毒药"一词的含义,古今理解差别很大。古代药物毒性的含义较广,既认为毒药是药物的总称,毒性是药物的偏性,又认为毒性是药物毒副作用大小的标志。而后世本草书籍在其药物性味下标明"有毒""大毒""小毒"等记载,则大都是指药物的毒副作用的大小。故张景岳云:"药以治病,因毒为能,所谓毒药,是以气味之有偏也。"进一步解释了毒药的广义含义,并阐明了毒性是一种偏性,以偏纠偏也就是药物治病的基本原理。

随着科学的发展,经过长期的临床实践,人们对毒性的认识逐步加深。现代医学所称的毒性,主要是指药物对人体的伤害作用,包括作用峻烈或治疗以外的不良作用。凡是标明有毒之药,必须是具有一定毒性或能产生较明显副作用的药物,若应用不当,则会产生不同程度的中毒症状,如山豆根等。当今《中华人民共和国药典》采用大毒、有毒、小毒三类分类方法,也是目前通行的分类方法。而中药的副作用有别于毒性作用。副作用是指在常用剂量时出现与治疗需要无关的不适反应,一般比较轻微,对机体危害不大,停药后可自行消失。如临床常见服用某些中药,可引起恶心、呕吐、胃痛腹泻或皮肤瘙痒等不适反应。中药副作用的产生与药物的自身特性、炮制、配伍、制剂等多种因素有关。通过医药人员努力可以尽量减少副作用,减少不良反应的发生。过敏反应也属于不良反应范围,其症状轻者可见瘙痒、皮疹、胸闷、气急,重者可引起过敏性休克,除药物因素外,多与患者体质有关。

正确对待中药的毒性,既是安全用药的保证,也具有重要的临床意义。在治疗上有时可以采用"以毒攻毒"的原则,应用适宜的药物来治疗恶疮、口腔癌等。正确对待中药毒性，要重视中药中毒的临床报道。自新中国成立以来，出现了大量中药中毒报告，仅单味药引起中毒就达上百种之多，其中植物药 90 多种，如关木通、山豆根、桃仁等。文献中认为大毒、剧毒的固然有中毒致死的，小毒、微毒甚至无毒的同样也有中毒病例发生，故临床应用有毒中草药要慎重，就是所谓"无毒"的，也不可掉以轻心。既要尊重文献记载，更要重视临床经验，相互借鉴，才能全面、深刻、准确地理解和掌握中药的毒性，这对保证安全用药是十分必要的。

　　同时，根据患者的体质和病情，结合药物毒性的强弱，恰当地选用药物和确定剂量。而且在应用有毒药时应注意通过必要的炮制、配伍、剂型等环节来减轻或消除其毒副作用，以充分发挥药效，保证用药安全。

第二章　中药的应用

中药的应用主要包括配伍、禁忌、用量和煎服法等内容。掌握好这些知识和方法，按照药物的四气五味、升降浮沉、归经以及有毒、无毒等性能和患者的实际情况，综合治疗上的要求予以正确应用，对于提高药物疗效、降低毒副作用、保证用药安全，具有十分重要的意义。

第一节　配　伍

配伍是按照病情的不同需要和药物的不同特点，有选择地将两种以上的药物合一起应用。

从中药的发展史来看，在医药萌芽时代治疗疾病一般都是采用单味药物的形式，后来由于药物品种日趋增多，对药性特点不断明确，对疾病的认识逐渐深化，由于疾病可表现为数病相兼、或表里同病、或虚实互见、或寒热错杂的复杂病情，因而用药也就由简到繁出现了多种药物配合应用的方法，并逐步形成了配伍用药的规律，从而既照顾到复杂病情，又增进了疗效，减少了毒副作用。因此，掌握中药配伍规律对指导临床用药意义重大。

药物配合应用，相互之间必然产生一定的作用。《神农本草经·序例》将各种药物的配伍关系归纳为"有单行者，有相须者，有相使者，有相畏者，有相恶者，有相反者，有相杀者，凡此七情，合和视之"。这"七情"之中除单行者外，都是谈药物配伍关系，分述如下。

单行：就是单用一味药来治疗某种病情单一的疾病。对于病情比较单纯的病证，往往选择一种针对性较强的药物即可达到治疗目的。如珍珠治疗口舌生疮，白及收敛止血、消散痈肿等，都是行之有效的治疗方法。

相须：就是两种功效类似的药物配合应用，可以增强原有药物的功效。如全蝎、蜈蚣同用能明显增强平肝息风、止痉定搐的作用，可用于口腔肿瘤的治疗。像这类同类相须配伍应用的例证，构成了复方用药的配伍核心，是中药配伍应用的主要形式之一。

相使：就是以一种药物为主，另一种药物为辅，两药合用，辅药可以提高主药的功效。如大黄配芒硝治热结便秘，大黄为清热泻火、泻热通肠的主药，芒硝长于润燥通便，可以增强大黄峻下热结，排除燥屎的作用。又如：石膏配牛膝治胃火牙痛，石膏为清胃降火、消肿止痛的主药，牛膝引火下行，可增强石膏清火止痛的作用；白芍配甘草治血虚失养，筋挛作痛，白芍为滋阴养血、柔筋止痛的主药，甘草缓急止痛，可增强白芍荣筋止痛的作用。这是功效不同、相使配伍的例证，可见相使配伍药不必同类。一主一辅，相辅相成，辅药能提高主药的疗效，即是相使的配伍。

相畏：就是一种药物的毒副作用能被另一种药物所抑制。如熟地畏砂仁，砂仁可以减轻熟地滋腻碍胃、影响消化的副作用。

相杀：就是一种药物能够消除另一种药物的毒副作用。如砂仁可以减轻熟地黄的副作用等。可见相畏和相杀实际上是同一配伍关系的两种不同提法。

相恶：就是一种药物能破坏另一种药物的功效。如生姜恶黄芩，黄芩能削弱生姜的温胃止呕的作用；近代研究吴茱萸有降压作用，但与甘草同用时，这种作用即消失，也可以说吴茱萸恶甘草。

相反：就是两种药物同用能产生剧烈的毒副作用。详见用药禁忌"十八反""十九畏"中的药物。

上述药性"七情"，除单行外，都是说明药物的配伍变化的。概括起来，其变化关系可以归纳为以下三方面。

相须、相使可以起到协同作用，能提高药效，是临床常用的配伍方法。

相畏、相杀可以减轻或消除毒副作用，以保证安全用药，是使用毒副作用较强药物的配伍方法，也可用于有毒中药的炮制及中毒解救。

相恶则是因为药物的拮抗作用，抵消或削弱其中一种药物的功效，用药时应加以注意；相反则是药物相互作用，能产生毒性反应或强烈的副作用。故相恶、相反是配伍用药的禁忌。

历代医家都十分重视药物配伍的研究。李时珍在《本草纲目·序例上》总结说，"药有七情，独行者，单方不用辅也；相须者，同类不可离也；相使者，我之佐使也；相恶者，夺我之能也；相畏者，受彼之制也；相反者，两不相合也；相杀者，制彼之毒。"药物的配伍应用是中医用药的主要形式，药物按一定法度加以组合，并确定一定的分量比例，制成适当的剂型，即是方剂。方剂是药物配伍的发展，也是药物配伍应用更为普遍、更为高级的形式。

第二节　用药禁忌

为了确保疗效、安全用药、避免毒副作用的产生,必须注意用药禁忌。中药的用药禁忌主要包括配伍禁忌、证候禁忌、妊娠用药禁忌和服药饮食禁忌四个方面。

一、配伍禁忌

配伍禁忌,是指某些药物合用会产生剧烈的毒副作用或降低和破坏药效,因而应该避免配合应用,即《神农本草经》所谓"勿用相恶、相反者"。历代关于配伍禁忌的认识和发展,在古籍中说法不一致。金元时期将反药概括为"十八反""十九畏",累计37种反药,并编成歌诀,简介如下。

1. 十八反

本草明言十八反,半蒌贝蔹及攻乌,藻戟遂芫俱战草,诸参辛芍叛藜芦。即乌头反半夏、瓜蒌、贝母、白蔹、白及;甘草反甘遂、大戟、海藻、芫花;藜芦反人参、丹参、玄参、沙参、细辛、芍药。

2. 十九畏

"十九畏"歌诀首见于明代刘纯著《医经小学》。书中曰:"硫黄原是火中精,朴硝一见便相争。水银莫与砒霜见,狼毒最怕密陀僧。巴豆性烈最为上,偏与牵牛不顺情。丁香莫与郁金见,牙硝难合京三棱。川乌草乌不顺犀,人参最怕五灵脂。官桂善能调冷气,若逢石脂便相欺。大凡修合看顺逆,炮艦炙煿莫相依。"即:硫黄畏朴硝,水银畏砒霜,狼毒畏密陀僧,巴豆畏牵牛,丁香畏郁金,川乌、草乌畏犀角,牙硝畏三棱,官桂畏赤石脂,人参畏五灵脂。

现代临床、实验研究也有不少文献报道反药同用(如贝母与乌头同用、巴豆与牵牛同用)引起中毒的例证。因此,《中国药典》1963年版"凡例"中明确规定:"注明畏、恶、反,系指一般情况下不宜同用。"

另外,古代也有不少反药同用的文献记载,认为反药同用可起到相反相成、反抗夺积的效能。例如,《医学正传》谓:"外有大毒之疾,必有大毒之药以攻之,又不可以常理论也。如古方感应丸,用巴豆、牵牛同剂,以为攻坚积;四物汤加人参、五灵脂辈,以治血块;丹溪治尸瘵二十四味莲心散,以甘草、芫花同剂,而妙处在此。是盖贤者真知灼见,方可用之,昧者不可妄试以杀人也。"《本草纲目》也说,"相恶、相反同用者,霸道也,有经有权,在用者识悟尔。"都强调了反药可以同用。正如上述,古今反药同用的方剂也是屡见不鲜的。如《儒门事亲》通气丸中海藻、甘草同用。可见，无论文献资料、临床观察及实验研究目前均无统一的结论，说明对十八反、十九畏的科学研究还要做长期艰苦、深入、细致的工作，去伪存真，才能得出准确的结论。目前在尚未搞清反药是否能同用的情况下，临床用药应采取慎重从事的态度，对于其中一些反药若无充分把握，最好不使用，以免发生意外。

二、证候禁忌

由于药物的药性不同，其作用各有专长和一定的适应范围，因此，临床用药也就有所禁忌，称"证候禁忌"。例如，桂枝性味辛温甘，功能发汗解肌、温通经脉，又能助阳化气治疗痰饮病、蓄水证，故只适宜于风寒上犯之根尖周炎，而对阴虚火旺、血热妄行等证，则禁止使用。所以除了药性极为平和者无须禁忌外，一般药物都有证候用药禁忌，其内容详见各论中每味药物的"使用注意"部分。

三、妊娠用药禁忌

妊娠用药禁忌是指妇女妊娠期治疗用药的禁忌。某些药物具有损害胎元以致堕胎的副作用，所以应作为妊娠禁忌的药物。根据药物对于胎元损害程度的不同，一般可分为慎用与禁用两大类。慎用的药物包括通经去瘀、行气破滞及辛热滑利之品，如桃仁、红花、牛膝、大黄、枳实、木通等；而禁用的药物是指毒性较强或药性猛烈的药物，如三棱、莪术等。

凡禁用的药物绝对不能使用，慎用的药物可以根据病情的需要斟酌使用。如《金匮要略》以桂枝茯苓丸治妊娠瘀病。此即《内经》所谓"有故无殒亦无殒也"的道理。但是，必须强调指出，除非必用时，一般应尽量避免使用，以防发生事故。

四、服药饮食禁忌

服药饮食禁忌是指服药期间对某些食物的禁忌，又称食忌，俗称"忌口"。它主要包括以下三方面内容。

在服药期间，一般应忌食生冷、油腻、腥膻、有刺激性的食物。如《本草经集注》说："服药不可多食生胡荽及蒜、鸡、生菜，又不可诸滑物果实等，又不可多食肥猪、犬肉、油腻肥羹、鱼鲙、腥臊等物。"

根据病情的不同，饮食禁忌也有区别。如热性病，应忌食辛辣、油腻、煎炸性食物；疮疡病患者，应忌食鱼、虾、蟹等腥膻发物及辛辣刺激性食品。

药性关系方面。古代文献记载：甘草、黄连、桔梗忌猪肉；鳖甲忌苋菜；地黄忌葱、蒜、萝卜；丹参、茯苓忌醋；土茯苓忌茶；薄荷忌蟹肉；等等。也应作为服药禁忌的参考。

第三节 用 量

中药用量是指临床应用时的分量。它主要指明了每味药的成人一日量（按：本书每味药物标明的用量，除特别注明外，都是指干燥后生药，在汤剂中成人一日内用量）。其次指方剂中每味药之间的比较分量，也即相对剂量。此外，也包含制剂每次的实际服用量。中药应用的剂量是否恰当，直接影响治疗效果，特别是一些作用猛烈或剧毒药物，用量必须严格掌握，否则容易出现副作用，甚至产生中毒现象。因此，用药剂量与药物疗效及用药安全有着密切关系。

中药的计量单位，自 1979 年起我国对中药生产计量统一采用公制，即 1 kg＝1 000 g＝1 000 000 mg。为了处方和调剂计算方便，按规定以如下的近似值进行换算：1 市两（16 进位制）＝30 克；1 钱＝3 克；1 分＝0.3 克；1 厘＝0.03 克。

尽管中药绝大多数来源于生药，安全剂量幅度较大，用量不像化学药品那样严格，但用量得当与否，也是直接影响药效的发挥、临床效果好坏的重要因素之一。药量过小，起不到治疗作用而贻误病情；药量过大，戕伤正气，也可引起不良后果，或造成不必要的浪费。同时中药多是复方应用，其中主要药物的剂量变化，可以影响到整个处方的功效和主治病证的改变。因此，对于中药剂量的使用应采取科学、谨慎的态度。一般确定中药的剂量应考虑以下因素。

一、药物性质与剂量的关系

剧毒药或作用峻烈的药物，应严格控制剂量，开始时用量宜轻，逐渐加量，一旦病情好转后，应当立即减量或停服，中病即止，防止过量或蓄积中毒。此外，花、叶、皮、枝等量轻质松及性味浓厚、作用较强的药物用量宜小；矿物介壳质重沉坠及性味淡薄、作用温和的药物用量宜大；鲜品药材含水分较多用量宜大（一般为干品的 2～4 倍）；干品药材用量当小；过于苦寒的药物也不要久服过量，免伤脾胃。再如珍珠等贵重药材，在保证药效的前提下应尽量减少用量。

二、剂型、配伍与剂量的关系

在一般情况下，同样的药物入汤剂比入丸散剂的用量要大些；单味药使用比复方中应用剂量要大些；在复方配伍使用时，主要药物比辅助药物用量要大些。

三、年龄、体质、病情与剂量的关系

由于年龄、体质不同,对药物耐受程度不同,则药物用量也有别。一般老年、小儿、妇女产后及体质虚弱的病人,都要减少用量,成人及平素体质壮实的患者用量宜重。一般5岁以下的小儿用成人药量的1/4,5岁以上的儿童按成人用量减半服用。病情轻重、病势缓急、病程长短与药物剂量也有密切关系。一般病情轻、病势缓、病程长者,用量宜小;病情重、病势急、病程短者,用量宜大。

四、季节变化与剂量的关系

夏季发汗解表药及辛温大热药不宜多用;冬季发汗解表药及辛热大热药可以多用;夏季苦寒降火药用量宜重;冬季苦寒降火药则用量宜轻。

除了剧毒药、峻烈药、精制药及某些贵重药外,一般中药常用内服剂量为5~10 g;部分常用量较大,剂量为15~30 g;新鲜药物常用量为30~60 g。

第四节　用　法

本书所述中药的用法,主要是指汤剂的煎煮及不同剂型的服用方法。

一、汤剂煎煮法

汤剂是中药最为常用的剂型之一,自商代伊尹创制汤液以来沿用至今,经久不衰。汤剂的制作对煎具、用水、火候、煮法都有一定的要求。

1. 用具

以砂锅、瓦罐为好,搪瓷罐次之,忌用铜铁锅,以免发生化学变化,影响疗效。

2. 用水

现在多用自来水、井水、蒸馏水等,但总以水质洁净新鲜为好。

3. 火候

火候有文火、武火之分。文火,是指使温度上升及水液蒸发缓慢的火候;而武火,又称急火,是指使温度上升及水液蒸发迅速的火候。

4. 煎煮方法

先将药材浸泡30~60分钟,用水量以高出药面为度。一般中药煎煮两次,第二煎加

水量为第一煎的 1/3～1/2。两次煎液去渣滤净混合后分 2 次服用。煎煮的火候和时间，要根据药物性能而定。一般来讲，解表药、清热药宜武火煎煮，时间宜短，煮沸后煎 3～5 分钟即可；补养药需用文火慢煎，时间宜长，煮沸后再续煎 30～60 分钟。某些药物因其质地不同，煎法比较特殊，处方上需加以注明，归纳起来包括有先煎、后下、包煎、另煎、溶化、泡服、冲服，等不同煎煮法。

（1）先煎：主要指有效成分难溶于水的一些金石、矿物、介壳类药物，应打碎先煎，煮沸 20～30 分钟，再下其他药物同煎，以使有效成分充分析出。如生石膏、龙骨、牡蛎、龟甲、鳖甲等。

（2）后下：主要是指一些气味芳香的药物，久煎其有效成分易于挥发而降低药效，须在其他药物煎沸经 5～10 分钟放入，如薄荷、木香、砂仁、白豆蔻等。此外，有些药物虽不属芳香药，但久煎也能破坏其有效成分，如大黄等。

（3）包煎：主要是指那些黏性强、粉末状及带有绒毛的药物，宜先用纱布袋装好，再与其他药物同煎，以防止药液混浊或刺激咽喉引起咳嗽及沉于锅底，加热时引起焦化或糊化。如滑石、青黛等。

（4）另煎：又称另炖，主要是指某些贵重药材，为了更好地煎出有效成分，还应单独另煎，即另炖 2～3 小时。煎液可以另服，也可与其他煎液混合服用。如人参、西洋参等。

（5）溶化：又称烊化，主要是指某些胶类药物及黏性大而易溶的药物，为避免入煎粘锅或粘附其他药物影响煎煮，可单用水或黄酒将此类药加热溶化即烊化后，用煎好的药液冲服，也可将此类药放入其他药物煎好的药液中加热烊化后服用。如龟甲胶、鳖甲胶等。

（6）泡服：又叫焗服，主要是指某些有效成分易溶于水或久煎容易破坏药效的药物，可以用少量开水或复方中其他药物滚烫的煎出液趁热浸泡，加盖闷润，减少挥发，半小时后去渣即可服用。如藏红花等。

（7）冲服：主要是指某些贵重药，用量较轻，为防止散失，常需要研成细末制成散剂，用温开水或复方其他药物煎液冲服。如珍珠、西洋参、人参等。某些药物，根据病情需要，为提高药效，也常研成散剂冲服。如用于止血的白及；用于息风止痉的蜈蚣、全蝎、僵蚕、地龙等。此外，还有一些液体药物如鲜地黄汁、鲜石斛醾等，也须冲服。

二、服药法

1. 服药时间

汤剂一般每日 1 剂，煎 2 次分服，两次间隔 4～6 小时。临床用药时可根据病情增减，如急性病、热性病可每日 2 剂。至于饭前还是饭后服，则主要决定于病变的部位和性质。一般来讲，病在胸膈以上者，如咽痛、口腔疾病等，宜饭后服；若病在胸腹以下，如胃、肝、肾等脏疾患,则宜饭前服。某些对胃肠有刺激性的药物宜饭后服;补益药多滋腻碍胃,宜空腹服;安神药宜睡前服;慢性病定时服;急性病、咽喉病须煎服代茶饮者,均可不定时服。

2. 服药方法

(1)汤剂:一般宜温服。但解表药要偏热服,服后还须温覆盖好衣被,或进热粥,以助汗出;寒证用热药宜热服,热证用寒药宜冷服。如出现真热假寒者当寒药温服,真寒假热者则当热药冷服,以防格拒药势。

(2)丸剂:颗粒较小者,可直接用温开水送服;大蜜丸者,可以分成小粒吞服;若水丸质硬者,可用开水溶化后服。

(3)散剂、粉剂:可用蜂蜜加以调和送服,或装入胶囊中吞服,避免直接吞服而刺激咽喉。

(4)膏剂:宜用开水冲服,避免直接倒入口中吞咽,以免粘喉引起呕吐。

(5)冲剂、糖浆剂:冲剂宜用开水冲服;糖浆剂可以直接吞服。

另外,危重病人宜少量频服;呕吐患者可以浓煎药汁,少量频服;对于神志不清或因其他原因不能口服时,可采用鼻饲给药法。在应用发汗、泻下、清热药时,若药力较强,要注意患者个体差异,一般得汗、泻下、热降即可停药,适可而止,不必尽剂,以免汗、下、清热太过,损伤人体的正气。

各 论

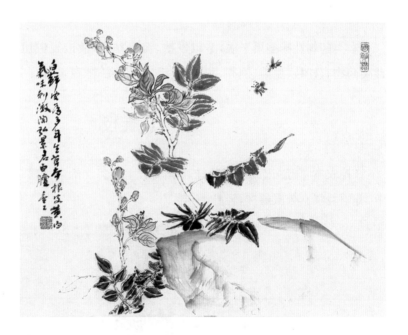

第三章　解表药

凡以发散表邪、治疗表证为主的药物,称解表药,又叫发表药。

本章主要介绍风寒或风热之邪外侵,导致口腔邪热郁结或寒邪凝滞而出现的病症。如唇部疔痈(唇生核、唇疔)、牙龈肿痛、牙痛、慢性唇炎(唇风)、口腔溃疡等。临床上可根据不同的病症选取以下相应的药物进行辨证论治、组方遣药。

第一节　发散风寒药

本类药物性味多属辛温,辛以发散,温可祛寒,故以发散肌表风寒邪气为主要作用。此类药物有桂枝、生姜、荆芥、防风、羌活、白芷、细辛、紫苏等。

1. 桂枝

《神农本草经》记载,"名牡桂,味辛温,生山谷。治上气咳逆,结气,喉痹,吐吸,利关节,补中益气。久服通神,轻身,不老。"

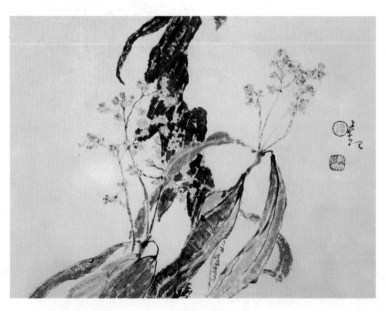

款识　群芳竞艳，百媚千红，是以色悦人也。

良药苦口，沉疴桴鼓，是以效悦医也。

至若桂枝，其貌寻常，其色黯淡，观彼恂恂如木讷君子。

然暖风微醺，金英初绽，瞬间大美，亦其楚楚动人之时耶？

曾为张长沙诸方之首，今充口腔病本草班头。机缘巧，宠爱深。

遂记绢素，付雕梓，欲与杏林同好共悦焉！

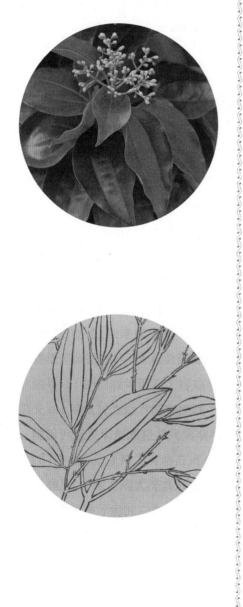

桂枝 Guizhi

《名医别录》

本品为樟科植物肉桂（*Cinnamomum cassia* Presl）的干燥嫩枝。主产于广东、广西。春、夏二季采收，除去叶，晒干或切片晒干，生用。

【性味归经】辛、甘，温。归心、肺、膀胱经。

【功效】发汗解肌，温通经脉，助阳化气。

【应用例举】

（1）复发性口腔溃疡。本品辛温甘润，具解肌和营之功。常与白芍配伍，调和营卫，如《伤寒论》桂枝汤，治疗中风表虚证，现代临证常与柴胡合用，治疗复发性口腔溃疡。

（2）口腔扁平苔藓。本品善入血分，具有温通经脉之功，临证常与诸活血类药相伍，以增强行血通脉之力。如《金匮要略》的桂枝茯苓丸，现代研究可治疗口腔扁平苔藓血瘀证。

（3）根尖周炎。本品辛甘温，入心、肺、膀胱经，具有温通经脉、助阳化气、发散风寒之功。常与藁本、白芷、苍术、升麻、当归、羌活等药同用，主治风寒上犯之根尖周炎，症见牙齿动摇、肉龈袒脱疼痛，如羌活散（《兰室秘藏》）。

（4）血管神经性水肿。本品辛温，用于治

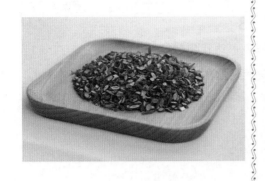

疗阳气不行，水湿内停而致的痰饮证。《伤寒论》中的苓桂术甘汤类方，现代研究可用于治疗心脾阳虚证的血管神经性水肿，表现为发病突然，唇部呈弥散性肿胀，局部痒痛，唇有弹性，水肿消失快，不留痕迹，伴有怕冷、便溏等。

【用法用量】煎服，3～10 g。

【使用注意】本品辛温助热，易伤阴动血，凡外感热病、阴虚火旺、血热妄行等证，均当忌用。孕妇及月经过多者慎用。

【现代研究】

本品所含桂皮油能扩张血管，改善血液循环，促进血液流向体表，从而有利于发汗和散热。桂枝煎剂、桂皮醛有解热、降温作用。桂枝醇提取物对金黄色葡萄球菌、大肠杆菌、肺炎双球菌、炭疽杆菌、霍乱弧菌、流感病毒等均有抑制作用。桂皮醛能促进胃肠平滑肌蠕动、增强消化功能，并有利胆作用。此外，桂枝有镇痛、抗炎、抗过敏、镇静、抗惊厥、抗肿瘤等作用。

【现代文献摘录例举】

李碧娥，王欢，刘琪亮，李朝晖，夏长普，麦熙. 柴胡桂枝干姜汤治疗胆热脾虚型复发性口腔溃疡的临床观察[J]. 实用医学杂志，2021，37(16)：2156-2159.

柴胡桂枝干姜汤治疗胆热脾寒型复发性口腔溃疡，不仅能安全有效改善黏膜局部症状方面，并且能经过辩证论治调节整体以治疗合并症及减少复发率。方中桂枝辛温通阳，转少阳之枢达太阳之气，透热外出，启太阳之气交于太阴，使中土之枢机正常运转。

2. 生姜

《神农本草经》记载，"味辛，温。主胸满咳逆上气，温中止血，出汗，逐风，湿痹，肠澼，下利。生者尤良，久服去臭气，通神明。"

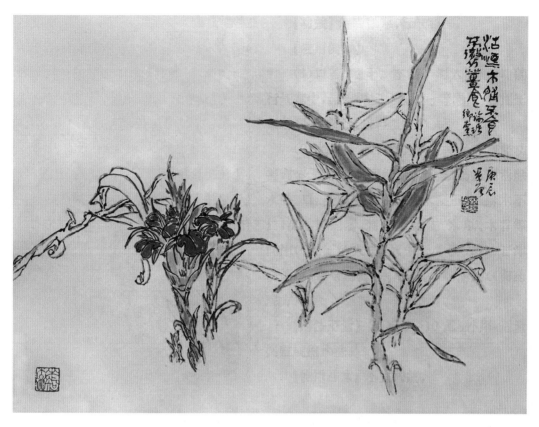

款识 沽酒市脯,不食。不撤姜食(《论语》)。足见夫子对姜情有独钟。

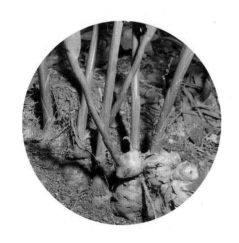

生姜 Shengjiang

《神农本草经》

本品为姜科植物姜(*Zingiber officinale* Rosc.)的新鲜根茎。主产于四川、贵州、湖北、广东、广西。秋冬二季采挖,除去须根和泥沙,切厚片,生用。

【性味归经】 辛,微温。归肺、脾、胃经。

【功效】 解表散寒,温中止呕,化痰止咳,解鱼蟹毒。

【应用例举】

唇部疔疮。本品主归脾经,脾开窍于口,其华在唇,与栀子、雄黄、大黄、葱须等同用,焙干共研细末,开水调膏,敷双手劳宫穴,可

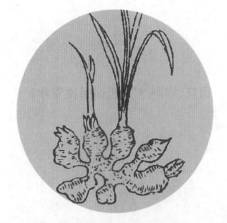

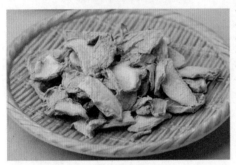

治疗唇部疖痈。

此外,本品还能作为洁牙剂成分用于洁牙。在《类苑》一书中记载了最早的药物牙粉配方,生姜与皂角、升麻、地黄、旱莲草、槐角、细辛、荷叶、青盐等配伍,研成极细末,用作洁牙。

【用法用量】煎服,3～10 g,或捣汁服。

【使用注意】本品助火伤阴,故热盛及阴虚内热者忌服。

【现代研究】

生姜能促进消化液分泌,保护胃黏膜,具有抗溃疡、保肝、利胆、抗炎、解热、抗菌、镇痛、镇吐作用。正常人咀嚼生姜,可升高血压。生姜水浸液对伤寒杆菌、霍乱弧菌、堇色毛癣菌、阴道滴虫均有不同程度的抑杀作用,并有防止血吸虫卵孵化及杀灭血吸虫作用。

【现代文献摘录例举】

[1] 陈苗,陈廷英,郭梅,骆传丽,郑欣. 鲜生姜片配合西药治疗肿瘤化疗后及对恶心呕吐的影响[J]. 陕西中医,2013(4):448-449.

陈苗等采用咀嚼鲜生姜片配合西药治疗肿瘤化疗后恶心呕吐70例,治疗组在对照组基础上加用鲜生姜片20～50 g,适量分次嚼咀;每次化疗药物使用前2小时开始咀嚼鲜生姜片至化疗结束。化疗开始前2小时,取一片生姜片放在患者口中咀嚼,生姜味淡后吐出姜渣,再换一片,持续到用药结束。对生姜片辛辣味耐受差的患者嘱其多喝温开水。注意:选择鲜生姜洗净切成薄姜片,放入清洁杯中保鲜。

[2] 李小明,蔡云廷. 治口腔溃疡验方[J]. 中国民间疗法,2014,22(5):97.

姜水漱口:取适量生姜熬成姜汁,用温姜水漱口,每日3次,一般3天溃疡面即可收敛。

3. 荆芥

《神农本草经》记载，"味辛，温。主寒热，鼠瘘，瘰疬，生疮，破结聚气，下瘀血，除湿痹。"

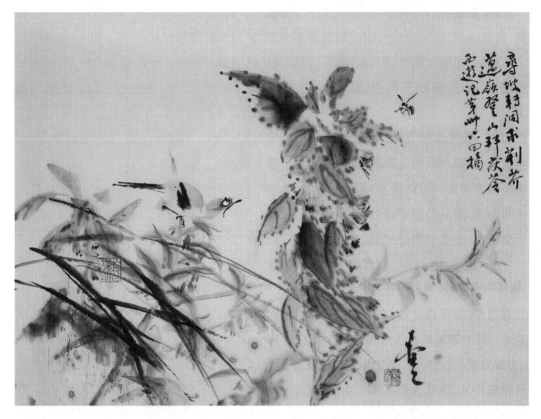

款识 寻坡转涧求荆芥，迈岭登山拜茯苓。（《西游记》第三十六回中的药名诗词）

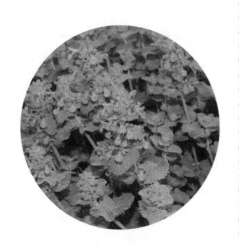

荆芥 Jingjie

《神农本草经》

本品为唇形科植物荆芥（*Schizonepeta tenuifolia* Briq.）的干燥地上部分。主产于江苏、浙江、江西、河北、湖北。多为栽培。夏、秋两季花开到顶、穗绿时采割，除去杂质，晒干。切段，生用。

【**性味归经**】辛，微温。归肺、肝经。

【**功效**】解表散风，透疹，消疮。

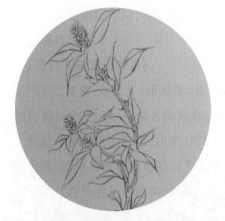

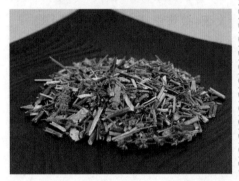

【应用例举】

（1）牙龈炎。本品味辛发散，能祛风解表，透散邪气，宣通壅结而达消疮之功，可用于牙龈炎兼有表证者。偏于风寒者，常配伍独活、羌活、川芎等药；偏于风热者，常与金银花、连翘、柴胡等药配伍。

（2）龋病牙痛。本品味辛质轻，具有透散宣通之功，可用于龋病牙痛。肾虚火炎型龋病牙痛，常配伍生石膏、生地黄、细辛、白芷、牡丹皮、防风、牛膝等；风热上犯型龋病牙痛，常与槐白皮、米醋同用。

【用法用量】煎服，5～10 g，不宜久煎。

【现代研究】

荆芥的挥发油类成分具有多靶点—多途径抗炎作用。荆芥对单纯疱疹病毒具有明显抑制作用，对白色念珠菌、金黄色葡萄球菌、大肠杆菌、白喉杆菌、伤寒杆菌、痢疾杆菌、绿脓杆菌和人型结核杆菌等，均有一定抑制作用。荆芥还具有止痛、免疫调节作用，抗氧化、抑制破骨细胞生成的作用。此外，荆芥水煎剂可增强皮肤血液循环，增加汗液分泌，有微弱解热作用。荆芥穗有明显的抗补体作用。荆芥炭能使出血时间缩短。

【现代文献摘录例举】

周迎春. 陈宝田运用"荆芥连翘汤"验案举隅[J]. 江苏中医药，2006(12)：42-43.

周迎春报道以荆芥连翘汤加薏苡仁治疗白塞氏病(不完全型)1例，表现为口腔溃疡、下肢皮肤红斑并伴压痛，于每次输液后针孔处均出现粟粒大小红色丘疹，病情反复，多年来一直口服强的松维持，半个月后原来症状加重并出现左膝关节肿痛，以荆芥连翘汤加薏苡仁治疗15天后症状好转。荆芥连翘汤在日本《汉方诊疗医典》被誉为"万病回春方"。方中荆芥发挥着升散、透达、疏导、宣通之功，目前在国内主要被用以治疗皮肤疾病，更有学者认为，荆芥连翘汤可作为皮肤黏膜疾病的专方。

4. 防风

《神农本草经》记载，"味甘，温。主大风，头眩痛，恶风，风邪，目盲无所见，风行周身，骨节疼痛，烦满。久服轻身。"

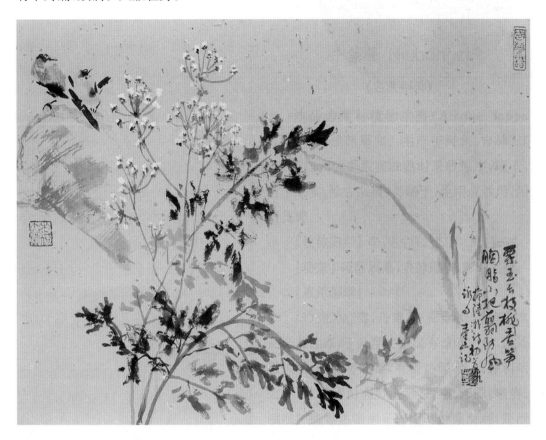

款识 粟玉长枝挑苦笋，胭脂小把翦防风。（出自宋代诗人陆游的《初夏杂兴》）

陆游诗名远播，其精于神农事业却鲜为人知。

本款诗中信手插入若笋防风，顿时泥土芬芳，弥漫其中，足见其本草研究之深。

防风 Fangfeng

《神农本草经》

本品为伞形科植物防风［*Saposhnikovia divaricata*（Turcz.）Schischk.］的干燥根。主产于黑龙江、内蒙古、吉林、辽宁。春、秋两季采挖未抽花茎植株的根，除去须根及泥沙，

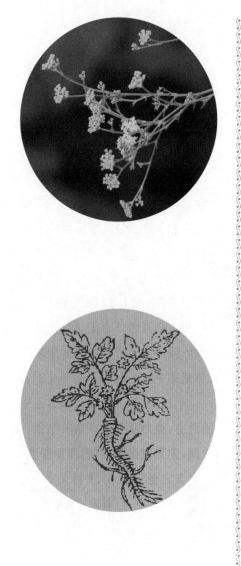

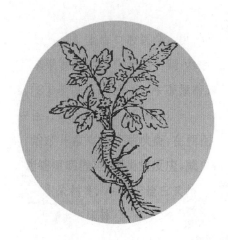

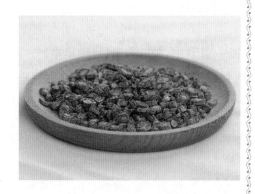

晒干。切厚片。

【性味归经】辛、甘,微温。归膀胱、肝、脾经。

【功效】祛风解表,胜湿止痛,止痉。

【应用例举】

(1)唇生核、唇疗。唇生核相当于西医的单纯型或化脓型腺性唇炎。本品辛温发散,气味俱升,既可祛风解表,又可胜湿、止痛,且甘缓微温不峻烈,对于脾胃蕴热、复感风冷、邪传唇边而生核者,多应用防风,常与独活、菊花、升麻等同用,如防风汤(《圣济总录纂要》)。唇疗初起除局部麻木痒痛外,还常能引起头面浮肿或水疱等,多因内有积热、外受风邪、风热相搏所致。可用本品与荆芥、大黄、芒硝等同用,方如防风通圣汤。

(2)牙痛。本品既辛散外风,又息内风,且胜湿止痛。对于风蛀牙痛,或兼牙龈肿痛溃烂,牙齿动摇、断裂,口臭者,善用防风,配伍当归、川芎、白芷、藁本、细辛、升麻、地骨皮、槐花、甘草各等分煎汤含漱,如玉池散(《明伦汇编人事典齿部》)。若风肿牙痛,常配伍独活、羌活、川芎等。

(3)口臭、口舌生疮。本品具升清燥湿之性,亦可用于脾虚湿盛,清阳不升所致的口臭,取防风"升阳以发郁火"之意,可与人参、黄芪、白术等药配伍,以复脾胃升清降浊之功,如升阳益胃汤(《脾胃论》)。对于脾胃实热所致的口臭、口舌生疮者,常佐防风以发散伏火,如泻黄散(《小儿药证直诀》)。

【用法用量】煎服,5~10 g。

【使用注意】本品药性偏温,阴血亏虚及热盛动风者不宜使用。

【现代研究】

本品有解热、抗炎、镇静、镇痛、抗惊厥、抗过敏作用。防风新鲜汁对绿脓杆菌和金黄色葡萄球菌有一定抗菌作用,煎剂对痢疾杆菌、溶血性链球菌等有不同程度的抑制作用。并有增强小鼠腹腔巨噬细胞吞噬功能的作用。

【现代文献摘录例举】

[1] 陆峰,夏敢绪,韦冬明. 复方氟康唑制剂联合防风通圣颗粒外洗治疗婴幼儿皮肤念珠菌病的临床效果[J]. 中国医学创新,2019,16(32):142-145.

复方氟康唑制剂联合防风通圣外洗,可改善皮肤念珠菌病婴幼儿 Th1、Th2 细胞水平,改善体液细胞免疫,减轻炎症反应,且不良反应少,安全性较高。

[2] 向川南,曾一林. 消风散合防风汤治疗口腔扁平苔藓1例[J]. 现代中西医结合杂志,2007(17):2428.

向川南治疗气阴两虚、外风侵袭之糜烂型口腔扁平苔藓(OLP)1 例,采用补气养阴、疏风除湿之法。拟方:防风汤加消风散加减。处方:防风 15 g、荆芥 15 g、蝉衣 10 g、苏叶 15 g、刺力 15 g、土茯苓 15 g、蛇床子 15 g、白藓皮 20 g、地肤子 15 g、黄芪 30 g、潞参 30 g、麦冬 15 g、北沙参 15 g、酒军 3 g、火麻仁 30 g、骨碎补 10 g、川牛膝 15 g、甘草 3 g,水煎服,每日 3 次,10 剂为 1 个疗程。2 周后患者口腔黏膜糜烂面基本愈合,充血范围显著缩小。

[3] 郑杨. 防风治疗口腔黏膜溃疡[J]. 中医杂志,2003(7):492.

马某,男,35 岁。患口腔溃疡 2 年,时轻时重,反复发作。舌边溃疡,下唇黏膜糜烂,舌暗红、苔薄黄,脉弦。处方:防风 15 g,升麻 5 g,白芷 10 g,黄芩 15 g,半夏 15 g,栀子 10 g,黄连 7 g,茯苓 20 g,白术 15 g,甘草 10 g。每日 1 剂,水煎服。服药 6 剂诸症消失。半年后随访,未复发。郑杨认为,口疮多为心脾经蕴热,热郁日久化火,"火郁发之",因防风味辛,辛能走散,防风与升麻、白芷配伍,故可使心脾经郁火散,火散则口疮自愈。

5. 羌活

《神农本草经》记载,"味苦,平。主风寒所击,金疮止痛,贲豚,痫痉,女子疝瘕。久服,轻身耐老。"

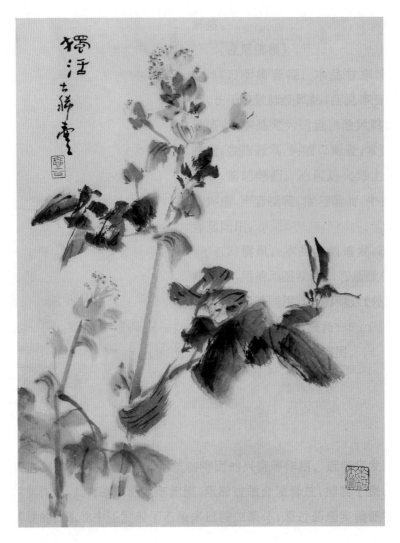

款识 古时与独活为一物。

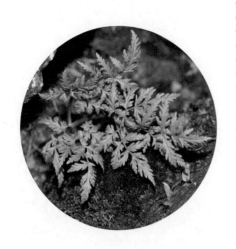

羌活 Qianghuo

《神农本草经》

本品为伞形科植物羌活（*Notopterygium incisum* Ting ex H. T. Chang）或宽叶羌活（*Notopterygium franchetii* H. de Boiss.）的干燥根茎及根。主产于四川、甘肃、青海。春、秋两季采挖，除去须根及泥沙，晒干，切片，生用。

【性味归经】辛、苦，温。归膀胱、肾经。

【功效】解表散寒，祛风除湿，止痛。

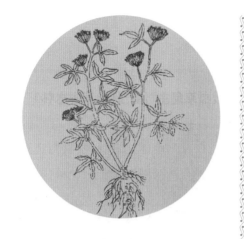

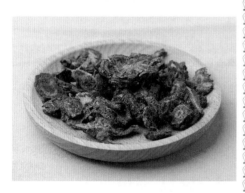

【应用例举】

（1）复发性口腔溃疡、口腔扁平苔藓。本品味辛能祛风、味苦能燥湿，可助升清阳，常配伍升麻、葛根等，助"清阳既出上窍，则浊阴自归下窍，而食物传化，自无抑遏之患"，方如升阳散火汤，具鼓动少阳生气，补脾升阳泻火之功效，多用于郁火上扰、寒热错杂型复发性口腔溃疡、口腔扁平苔藓。

（2）三叉神经痛。本品辛温发散，气味雄烈，善于升散发表，祛风胜湿，止痛。对于遇风加重之三叉神经痛者，常配伍白芷、羌活、苍耳子等疏风止痛之品，同时加用活血药物，取"治风先治血，血行风自灭"之意。

【用法用量】 煎服，3～10 g。

【使用注意】 本品辛香温燥之性较烈，故阴血亏虚者慎用。用量过多，易致呕吐，脾胃虚弱者不宜服。

【现代研究】

羌活有抗炎抗菌、镇痛、解热作用，并对皮肤真菌、布氏杆菌有抑制作用。羌活对小鼠迟发性过敏反应有抑制作用。另外，羌活还具有明显的抑制癌细胞增殖、抗氧化活性，且对心脑血管系统、消化系统、呼吸系统和中枢神经系统有显著影响。羌活水提物能缓解大鼠神经病理性疼痛。

【现代文献摘录例举】

［1］徐洋洋，吴萍，周仲瑜，丁德光. 面痛病古代处方用药规律分析［J］. 中医药临床杂志，2018，30（4）：686-689.

徐洋洋等基于数据挖掘探讨中药治疗面痛病的中药处方规律，共检索古代医籍123本，摘录古代文献237条关于古代中药治疗面痛疾病的相关数据。其中，解表药应用最多，占43.18％，羌活、甘草及防风被选用的频次最高，羌活配伍防风多用于治疗风热上犯所致的外感表证，祛风解表，效果颇佳。

［2］金伟孝. 补脾胃泻阴火升阳汤的临床应用［J］. 中国中医基础医学杂志，2011，17（3）：298-299.

患者诉口中黏膜不适半年，食辛辣刺激敏感感，伴口干，稍口苦，胃纳正常，二便调。检查示：口腔黏膜出现乳白色斑片，稍高出于黏膜，不能剥离，部分黏膜充血明显，靡烂，有出血点，舌红苔黄腻，舌面左中侧有一块 0.8 cm×2 cm 舌苔剥脱，脉滑。诊为：脾胃气虚，津不上承。治以：益气升津、清热祛湿兼以凉血。处方：黄芪 15 g，白术 10 g，党参 15 g，羌活 6 g，柴胡 6 g，炙甘草 5 g，赤芍 15 g，黄连 5 g，天花粉 6 g，香薷 5 g，法半夏 10 g，石斛 15 g，玉竹 15 g，每日 1 剂，水煎服。服用 1 周后觉口腔黏膜疼痛感减轻，见黏膜充血减轻，出血点消失，前后共服药 3 个多月，黏膜靡烂愈合，白斑消失，恢复正常，剥脱舌苔处少许薄白苔生长，临床治愈。

6. 白芷

《神农本草经》记载，"味辛，温。主女人漏下赤白，血闭，阴肿，寒热，风头，侵目，泪出，长肌肤，润泽，可做面脂。"

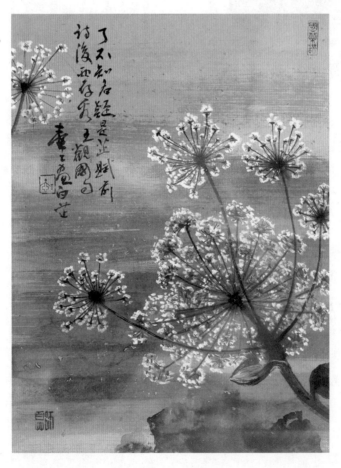

款识 "了不知名疑是芷，赋前诗后两存看。"王观国句。

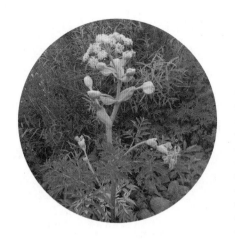

白芷 Baizhi

《神农本草经》

本品为伞形科植物白芷[*Angelica dahurica* (Fisch. exHoffm.) Benth. et Hook. f.]或杭白芷[*Angelicadahurica* (Fisch. exHoffm.) Benth. etHook. f. var. *formosana* (Boiss.) Shan et Yuan]的干燥根。主产于浙江、四川、河南、河北。夏、秋间叶黄时采挖,除去须根和泥沙,晒干或低温干燥,切厚片,生用。

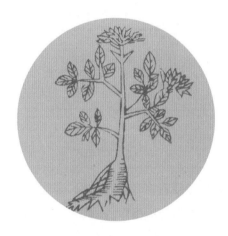

【性味归经】辛,温。归胃、大肠、肺经。

【功效】解表散寒,祛风止痛,宣通鼻窍,燥湿止带,消肿排脓。

【应用例举】

(1)头痛、眉棱骨痛。本品辛散温通,长于止痛,且善入足阳明胃经,故阳明经头额痛以及牙龈肿痛尤为多用。治疗阳明头痛、眉棱骨痛、头风痛等症,属外感风寒者,可单用,即都梁丸(《百一选方》);或与防风、细辛、川芎等祛风止痛药同用,如川芎茶调散(《和剂局方》);若上述疼痛属外感风热者,可配伍薄荷、菊花、蔓荆子等药。

(2)牙痛、龋齿(痛)。本品具祛风止痛之功,可用于风冷牙痛,多与细辛、全蝎、川芎等同用,如一捻金散(《御药院方》);还可与荜茇各 3 g,高良姜 2.5 g,共研细末,过筛,用少许吹鼻或鼻吸。治疗风热牙痛,取本品 50 g,研细末,加水 100 mL 煎浓汁,反复漱口,一次 5 分钟,或配伍蔓荆子、荆芥穗等药。或与细辛适量,煎汤含漱;或配伍吴茱萸,各 15 g,泡水漱口,有涎即吐。治龋齿(痛)可取本品 30 g,冰片 0.6 g,研细末,每次取少许吹鼻。

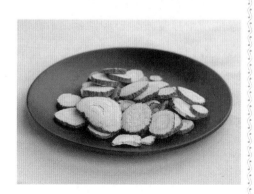

【用法用量】煎服,3~10 g。外用适量。

【使用注意】本品辛香温燥,阴虚血热者忌服。

【现代研究】

白芷具有抗菌、抗炎、镇痛、抗癌、美白、抗过敏、舒张血管等作用。其有效成分对卟啉单胞菌、金黄色葡萄球菌、表皮葡萄球菌、厌氧消化链球菌、大肠杆菌等多种细菌有一定抑制作用,对白色念珠菌、奥杜益小芽孢癣菌等真菌同样有抑制作用;其香豆素类成分除具有抗炎、免疫调节功效外,还可多靶点地促进细胞的分化、迁移及血管的发育、生成,从而促进皮肤黏膜的愈合。白芷总挥发油可提高甲醛所致疼痛模型大鼠痛阈,并认为EOAD通过显著降低外周血中单胺类神经递质的含量,升高中枢多巴胺、5-羟色胺含量,降低去甲肾上腺素和5-羟吲哚乙酸含量而发挥镇痛作用。呋喃香豆素类化合物为"光活性物质",可用以治疗白癜风及银屑病。白芷醇提物可通过促进基质金属蛋白酶(MMP)活性及其表达的下调及诱导线粒体介导的内源性凋亡途径抑制B16F10黑色素瘤细胞的生长。此外,白芷还具有抗血小板凝聚、抗氧化、清除自由基、抑制黄嘌呤氧化酶及促进生物利用度较差药物的吸收等活性。

【现代文献摘录例举】

[1] 白和顺. 牙痛治验1例[J]. 上海中医药杂志,1966(01):15.

患者,女,35岁,牙痛甚剧2天,面部、口腔无红肿。症由风邪所致。用荆芥三钱、防风三钱、白芷三钱、花椒一钱。水煎,煮沸片刻后,倾出药汁加入烧酒适量视患者的酒量大小而定,微温时服。于服药后半小时,牙痛止。4小时后,取上药再煎,如上法服之。

[2] 卢裕强,裘涛,裘昌林. 裘昌林治疗三叉神经痛常用药对采撷[J]. 中华中医药杂志,2016,31(02):527-529.

裘昌林教授善于运用白芷与白芍等药对治疗三叉神经痛。白芷与白芍,前者辛温,可散阳明、太阴之外风,后者酸收,可息厥阴、太阴之内风,两者相伍,一散一收,动静结合,可养血柔肝,平肝息风,解痉止痛,治三叉神经痛的诸多验方如五白汤(白芍、白蒺藜、白附子、白僵蚕、白芷)等中多有配伍运用。

[3] 梁海英. 崔金海治疗复发性口腔溃疡经验[J]. 四川中医,2013,31(05):4-5.

崔金梅立祛风解毒、益气养血生肌之法,自拟愈疡汤治疗复发性口腔溃疡。其药物组成有:生黄芪30 g,金银花15 g,生地黄15 g,升麻9 g,白芷15 g,全当归15 g,生甘草9 g。上七味水煎分服,每日1剂,饭后半小时口服,5日为1个疗程。方中,芪、归相伍,归心脾肝经,益气养血、托脓生肌;银、芷相配归心胃经,散风解毒、消痈化浊;地、麻为伍,归心肝脾胃经,凉血解毒、利咽升阳;生甘草归心脾胃经,补中益气、解毒缓急,共奏扶正祛邪愈疡之功。

7. 细辛

《神农本草经》记载，"味辛，温。主咳逆，头痛，脑动，百节拘挛，风湿，痹痛，死肌。久服明目，利九窍，轻身长年。"

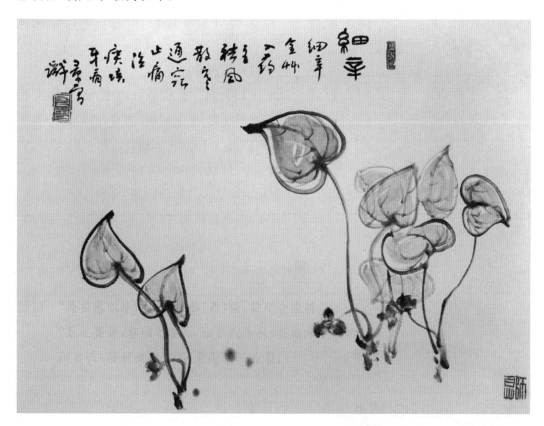

款识 细辛，全草入药，主祛风散寒，通窍止痛，治痰咳牙痛。

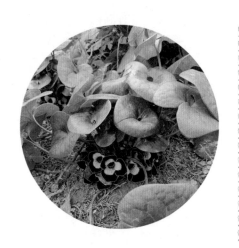

细辛 Xixin

《神农本草经》

本品为马兜铃科植物北细辛[*Asarum heterotropoides* Fr. Schmidt var. *mandshuricum*（Maxim.）Kitag.]、汉城细辛（*Asarum sieboldii* Miq. var. *seoulense* Nakai）或华细辛（*Asarum sieboldii* Miq.）的干燥根和根茎。前两种习称"辽细辛"，主产于辽宁、吉林、黑

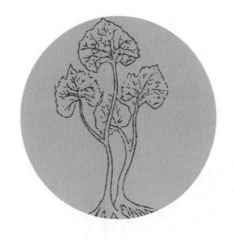

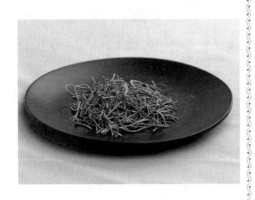

龙江;后一种习称华细辛,主产于陕西。夏季果熟期或初秋采挖,除净地上部分和泥沙,阴干,切段,生用。

【性味归经】辛,温;有小毒。归心、肺、肾经。

【功效】解表散寒,祛风止痛,通窍,温肺化饮。

【应用例举】

(1)头痛。本品辛香走窜,善于祛风散寒,宣泄郁滞,上达巅顶,通利九窍,且止痛之力颇强,尤宜于多种寒痛证。治少阴头痛,足寒气逆,脉象沉细者,常配伍独活、川芎等药,如独活细辛汤(《症因脉治》);治外感风邪,偏正头痛,常与川芎、白芷、羌活同用,如川芎茶调散(《和剂局方》)。若治头痛如破,脉微弦而紧的风冷头痛,可配伍川芎、麻黄、附子等药。

(2)牙痛。本品止痛之功还可用于牙痛。治风冷牙痛,可单用或与白芷、荜茇煎汤含漱;若胃火牙痛者,可配伍生石膏、黄连、升麻等药清胃泻火;若龋齿牙痛者,可配杀虫止痛之蜂房煎汤含漱。

【用法用量】煎服,1～3 g,散剂每次服0.5～1 g。外用适量。

【使用注意】本品辛香温散,故气虚多汗、阴虚阳亢头痛、阴虚燥咳或肺热咳嗽者忌用。不宜与藜芦同用。本品用量不宜过大,素有"细辛用量不过钱"之说,《本草别说》谓:"细辛若单用末,不可过半钱钱匕,多则气闷塞,不通者死。"

【现代研究】

细辛挥发油具有镇静、镇痛、解热、抗炎、表面麻醉及浸润麻醉、抗抑郁的作用。甲基丁香酚有类似于麻醉药硫喷妥钠的短效麻醉作用;细辛水及醇提取物可使速发型变态反应过敏介质释放量减少 40% 以上。细辛挥发油可提高 γ-氨基丁酸、五羟色胺(5-HT)和谷氨酸(Glu)神经递质的含量,还可激活 5-HT 能系统、抑制大脑中促肾上腺皮质激素能和儿茶酚胺能系统,减少应激反应的产生,从而减少抑郁、焦虑等情感障碍的发生;细辛有效成分可增强肾上腺皮质的功能,即有促肾上腺皮质激素 ACTH 样作用,对炎症介质释放、毛细血管通透性增加、渗出、白细胞游走、结缔组织增生等均有抑制作用。细辛对细胞免疫、体液免疫均有抑制作用。此外,还有强心、扩张血管、松弛平滑肌、增强脂质代谢、升高血糖等作用。

大剂量细辛挥发油可使中枢神经系统先兴奋后抑制,使随意运动和呼吸减慢,反射消失,最后因呼吸麻痹而死亡。另外,细辛对于心肌有直接抑制作用,过量使用可引起心率失常。中毒时主要表现为头痛、呕吐、烦躁、出汗、颈项强直、口渴、体温及血压升高、瞳孔轻度散大、面色潮红等。若不及时治疗,可迅速转入痉挛状态,牙关紧闭,角弓反张,意识不清,四肢抽搐,尿闭,最后死于呼吸麻痹。细辛中毒的主要原因,一是直接吞服单方的散剂用量过大,二是较大剂量入汤剂煎煮时间过短。所以必须严格按照规定的用法用量使用,方能保证用药安全。

【现代文献摘录例举】

[1] 徐浩,申旭霁,栾晶,米亚静,苟兴春. 中药口腔黏膜表面麻醉及临床应用[J]. 实用口腔医学杂志,2020,36(2):385-388.

中药复方表面麻醉剂在龋齿和黏膜溃疡止痛中的应用。药物组合:细辛 10 g、生半夏 10 g、生草乌 10 g、生南星 10 g、生花椒 10 g、樟脑 10 g、薄荷。制备方法:将各味中药研磨成细末,加入 70%,酒精至 100 mL,室温下浸泡 14 天去滤渣备用。使用方法:应用棉签蘸药液,涂于龋齿和黏膜溃疡表面数秒内达到表面麻醉作用。

[2] 胡晓光. 细辛蜂蜜糊剂治疗口腔溃疡 32 例[J]. 中国社区医师,2002(12):34.

将细辛研成细末,加入少许蜂蜜调成糊状,均匀覆盖溃疡表面,1 日 3 次,3 天后复诊。结果:31 例患者均诉当天疼痛明显减轻,7 例创伤性溃疡患者,溃疡面痊愈,疼痛红肿消失;24 例复发性患者溃疡面减小或消失;疼痛红肿消失,未痊愈者继续用药 2 天后痊愈。随诊诉复发病损减轻并间隔期明显延长。1 例复发性口疮患者治疗无效。

[3] 平静. 治牙病方药物应用分析[J]. 山东中医杂志,2015,34(9):706-708.

平静从《中医方剂大辞典》(彭怀仁主编,人民卫生出版社,1997 年版)中系统整理了804 首治疗各种牙病的古方,发现细辛的运用次数多达 233 次,为诸药之最,其辛散温通,气清不浊,善宣窍通络,通络止痛之功甚佳,为散寒止痛良药,可用于多种痛证,为治齿疾、口疮、头痛之要药。

8. 紫苏叶

《本草纲目》记载,"行气宽中,消痰利肺,和血,温中,止痛,定喘,安胎。"

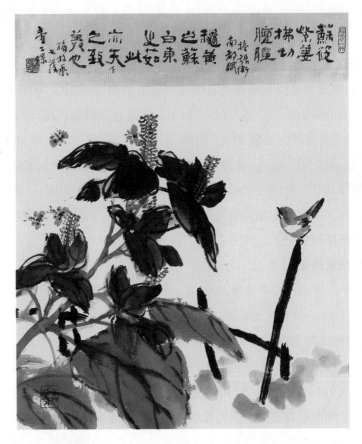

款识　①苏筱紫姜,拂切膻腥。(摘自张衡《南都赋》)

　　　　②秋黄之苏,白东如茹,此亦天下之致美也。(摘自枚乘《七发》)

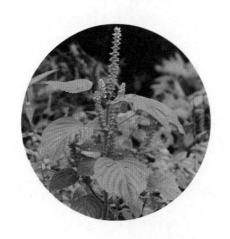

紫苏叶 Zisuye

《名医别录》

本品为唇形科植物紫苏[*Perilla frutescens* (L.) Britt.]的干燥叶(或带嫩枝)。主产于江苏、浙江、河北。夏季枝叶茂盛时采收。除去杂质,晒干,切碎,生用。

【**性味归经**】辛,温。归肺、脾经。

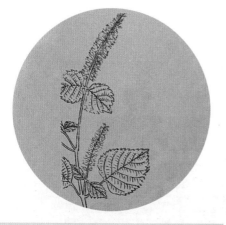

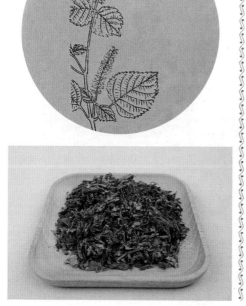

【功效】解表散寒,行气和胃。

【应用例举】

(1)口苦,咽干。本品辛温入脾经,功能行气宽中,与柴胡、青皮、川芎等同用,可用于口苦咽干等证(《丹台玉案》)。

(2)水肿脚气,口渴尿少。本品入脾经功善调节气机,气行通畅则水运复常,从而消除水肿、口渴、尿少之症。若水湿下注,麻木不仁,沉重疼痛者,常与大腹皮、木瓜、木香等同用(《类证活人书》《朱氏集验方》);若津伤烦渴,常与乌梅、木瓜、人参等同用(《御药院方》)。

【用法用量】煎服,5～10 g。外用:适量捣敷或煎水洗。

【使用注意】不宜久煎。

【现代研究】

紫苏有抑菌作用,对葡萄球菌、大肠杆菌、痢疾杆菌有抑制作用;紫苏总黄酮具有明显的抗炎作用,能显著降低小鼠毛细血管通透性。其抗炎作用可能与其降低血管通透性、抑制白介素-6和肿瘤坏死因子-α等炎症介质生成及增强清除氧自由基、抗脂质过氧化能力有关。此外,紫苏对胃肠动力障碍模型鼠结肠环形肌条收缩运动具有明显的兴奋作用,而对正常鼠结肠收缩运动无兴奋作用。

【现代文献摘录例举】

胡学荣.全息汤联紫苏吴茱萸辅助治疗手足口病的效果观察[J].基层医学论坛,2014,18(1):95-96.

紫苏有清热解毒、抑菌、抗感染、调节免疫作用,中药穴位敷贴用于手足口病患儿,对局部刺激性小,小儿易于接受,药物作用时间持久安全,且无不良反应及禁忌证,家长省心。

第二节　发散风热药

本类药物性味多辛苦而偏寒凉,辛以发散,凉可祛热,故以发散风热为主要作用,发汗解表作用较发散风寒药缓和。此类药物有薄荷、牛蒡子、蝉蜕、桑叶、菊花、柴胡、升麻等。

9. 薄荷

《本草纲目》记载，"利咽喉，口齿诸病。治瘰疬，疮疥，风瘙瘾疹。"

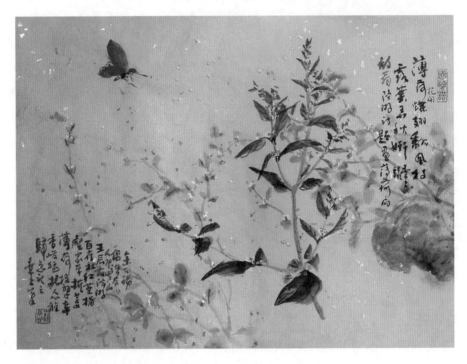

款识　薄荷花开蝶翅翻，风枝露叶弄秋妍。（放翁陆游诗）

　　　　壬辰霜降游百雀林，红叶捐壑，众草摧萎。

　　　　薄荷临寒播翠，吐芳扬烈，辛香峻猛。

　　　　振人心旌，归急记之。

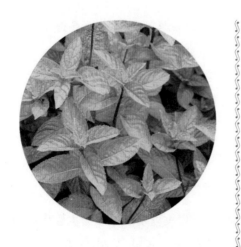

薄荷 Bohe

《新修本草》

　　本品为唇形科植物薄荷（*Mentha haplo-calyx* Briq.）的干燥地上部分。主产于江苏、浙江。夏、秋二季茎叶茂盛或花开至三轮时，选晴天，分次采割，晒干或阴干。切段，生用。

　　【性味归经】辛，凉。归肺、肝经。

　　【功效】疏散风热，清利头目，利咽，透疹，疏肝行气。

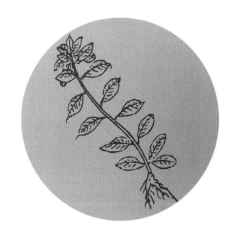

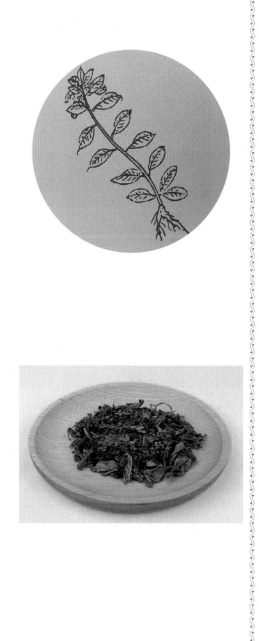

【应用例举】

（1）手足口病。本品辛以发散，凉以清热，清轻凉散，是辛凉解表药中最能宣散表邪，且有一定发汗作用之药，为疏散风热常用之品。手足口病属风热夹湿，热毒蕴于肌肤，上攻咽喉之温热病。发病初起、邪在卫分，身热、咽痛、手足心疱疹，口腔黏膜溃疡等症，常与金银花、连翘、牛蒡子等配伍，如银翘散（《温病条辨》）。

（2）口舌生疮。本品轻扬升浮、芳香通窍，功善疏散上焦风热。治风热壅盛，口舌生疮者，常配伍桔梗、连翘、石膏、黄连等药。本品也常外用治疗口疮：取薄荷一钱，配硼砂一钱，儿茶一钱，青黛二钱，冰片五分，为末涂于患处（《奇方类编》）。

（3）口臭。本品芳香辟秽，兼能化湿和胃，用治脾胃湿热之口臭，兼见口苦黏腻、脘腹胀满、大便黏、舌质偏红、舌苔厚腻等症状。取佩兰3 g，薄荷3 g，苦丁茶3 g，沸水冲服代茶饮。

（4）舌痛症。本品兼入肝经，又有疏肝行气之功，常配伍柴胡、白芍、当归等疏肝理气调经之品，治疗肝郁气滞，肝脾不和兼有郁热之舌痛，如加味逍遥散（《和剂局方》）。

【用法用量】煎服，3～6 g，宜后下。

【使用注意】本品芳香辛散，发汗耗气，故体虚多汗者不宜使用。

【现代研究】

薄荷具有抗炎、抗菌、抗病毒、抗氧化、抗肿瘤活性等作用。薄荷醇对大肠杆菌、金黄色葡萄球菌和白色念珠菌有较好的杀灭效果。薄荷的水溶性成分具有明显的抗单纯疱疹病毒活性。薄荷挥发油类成分具有促进渗透、改善精神疲劳等作用。薄荷油外用，能刺激神经末梢的冷感受器而产生冷感，并反射性地造成深部组织血管的变化而起到消炎、止痛、止痒、局部麻醉和抗刺激作用。此外，薄荷油能抑制胃肠平滑肌收缩，能对抗乙酰胆碱而呈现解痉作用。本品还有发汗解热、祛痰、止咳、利胆、抗着床、抗早孕、抗病原微生物等作用。

【现代文献摘录例举】

[1] 王舞妮,赵俊文,邓彩弟,翁子梅. 薄荷复方煎液对龋病及牙周病常见致病菌生理活性的抑制作用[J]. 中国当代医药,2019,26(20):109-112.

薄荷复方煎液由薄荷、白芷、川椒、细辛、石菖蒲、补骨脂、仙灵脾等十多味中药制成。研究发现,薄荷复方煎液对龋病及牙周病常见致病菌如牙龈卟啉单胞菌、血链球菌的酸代谢和糖代谢均有较好的抑制作用,且随着药物浓度降低,两种菌株生理活性的抑制作用有所减弱。

[2] 吕霄英,何月洪,董梦娇,张文娣. 冰水擦拭联合冷藏薄荷漱口水喷雾对 ICU 患者口渴口干的护理效果[J]. 护理与康复,2021,20(8):66-69.

薄荷提取液具有抑菌的作用,其带来的清凉感可减轻患者的口渴口干的主观感受,薄荷醇的薄荷味也可使患者精神更愉悦,配合冰水擦拭对口渴的中枢反射性抑制作用达到了不需要患者通过摄入液体就能有效缓解口渴口干症状的目的。

10. 牛蒡子

《本草经集注》记载,"味辛,平,无毒。主明目,补中,除风伤。"

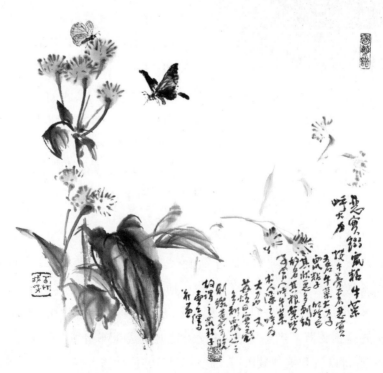

款识　牛蒡子,恶实缀鼠黏,牛菜呼大力。按,牛蒡子本名恶实,又名牛菜,大力子,鼠黏子。

明代李时珍《本草纲目·草四·恶实》言其状多刺钩故名。其根叶可食人呼牛菜。术人隐之呼为大力。引苏颂曰:"实壳多刺,鼠过之则缀惹不可脱,故谓之鼠黏子。"

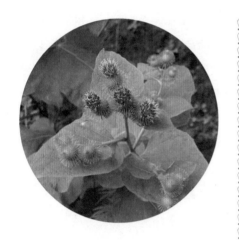

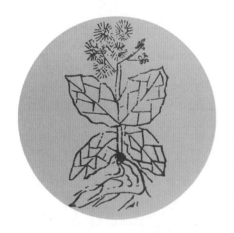

牛蒡子 Niubangzi

《名医别录》

本品为菊科植物牛蒡(*Arctium lappa* L.)的干燥成熟果实。主产于河北、吉林、辽宁、浙江。秋季果实成熟时采收果序,晒干,打下果实,除去杂质,再晒干,生用或炒用,用时捣碎。

【性味归经】辛、苦,寒。归肺、胃经。

【功效】疏散风热,宣肺透疹,解毒利咽。

【应用例举】

(1)痈肿疮毒,丹毒,痄腮,咽喉肿痛。本品辛苦性寒,于升浮之中又有清降之性,能外散风热,内能解热毒,有清热解毒、消肿利咽之效,故可用治痈肿疮毒、丹毒、痄腮、喉痹、咽喉肿痛等热毒病证。因其性偏滑利,兼滑肠通便,故上述病证兼有大便热结不通者尤为适宜。治风热外袭,火毒内结,痈肿疮毒,兼有便秘者,常与大黄、栀子、连翘等同用。治瘟毒发颐、痄腮喉痹等热毒之证,常配伍玄参、黄芩、板蓝根等清热泻火解毒药,如普济消毒饮(《东垣试效方》)。

(2)风热牙痛。本品还长于解毒消肿,治疗牙痛,牙龈红肿,热痛,咀嚼疼痛尤甚,得冷痛减,受热痛剧,常与金银花、连翘、荆芥、薄荷等同用,如银翘散(《温病条辨》)。

【用法用量】煎服,6～12 g。炒用可使其苦寒及滑肠之性略减。

【使用注意】本品性寒,润肠通便,气虚便溏者慎用。

【现代研究】

牛蒡子苷元是牛蒡的主要药用活性成分,具有抗炎、免疫调节、抗病毒和抗肿瘤等多种生物学作用。牛蒡子具有对甲型流感的体外抗病毒活性,对乙酸乙酯提取物有显著的抑菌作用。牛蒡子煎剂对肺炎双球菌有显著抗菌作用,水浸剂对多种致病性皮肤真菌有不同程度的抑制作用。牛蒡子有解热、利尿、降低血糖、抗肾病变作用。

【现代文献摘录例举】

[1] 浦光瑞,刘法昱,王博.牛蒡苷元对人口腔鳞癌裸鼠移植瘤生长及 VEGF 蛋白表达的影响[J].上海口腔医学,2015,24(4):400-403.

结果发现牛蒡苷元能下调 VEGF 的表达,抑制口腔鳞状细胞癌的生长。

[2] 李俊华,张平中.牛蒡翘荷汤配合耳穴压豆治疗儿童疱疹性咽峡炎临床研究[J].新中医,2019,51(9):184-186.

治疗儿童疱疹性咽峡炎,在西医疗法治疗基础上加用牛蒡翘荷汤内服,配合耳穴压豆,能缩短病程,控制炎症反应,减少使用抗病毒药物引起的不良反应。

[3] 朱树宽.牛蒡子治三叉神经痛[J].中医杂志,1997(11):645-646.

朱树宽临床体会:牛蒡子,轻用至 9 g,能疏风透表;用至 15 g,可解表退烧;而用至 30 g 以上,则又有镇静止痛之功。

11. 蝉蜕

《本草纲目》记载,"蝉,主疗皆一切风热证,古人用身,后人用蜕。大抵治脏腑经络,当用蝉身;治皮肤疮疡风热,当用蝉蜕。"

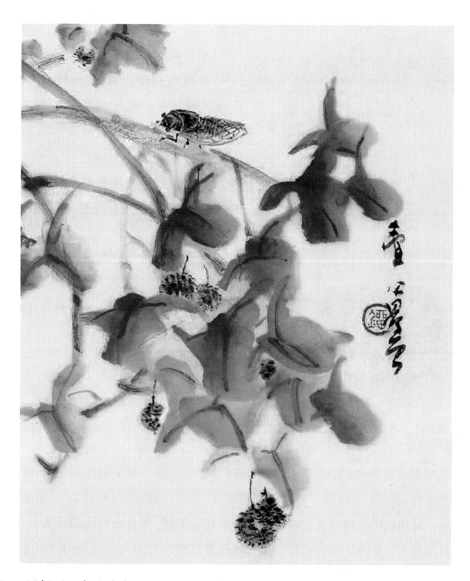

款识　黑蝉红枫,相映成趣。

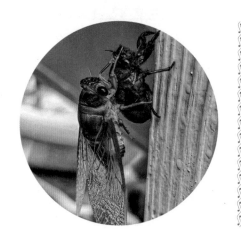

蝉蜕 Chantui

《名医别录》

本品为蝉科昆虫黑蚱（*Cryptotympana pustulata* Fabricius）若虫羽化时脱落的皮壳。主产于山东、河北、河南、江苏、浙江。夏、秋二季采集,除去泥沙,晒干,生用。

【**性味归经**】甘,寒。归肺、肝经。

【**功效**】疏散风热,利咽,透疹,明目退翳,

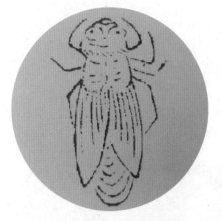

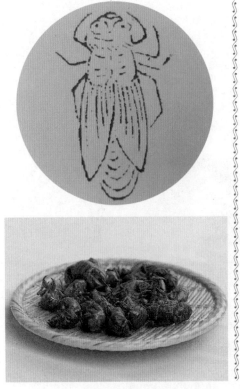

解痉。

【应用例举】

(1)咽痛音哑。本品甘寒清热,质轻上浮,长于疏散肺经风热,症见声音嘶哑或咽喉肿痛者,本品尤为适宜。治风热感冒或温病初起,发热恶风,头痛口渴者,常配伍薄荷、牛蒡子、前胡等药。治风热火毒上攻之咽喉红肿疼痛、声音嘶哑,常与薄荷、牛蒡子、金银花等药同用。

(2)唇风。本品宣散透发,疏散风热,透疹止痒,用治风湿浸淫口唇所致的唇风,常与荆芥、防风等同用,如消风散(《外科正宗》)。

【用法用量】煎服,3～6 g。

【使用注意】孕妇慎用。

【现代研究】

蝉蜕主要有解热、抗惊厥、镇静、对抗咖啡因的兴奋等作用。近年来发现,蝉蜕有非特异性免疫抑制作用,具有稳定肥大细胞膜,阻滞过敏介质释放,抑制Ⅰ型、Ⅲ型变态反应的作用。蝉蜕的提取物中还发现了乙酰多巴胺二聚体,通过药理实验证实与抗感染、抗氧化作用有关。在体外细胞实验中证实蝉蜕能选择性地抑制癌细胞的增殖并且不影响正常细胞的生长,具有良好的选择性。

【现代文献摘录例举】

管志江,刘振卿,李辉,等. 蝉蜕治疗口腔扁平苔藓的临床研究[J]. 临床口腔医学杂志,1998(3):178.

蝉蜕中含有 17 种氨基酸,多种微量元素,可加速口腔扁平苔藓(OLP)糜烂病损的恢复及愈合。管志江等用蝉蜕胶囊 15 粒(约 5.0～6.0 g)每日分 3 次口服,并在 OLP 病变区黏膜下注射蝉蜕注射液 2～4 mL,每周 2 次,1～2 个月为 1 个疗程,治疗 22 例,总有效率为 81.82%,但蝉蜕注射液消除白色斑的作用较慢。

12. 桑叶

《神农本草经》记载，"主除寒热，出汗。"

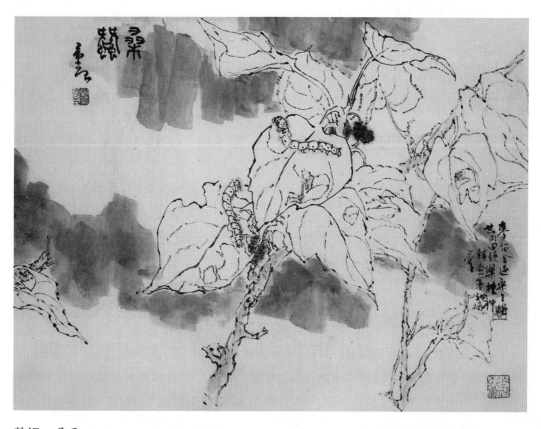

款识　桑蚕

　　麦苗含毿桑生葚，共向田头乐社神。(摘自韩愈《赛神》)

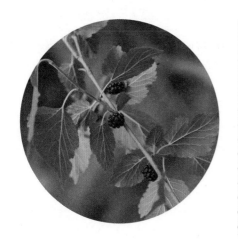

桑叶 Sangye

《神农本草经》

　　本品为桑树的叶。为桑科植物桑(*Morus alba* L.)的干燥叶。全国大部分地区均有生产，以南方育蚕区产量较大。野生与栽培均有。生用或制用。

　　【性味归经】苦、甘、寒。归肺、肝经。

　　【功效】疏散风热，清肺润燥，清肝明目。

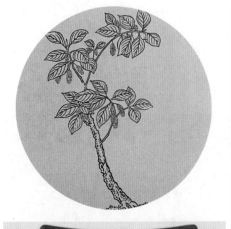

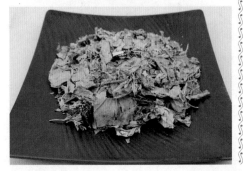

【应用例举】

牙痛。本品轻清性寒,长于疏散风热,故可用于风热犯肺之喉痧,咽喉肿痛及风热上扰之风火牙痛。治疗喉痧,常配防风、淡豆豉、牛蒡子、桔梗、前胡等(《喉科家训》);治咽喉肿痛,风火牙痛,可用单味桑叶 10～15 g 煎服(《上海常用中草药》)。

【用法用量】煎服,5～10 g。

【使用注意】一般生用。

【现代研究】

桑叶有抗炎、抗菌作用,桑叶对巴豆油致小鼠耳肿胀有较强的抑制作用,并可抑制醋酸引起的小鼠腹腔液渗出,表现出较强的抗炎活性。桑叶水提物及醇提物均对金黄色葡萄球菌有较明显的抑菌及杀菌作用,对变形杆菌、铜绿假单胞菌、大肠杆菌也有一定的抑菌或杀菌效果。此外,本品还具有抗氧化、抗衰老、降血脂的作用。

【现代文献摘录例举】

周英,钱利安,黄赤夫.桑叶有效组分抑制口腔常见致病菌的体外活性研究[J].贵州大学学报(自然科学版),2008,4(25):438-440.

桑叶提取物分离得到一个组分具有很强的抗菌活性。桑叶具有进一步开发为口腔抗菌药物和保健品的潜力。

13. 菊花

《神农本草经》记载,“味苦,平。主风,头眩肿痛,目欲脱,泪出,皮肤死肌,恶风湿痹。久服,利血气,轻身,耐老延年。”

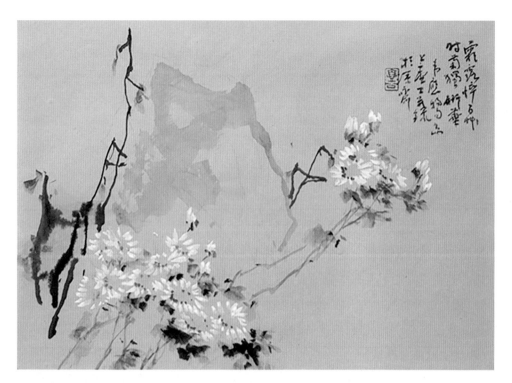

款识　霜露悴百草,时菊独妍华。(韦应物)

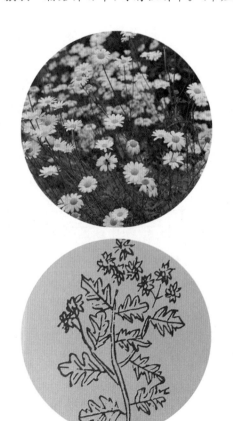

菊花 Juhua

《神农本草经》

本品为菊科植物菊(*Chrysanthemum morifolium* Ramat.)的干燥头状花序。主产于浙江、安徽、河南、四川。9～11月花盛开时分批采收,阴干或焙干,或熏、蒸后晒干。药材按产地和加工方法的不同,分为"亳菊""滁菊""贡菊""杭菊",以亳菊和滁菊品质最优。

【性味归经】甘、苦,微寒。归肺、肝经。

【功效】疏散风热,平肝明目,清热解毒。

【应用例举】

(1)疮痈肿毒。本品味苦性微寒,能清热解毒,治疮痈肿毒,常与金银花、生甘草同用,如甘菊汤(《揣摩有得集》)。

(2)冠周炎、智齿冠周炎。本品具有疏散

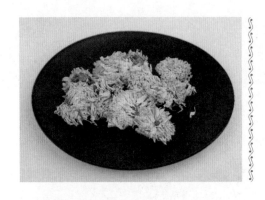

风热,清热解毒之功,用治冠周炎、智齿冠周炎等。比如治急性冠周炎,常与金银花等份共用,水煎含漱,每日 3～4 次,效尤。

【用法用量】煎服,5～10 g。

【现代研究】

菊花挥发油对金黄色葡萄球菌、结核杆菌等多种致病性杆菌及皮肤真菌均有一定抗菌作用。菊花挥发油中含有丰富的黄酮、酚类物质,使菊花具有抗氧化作用。菊花对保护血管、强化血管抵抗能力及压制血管渗透性上有明显作用,从而达到抗炎目的。另外,菊花还具有提高心肌耗氧量、解热、镇静、降压、缩短凝血时间、抗衰老、抗胆固醇等作用。

【现代文献摘录例举】

[1] 刘丽春,滕宝霞,孟敏,杨立伦. 四逆菊花胶囊治疗口腔溃疡的实验研究[J]. 辽宁中医药大学学报,2011,13(8):43-44.

四逆菊花胶囊处方来源于《伤寒论》一书,主要由菊花、甘草、炙附子、干姜组成,具有补肾、回阳、祛寒、补中益气的效能。刘丽春等选用 40 只动物抗炎模型考察四逆菊花胶囊的抗炎作用和免疫影响。实验结果表明,该药可以明显抑制二甲苯所致小鼠耳肿胀和抑制大鼠肉芽肿增生、角叉菜所致大鼠足跖肿胀,提高对绵羊红细胞初免疫小鼠的碳粒清除率。证实四逆菊花胶囊具有良好的抗炎作用,且对小鼠体液免疫有明显的促进作用。

[2] 朱彩莲,李鸣宇. 抑制口臭作用中药的筛选和评价[J]. 上海第二医科大学学报,2005(4):345-348.

朱彩莲等选取 40 味有抗致龋菌、菌斑或者有防龋或牙周病作用的中草药,进行挥发性硫化物(VSCs)含量检测和药敏试验。结果显示,通过该 40 味中药的抑菌作用和 VSCs 值的横向比较,证实五倍子、板蓝根、金银花、大戟、牡丹皮、白菊花、川连的 VSCs 值为 $(23.75～75.5)×10^{-9}$,抑制 VSCs 的效果最强,同时其抑菌率达 70%～100%,抑菌效果也最强。

14. 柴胡

《神农本草经》记载,"味苦,平。主心腹,去肠胃中结气,饮食积聚,寒热邪气,推陈致新。久服,轻身明目益精。"

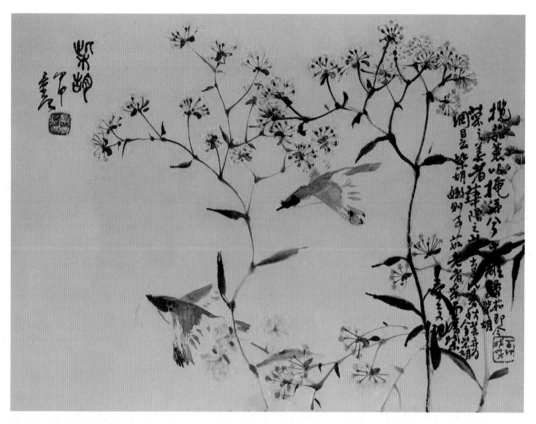

款识　"掩茹蕙以掩泽兮。"出離(离)骚,茹即今柴胡。

"菜之美者,华阳之芸"。出吕氏春秋,芸亦为今柴胡。

纲目云:柴胡嫩则可茹,老者柴而为柴。

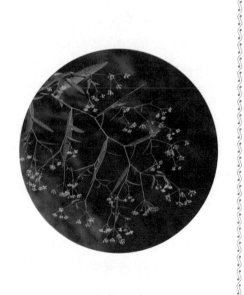

柴胡 Chaihu

《神农本草经》

本品为伞形科植物柴胡(*Bupleurum chinense* DC.)或狭叶柴胡(*Bupleurum scorzonerifolium* Willd.)的干燥根。北柴胡主产于河北、河南、辽宁;南柴胡主产于湖北、江苏、四川。春、秋二季采挖,除去茎叶及泥沙,干燥。切段,生用或醋炙用。

【性味归经】辛、苦,微寒。归肝、胆、肺经。

【功效】疏散退热,疏肝解郁,升举阳气。

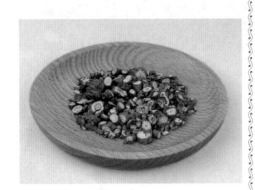

【应用例举】

(1)灼口综合征。本品辛散苦泄,微寒退热,善于疏散少阳半表半里之邪,为少阳证之要药。证见寒热往来、胸胁苦满、默默不欲饮食、心烦喜呕等,常与黄芩、半夏等同用,如小柴胡汤(《伤寒论》),围绝经期具有焦虑表现的灼口综合征患者常应用此方。

(2)口腔颌面部诸痛症。本品辛行苦泄,性善条达肝气,疏肝解郁。治疗肝失疏泄,气机郁阻所致的疼痛,常与香附、川芎、白芍等同用,如柴胡疏肝散(《景岳全书》)。或治疗七情损伤肝脾,导致肝郁血虚,脾失健运之疼痛,常配伍当归、白芍、白术等,如逍遥散(《太平惠民和剂局方》)。

(3)牙齿松动,牙痛,口舌生疮。本品能升举脾胃清阳之气,治疗中气不足之牙齿松动、牙痛、口舌生疮等,常与人参、黄芪、升麻等同用,以补气升阳,如补中益气汤(《脾胃论》)。对于少阳失枢、胆火上逆、中土虚寒所致的口疮,伴腹胀、便溏等症状,常配伍桂枝、干姜等,如柴胡桂枝干姜汤(《伤寒论》)。

此外,《口齿类要》多次记载利用补中益气汤治疗茧唇(相当于唇癌)。

【用法用量】煎服,3~10 g。

【使用注意】柴胡其性升散,古人有"柴胡劫肝阴"之说,阴虚阳亢,肝风内动,阴虚火旺及气机上逆者忌用或慎用。大叶柴胡的干燥根茎,表面密生环节,有毒,不可当柴胡用。

【现代研究】

柴胡及其有效成分柴胡皂苷有抗炎作用,其抗炎作用与促进肾上腺皮质系统功能等有关。柴胡内包含柴胡多糖,它具有较强吞噬功能,对提高免疫功能有促进作用。柴胡对多种原因引起的动物实验性发热,均有明显的解热作用,并且可使正常动物的体温降低。柴胡具有抗溃疡、镇静、镇痛、镇咳、降血脂、保肝、利胆、兴奋肠平滑肌、抑制胃酸分泌、抑制胰蛋白酶、抗病原微生物、兴奋子宫、影响物质代谢、抗肿瘤、抗癫痫、抗辐射等作用。

【现代文献摘录例举】

[1] 冉桂宇,胡淳,李元聪.李元聪教授治疗口腔扁平苔藓经验[J].湖南中医药大学学报,2021,41(12):1947-1949.

李元聪教授从中医学整体观的角度,根据患者的不同临床表现、病因病机,将口腔扁平苔藓分为肝郁血瘀、湿热内阻、阴虚内燥型进行辨证施治。其中,肝郁血瘀证患者主要表现为:口腔黏膜粗糙、肥厚、苔藓样变、瘀斑,唇舌偏紫,口腔颊、舌、唇等处出现白色斑纹,间杂充血红斑,疼痛较轻,局部较为敏感,尤其进食时,性情焦虑或心情抑郁、忧思,脉弦涩。女性常见月经不调。治法:疏肝理气、活血化瘀。方选柴胡疏肝散加味,常用药有柴胡、陈皮、川芎、制香附、枳壳、芍药、甘草、丹参、藏红花、郁金等。

[2] 燕晓东,席军.柴胡地骨皮汤对口腔溃疡小鼠模型口腔黏膜中 SOD,GSH-Px 活性及 MDA 含量的影响[J].西部中医药,2014,27(10):20-21.

燕晓东等通过随机对照试验检测柴胡地骨皮汤对 NaOH 所致小鼠口腔溃疡模型的抗氧化相关指标,结果显示柴胡地骨皮汤能提高小鼠口腔黏膜的超氧化物歧化酶(SOD)、谷胱甘肽过氧化物酶(GSH-Px)活性,降低丙二醛(MDA)含量($P<0.05$),提示抗氧化作用可能是柴胡地骨皮汤治疗口腔溃疡作用机制。

[3] 张宸,周强.仝小林教授运用大柴胡汤经验[J].世界中西医结合杂志,2013,8(3):221-223.

仝小林用大柴胡汤治疗口腔溃疡 1 例。患者,男,53 岁,2007 年 1 月 18 日就诊:口腔溃疡 1 周余。患者诉口腔溃疡疼痛,面隐红,时腹胀,矢气频作,大便偏干。既往患者糖尿病病史 1 年,口服格列美脲、二甲双胍,现空腹血糖控制在 5.1~5.7 mmol/L,餐后 2 小时血糖控制在 7~11 mmol/L。舌质暗红,苔薄黄。脉沉略滑数。西医诊断:口腔溃疡。中医诊断:口疮。中医证型:胃火上炎。处方:柴胡 9 g,黄芩 30 g,枳实 9 g,白芍 15 g,清半夏 9 g,黄连 15 g,生大黄 3 g,干姜 6 g,丹皮 15 g,赤芍 30 g。水煎服,每日 1 剂。患者服药 7 剂后,口腔溃疡痊愈,大便规律每日 1 次,诸症缓解。

15. 升麻

《神农本草经》记载,"味甘辛。主解百毒,杀百老物殃鬼,辟瘟疫瘴气,邪气毒蛊。久服不夭。"

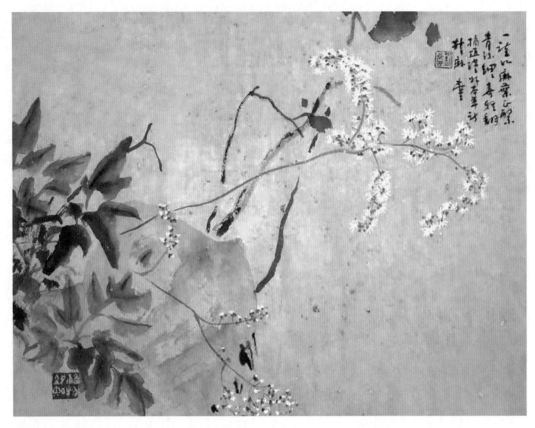

款识　一望如麻叶正繁，青丝细细喜轻翻。（摘自赵瑾叔本草诗）

升麻 Shengma

《神农本草经》

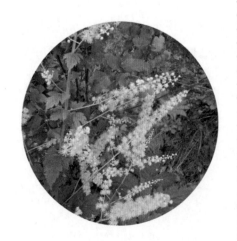

　　本品为毛茛科植物大三叶升麻（Cimicifuga heracleifoliaKom.）、兴安升麻［Cimicifuga dahurica（Turcz.）Maxim.］或升麻（Cimicifuga foetida L.）的干燥根茎。主产于辽宁、黑龙江、河北、山西、四川。秋季采挖，除去泥沙，晒至须根干时，燎去或除去须根，晒干。切片，生用或蜜炙用。

　　【性味归经】辛、微甘，微寒。归肺、脾、胃、大肠经。

　　【功效】发表透疹，清热解毒，升举阳气。

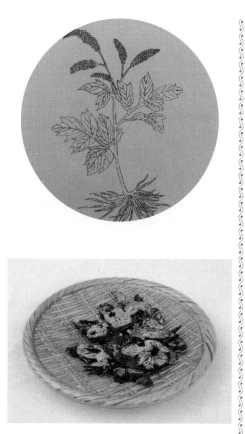

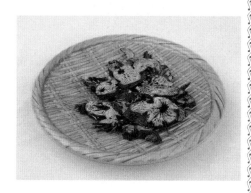

【应用例举】

（1）口疮，齿痛，咽喉肿痛。本品味甘性寒，以清热解毒功效见长，为清热解毒之良药，可用治热毒证所致的多种病证。因其尤善清解阳明热毒，故胃火炽盛成毒的牙龈肿痛、口舌生疮、咽肿喉痛以及皮肤疮毒等尤为常用。治疗牙龈肿痛、口舌生疮，多与生石膏、黄连等同用，如清胃散（《兰室秘藏》）。

（2）大头瘟（流行性腮腺炎）。本品辛凉解毒，宣透解肌，治疗风热疫毒上攻之大头瘟，头面红肿，咽喉肿痛，常与黄芩、玄参、板蓝根等药配伍，如普济消毒饮（《东垣试效方》）。治疗痄腮肿痛，可与黄连、连翘、牛蒡子等药配伍。

【用法用量】煎服，3～10 g。

【使用注意】麻疹已透、阴虚火旺，以及阴虚阳亢者均当忌用。

【现代研究】

升麻提取物具有抗病毒、抗炎、镇痛、升高白细胞、抗肿瘤、抗骨质疏松等作用。升麻对结核杆菌、金黄色葡萄球菌、变异链球菌、唾液链球菌、乙型溶血链球菌、血链球菌均具有抗菌作用。升麻中的多种活性成分具有抗炎作用，可减少细胞因子的生成，减轻炎症反应。升麻提取物可以促进人类干细胞的成骨分化，兴安升麻苷Ⅰ能促进人的类成骨细胞的增殖。升麻制剂可以缓解围绝经期妇女潮热盗汗、焦虑等绝经早期症状，虽比激素补充剂见效缓慢，但不影响患者性激素水平，不良反应小。升麻中的三萜及其苷类成分具有抗肿瘤活性。此外，升麻还具有解热、抗惊厥、抑制心脏、减慢心率、降低血压、抑制肠管和妊娠子宫痉挛等作用，其生药与炭药均能缩短凝血时间。

【现代文献摘录例举】

[1] 张鹏,张振秋,于天禹.升麻黄连治疗口腔溃疡的最佳配伍比例[J].中国实验方剂学杂志,2012,18(10):137-139.

升麻黄连药对配伍应用始载于《备急千金药方》卷六,《卫生宝鉴》卷十一记载,"治口舌生疮。升麻(一两半)黄连(七钱半)上为末。绵裹含。咽汁。"根据计量换算方中升麻和黄连的比例为2∶1,用法是将两药为末,用棉布包裹,含于口中,并吞咽其汁水,主治口热生疮。张鹏等通过高效液相色谱法测定了升麻黄连药对不同比例提取物中的6种指标成分(咖啡酸、阿魏酸、异阿魏酸、药根碱、巴马汀、小檗碱),结合升麻黄连药对以不同配伍比例治疗实验性大鼠口腔溃疡的平均溃疡直径缩短值,结果发现,升麻黄连药对以2∶1配伍时治疗实验性大鼠口腔溃疡疗效最佳($P<0.01$),与古方黄连升麻散的用药比例相一致,且治疗效果较西瓜霜更佳($P<0.05$)。

[2] 李怀生.升麻治疗口腔黏膜扁平苔藓[J].中医杂志,2009,50(1):52.

杨作楳用升麻治疗口腔扁平苔藓经验。方药组成:升麻15 g,金银花30 g,连翘30 g。使用方法:轻症,每日1剂,水煎2次,含漱及内服各半;重症,每日2剂,水煎2次,含漱及内服各半。一般连服2日,患者口腔黏膜糜烂面的疼痛消失,10天左右糜烂愈合。凡阴虚火旺、上实下虚者不宜用。

案例:孙某,女,52岁,2002年6月14日初诊。患口腔黏膜扁平苔藓2年。诊见:舌面,唇内、牙龈及颊面等多处黏膜糜烂及大小不等的环状藓。每饮水、进食、说笑则疼痛难忍。曾多方求医,未效。舌质红、苔黄微厚,脉象弦数。证属热毒上淫,治以清热解毒,给予本方,每日1剂,水煎2次,含漱及内服各半。服药3剂,饮水进食即无痛感,但溃疡仍在,环状藓未消。继服12剂,诸症消失,随访1年未见复发。

第四章　清热药

凡以清解里热为主要功效,常用以治疗里热证的药物,称为清热药。

本章主要介绍因肺、胃、心、肝等脏腑实热或阴虚发热所致,里热上蒸于口所导致的口腔病证。根据致病因素、疾病表现阶段及脏腑、部位的不同,里热证有多种证型,有热在气分、血分之分,有实热、虚热之别,需选择不同的清热药进行治疗。临床上可根据不同的病症选取以下相应的药物进行辨证论治、组方遣药。

第一节　清热泻火药

本类药物性味多苦寒或甘寒,以清泄气分邪热,以及清肺热、胃热、心火、肝火等脏腑火热为主要作用。此类药物有石膏、知母、芦根、天花粉、竹叶、淡竹叶、栀子、夏枯草等。

16. 石膏

《神农本草经》记载,"味辛,微寒。主中风寒热,心下逆气惊喘,口干,苦焦,不能息,腹中坚痛,除邪鬼,产乳,金创。"

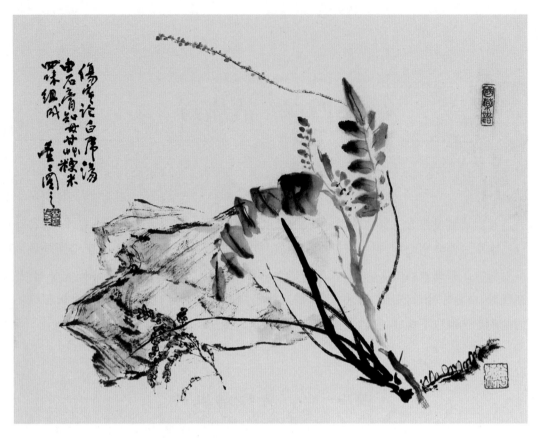

款识 伤寒论白虎汤由石膏、知母、甘草、粳米四味组成。

今绘仲景方以充实画面，以悦观者目。

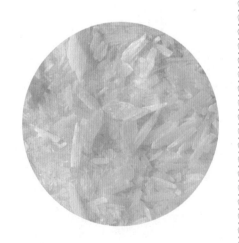

石膏 Shigao

《神农本草经》

本品为硫酸盐类矿物硬石膏族石膏，主要化学成分为硫酸钙（$CaSO_4$）的水合物。主产于湖北、安徽、山东，以湖北应城产者最佳。全年可采，采挖后，除去泥沙及杂石。打碎生用或煅用。

【性味归经】辛、甘，大寒。归肺、胃经。

【功效】生用：清热泻火，除烦止渴；煅用：收湿，生肌，敛疮，止血。

【应用例举】

（1）胃火亢盛，头痛牙痛，内热消渴。本

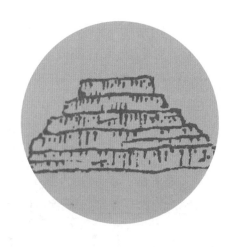

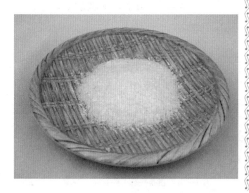

品味甘性寒,入胃经能清泻胃火,可治胃火头痛,常与川芎等同用,如石膏川芎汤(《云岐子保命集论类要》);治胃火上攻之牙龈肿痛,常与黄连、升麻等同用,如清胃散(《外科正宗》);治胃热上蒸,耗伤津液之消渴,常与知母、生地黄、麦冬等同用,如玉女煎(《景岳全书》)。

(2)溃疡不敛,湿疹瘙痒,水火烫伤,外伤出血。煅石膏外用有收湿、生肌、敛疮、止血之功。用治溃疡不敛,常与红粉配伍,如九一丹(《医宗金鉴》)。治湿疹瘙痒,可配黄柏研末外用。治烧烫伤,常与青黛同用。治外伤出血,可单用煅石膏研末外撒。

(3)复发性口腔溃疡。可用竹叶石膏汤、玉女煎加减治疗。

【用法用量】生石膏煎服,15~60 g,宜打碎先煎。煅石膏外用适量,研末撒敷患处。

【使用注意】脾胃虚寒及阴虚内热者忌用。

【现代研究】

石膏富含多种微量元素,可以调节由于病变所致的微量元素代谢失常,增强免疫;还可通过其丰富的微量元素与有机成分结合达到抗病毒作用。石膏上清液能明显减少口渴大鼠的饮水量,促进血液凝固,缩短血凝时间,并有抑制神经应激能力、减轻骨骼肌兴奋性、降低毛细血管通透性、促进胆汁排泄、增强巨噬细胞吞噬能力、抗病毒、抗炎、免疫促进、利尿、降血糖等作用。煅石膏粉外敷可见创口成纤维细胞数、肉芽组织中毛细血管数和毛细血管面积明显增加。

【现代文献摘录例举】

[1] 蔡晖. 竹叶石膏汤治疗鼻咽癌放疗后口腔黏膜炎疗效观察[J]. 浙江中西医结合杂志,2011,21(8):572-573.

中医认为,放射线属火热毒邪,放射线损伤主要是热耗元气,损伤津液,致气津两伤,虚羸少气,伤阴耗津,热邪内扰致胃气不和,心烦欲呕,因此,中医治疗重在清热生津,益气和胃。竹叶石膏汤源自《伤寒论》,常用于治疗伤寒、温病、暑热余邪未清,气津两伤证,具清热生津,益气生津和胃之功。治疗组予口服竹叶石膏汤加减:太子参30 g,麦冬10 g、五味子 6 g、半夏 10 g、石膏 20 g、竹叶、甘草各 6 g,若伴鼻塞加苍耳子、辛夷各 10 g,伴痰血加仙鹤草 30 g;口干口渴加芦根 15 g,天花粉 10 g;纳差者加竹茹 6 g,生鸡内金 10 g,稻芽 12 g,或麦芽 12 g。1 天 1 剂,水煎 200 mL,分 5～6 次含服,1 个月为 1 个疗程。结果显示,竹叶石膏汤组总有效率为 86%,明显高于对照组,差异有统计学意义($P<0.05$)。

[2] 张澜,张燕梅.竹叶石膏汤联合维生素 C 治疗老年口腔干燥症疗效观察[J].兵团医学,2016,48(2):19-21.

竹叶石膏汤(配方为竹叶 6 g、麦冬 20 g、半夏 9 g、炙甘草 6 g、石膏 50 g、人参 6 g 及粳米 10 g,每天 1 剂,水煎分于早晚两次口服)联合维生素 C 治疗老年口腔干燥症能够促进患者唾液的分泌,改善患者相关症状。

17. 知母

《神农本草经》记载,"味苦,寒。主消渴,热中,除邪气,肢体浮肿,下水,补不足,益气。"

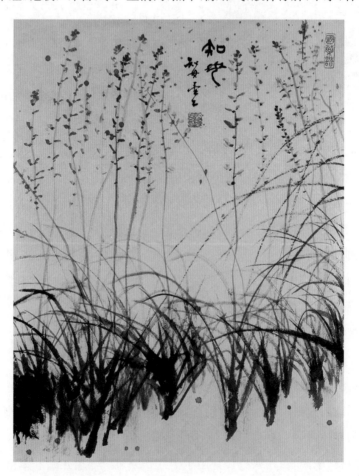

款识　知母丛中,花时最美。

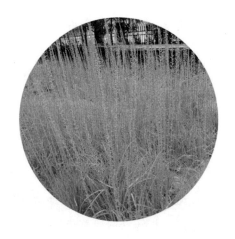

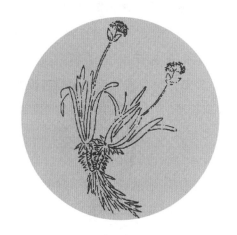

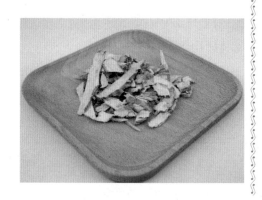

知母 Zhimu

《神农本草经》

本品为百合科植物知母（*Anemarrhena asphodeloides* Bge.）的干燥根茎。主产于河北、山西、陕西、内蒙古。春、秋二季采挖，除去须根及泥沙，晒干，习称"毛知母"；或除去外皮，晒干。切片生用，或盐水炙用。

【性味归经】苦、甘，寒。归肺、胃、肾经。

【功效】清热泻火，滋阴润燥。

【应用例举】

（1）唇疮。本品味甘苦性寒，入胃经，治疗唇疮并见口渴，胃脘灼痛，消谷善饥，吞酸嘈杂，口臭，便秘等，常与生地黄、牡丹皮、当归、黄连、升麻、石膏等同用，方如清胃散、清热泻脾饮等。

（2）口疳（疱疹性口炎）。本品苦寒之性能清热泻火，甘寒之性能滋阴润燥，治阴虚火旺型口疳，常与黄柏、熟地黄、山药、山茱萸、牡丹皮、茯苓、泽泻等同用，如知柏地黄汤（《医宗金鉴》）。

（3）龋齿牙痛。本品清热泻火之功还可用于龋齿牙痛，可与石膏、黄连、生地黄、牡丹皮、蜂房、升麻等同用，如玉女煎、清胃散加减等。

【用法用量】煎服，6～12 g。

【使用注意】本品性寒质润，能滑肠通便，故脾虚便溏者慎用。

【现代研究】

知母中芒果苷可抗单纯疱疹病毒，体外能拮抗 HIV 所致的细胞病变，还增加老化红细胞数量，老化红细胞可提高 T 淋巴细胞、白介素-2 的分泌水平，从而提高机体的免疫水平。知母皂苷 BII 可以减少炎性细胞因子如白介素-1β、肿瘤坏死因子-α 和白细胞介素-6 的生成，抑制核因子 NFκB 的活性，从而达到抗炎目的。知母浸膏有解热作用。知母皂苷可以改善骨质结构,抑制骨成分流失,防止骨小梁变薄分离,增强骨矿物质吸收,增加骨胶原含量的功效,从而改善骨质疏松。另外,本品有抗氧化、抗辐射、抗菌、抗癌、抗溃疡、抑制血小板聚集、降低血糖、改善学习记忆能力、保护脑缺血性损伤、抗抑郁等作用。

【现代文献摘录例举】

周强,赵锡艳,逄冰,等. 仝小林教授应用百合地黄汤、百合知母汤验案分析[J]. 中国中医急症,2013,22(4):581-582.

李某,女性,57 岁,2009 年 6 月 10 日就诊。主诉:口腔、口唇黏膜反复溃疡 3 年。现病史:2006 年因生气,食辛辣后出现口腔、口唇黏膜溃疡反复发作 2 个月,至当地医院就诊,诊断为"扁平苔藓",给予维生素 B_{12}、维生素 C、秋水仙碱、口炎清、白芍总苷治疗,黏膜溃疡仍反复发作,每因进食刺激性食物发作,自服阿奇霉素后可缓解。因口腔溃疡疼痛难忍,不能食硬物及热食,常年以流质饮食为主。刻下症:口腔、口唇黏膜溃疡、疼痛,牙根酸痛。左侧头面时有窜痛,每于生气时反复发作。畏寒、时有汗出,五心烦热,心烦易怒,时有胸闷气短。呃逆,饮食可,咽干,二便可,眠差,多梦。时悲伤欲哭。晨起咯黄痰。舌干少苔,根部苔黄,脉弦。既往体健,孕 7 产 1,55 岁绝经。中医诊断:百合病,阴虚燥热证。西医诊断:扁平苔藓。中医处方:生百合 30 g,生地黄 30 g,知母 30 g,黄连 15 g,牡丹皮 30 g,炒枣仁 45 g;14 剂;水煎服,每日 1 剂。

二诊(2009 年 6 月 24 日),服上方 14 剂,口唇黏膜溃疡疼痛减轻,牙根酸痛减轻,能进食米饭、葡萄等稍硬食物。左侧头面窜痛减轻,心烦易怒减轻。遇冷则双足抽筋,无五心烦热,仍胸闷气短,晨起咯黄痰。二便调,纳可,眠差,夜间易醒,余无不适。舌干,舌苔根部黄,底瘀,脉弦数。处方:上方加重生地黄 120 g,酸枣仁 120 g,加五味子 9 g。14 剂,水煎服,每日 1 剂。效不更方,后以上方为基础方加减,门诊随诊。

三诊(2009 年 8 月 5 日),口腔溃疡明显好转,仅左侧颊黏膜处有一处直径为 0.5 mm 左右溃疡,仍牙根酸软,能进馒头、脆饼干等食物,仍不能食花生、苹果等坚硬食物;咽干痛明显减轻;足抽筋较前减轻;仍头部窜痛,时头痛,时眼痛,时牙痛;情绪不稳定,易怒。睡眠改善,仍眠欠安多梦。血压:135/100 mmHg[①],舌苔厚、底滞,脉偏弦略数。处方:百合 30 g,生地黄 120 g,知母 30 g,黄芪 30 g,黄连 30 g,紫苏叶 9 g,炒枣仁 60 g,五味子 15 g。

四诊(2009 年 8 月 26 日),口腔溃疡、牙痛消失,时有牙酸,能正常饮食几乎所有食物。咽干、咽痛消失。睡眠较前好转,睡眠时间为 6～7 小时,夜尿 0～1 次/晚,烦躁易怒,纳可。头痛已基本愈。血压:125/80 mmHg,舌干,舌底滞,脉数偏弦。处方:百合 15 g,生地黄 120 g,知母 30 g,炒枣仁 30 g,生牡蛎 120 g(先煎),黄芩 30 g,黄连 30 g,五味子 15 g。以本方服用汤剂 14 剂后,改制水丸 9 g,每日 2 次。随诊 1 年,口腔溃疡未复发,睡眠安。

---

① 临床上仍习惯用毫米汞柱(mmHg)表示血压单位。1 mmHg≈0.133 kPa,1 kPa=7.5 mmHg。全书同。

18. 芦根

《本草经疏》记载，"芦根，味甘寒而无毒。消渴者，中焦有热，则脾胃干燥，津液不生而然也。甘能益胃和中，寒能除热降火，热解胃和，则津液流通而渴止矣。"

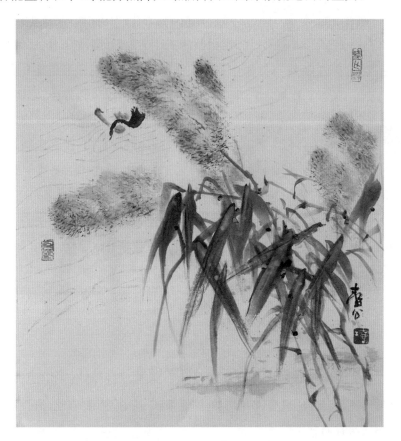

款识　李时珍曰："芦有数种，其长丈许，中空皮薄色白者，葭也，芦也，苇也。"

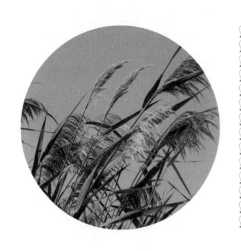

芦根 Lugen

《名医别录》

本品为禾本科植物芦苇（*Phragmites communis* Trin.）的新鲜或干燥根茎。全国大部分地区均产。全年均可采挖，除去芽、须根及膜状叶，除去杂质，洗净，切段鲜用或晒干用。

【性味归经】甘，寒。归肺、胃经。

【功效】清热泻火，生津止渴，除烦，止呕，

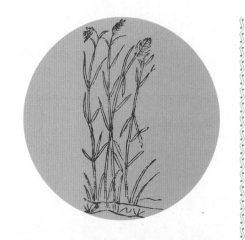

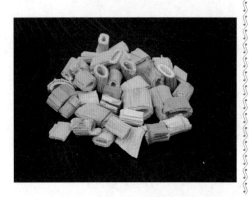

利尿。

【应用例举】

(1)口腔热性病烦渴。本品性味甘寒,既能清泄肺胃、气分实热,又能生津止渴、除烦,故可用治口腔热性病伤津,烦热口渴,常与麦冬、天花粉等清热生津药同用;或以其鲜汁配麦冬汁、梨汁、荸荠汁、藕汁服,如五汁饮(《温病条辨》)。

(2)智齿冠周炎。本品具有清热泻火、生津止渴之功,治疗风热外袭、阳明热盛型牙咬痛,症见智齿周围牙龈微红肿痛,甚则智齿牙面上牙龈肿胀成盲袋,少许溢脓,咀嚼时触及肿胀牙龈而痛,伴口渴、大便干等,常与牛蒡子、薄荷、金银花、连翘、桔梗、升麻、生地黄、牡丹皮、黄连等同用,如牛蒡解肌汤、银翘散等。

【用法用量】煎服,15～30 g;鲜品用量加倍,或捣汁用。

【使用注意】脾胃虚寒者慎用。

【现代研究】

芦根具有显著的抗氧化活性及抗肿瘤活性。同时,芦根具有一定的抗炎效果。此外,本品有保肝、解热、镇静、镇痛、抑制中枢神经系统、降血糖、抗氧化、雌性激素样作用,对β-溶血性链球菌有抑制作用。

【现代文献摘录例举】

[1] 王臻,孙云富,常鲁华. 芦根冰糖煎剂治口臭[J]. 中国民间疗法,2011,19(2):24.

中医认为,与热病伤津、舌燥少津有关的口臭,可应用芦根治疗,芦根性味甘寒,含薏苡素、天门冬酰胺等,对β-溶血性链球菌有抑制作用,有清热生津、止呕除烦之功效,能清透肺胃、气分实热,并能养阴生津、止渴除烦,应用芦根与冰糖煎服、能够有效地治疗口臭。方法:芦根干品30 g(鲜品60 g),加1 000 mL清水煎至500 mL时加冰糖适量,每日1次,最好空腹刷牙后服用。

[2] 徐华美. 手足口病中药预防处方[J]. 农家参谋,2010,322(5):37.

处方:芦根15 g,白菊花6 g,白茅根10 g,生甘草6 g。服用方法:连服1周,每日1剂。之后每3日服用1剂,每次服用50～100 mL,每日2次。煎煮方法:加清水浸泡30

分钟,煎煮20分钟,留取药汁200 mL。处方剂量以3～7岁幼儿一天预防剂量为标准,其他年龄幼儿可酌情减量使用。对于脾虚腹泻的幼儿应减量或停用。

19. 天花粉

《神农本草经》记载,"味苦,寒。主消渴,身热,烦满,大热,补虚安中,续绝伤。"

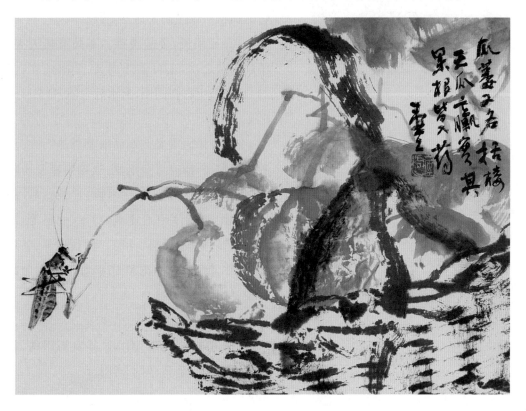

款识 瓜蒌又名栝楼、天瓜、赢实,其果、根皆入药。

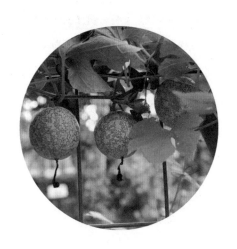

天花粉 Tianhuafen

《神农本草经》

本品为葫芦科植物栝楼（*Trichosanthes kirilowii* Maxim.）或双边栝楼（*Trichosanthes rosthornii* Harms）的干燥根。主产于山东、河南、安徽、四川。秋、冬二季采挖,洗净,除去外皮,切段或纵剖成瓣,干燥,生用。

【性味归经】甘、微苦,微寒。归肺、胃经。

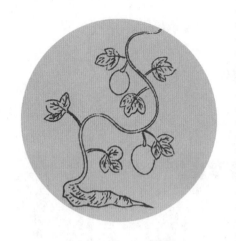

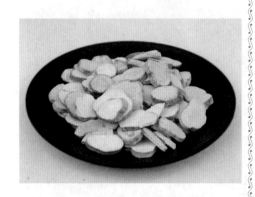

【功效】清热泻火,生津止渴,消肿排脓。

【应用例举】

(1)牙周脓肿。本品既能清热泻火解毒,又能消肿排脓疗疮,治牙周脓肿初起之红肿热痛,未成脓者可使之消散,脓已成者可溃疮排脓,常与金银花、白芷、穿山甲等同用,如仙方活命饮(《校注妇人良方》)。

(2)牙周炎,牙龈炎症。本品清热泻火、消肿排脓之功,还可治牙周炎、牙龈炎症,多与白茅根、生石膏同用,煎水后含漱,每日 4～6 次。

(3)智齿冠周炎。本品取其清热泻火、消肿排脓之功,治疗胃火上壅、火毒炽盛型牙咬痛,症见牙龈尽处流脓,肿胀剧,连及腮颊,甚则吞咽困难,牙关开合不利,口干,便秘等,常与白芷、防风、浙贝母、赤芍、当归、甘草、皂角刺、乳香、没药、金银花等同用,如仙方活命饮(《校注妇人良方》)。

【用法用量】煎服,10～15 g。

【使用注意】孕妇慎用。不宜与川乌、制川乌、草乌、制草乌、附子同用。

【现代研究】

本品煎剂对溶血性链球菌、肺炎双球菌、白喉杆菌等多种致病菌有一定的抑制作用。天花粉蛋白有抗病毒作用,能抑制人类免疫缺陷病毒 1 型(HIV-1)和单纯疱疹病毒 1 型(HSV-1)。天花粉蛋白可上调 T 淋巴细胞亚群中 CD3[+]、CD4[+]、CD8[+] T 细胞的含量,具有明显的增强免疫活性作用。花粉蛋白是抗肿瘤的主要活性成分,目前被广泛应用于临床。此外,天花粉分离出的 5 种聚糖均有降血糖作用。皮下或肌内注射天花粉蛋白,有引起和终止妊娠的作用。

【现代文献摘录例举】

万集今,葛振华,王若愚. 天花粉和五味子对小鼠唾液腺内凝集素受体和免疫球蛋白作用的研究[J]. 福建中医药,1989(3):15-17.

　　万集今等以天花粉和五味子胃饲小白鼠 7 天后用凝集素做探针,观察唾液腺的凝集素受体的变化,用免疫组化技术观察唾液腺内免疫球蛋白的反应强度的变化。结果表明,颌下腺内花生素(PNA)、双花扁豆素(DBA)受体显著增加,免疫球蛋白-G 明显增多,酸性粘多糖也高于对照组。提示天花粉与促进唾液腺内半乳糖的合成以及增强机体免疫功能相关。

20. 竹叶

　　《本草经疏》记载,"阳明客热,则胸中生痰,痰热壅滞,则咳逆上气。竹叶辛寒能解阳明之热结,则痰自消,气自下,则咳逆止矣。仲景治伤寒发热大渴,有竹叶石膏汤,无非假其辛寒,散阳明之邪热也。"

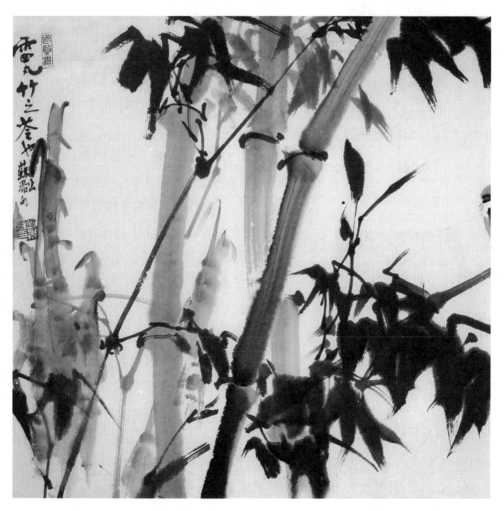

款识　竹在中国画中,名列"梅兰竹菊四君子"中,其最入画者当属竹叶。

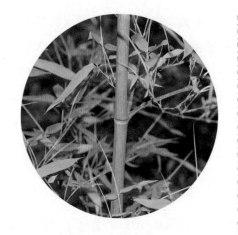

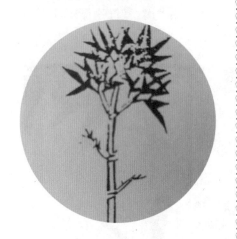

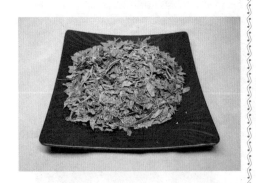

竹叶 Zhuye

《名医别录》

本品为禾本科植物淡竹[*Phyllostachys nigra* (Lodd.). Munro var. *henois* (Mitf.). Stapf ex Rendle]的干燥叶。其卷而未放的幼叶,称竹叶卷心。主产于长江流域各省。全年均可采收。晒干,生用。

【性味归经】甘、辛、淡,寒。归心、胃、小肠经。

【功效】清热泻火,除烦,生津,利尿。

【应用例举】

(1)口舌生疮。本品上能清心火,下能利小便,使火热下行从下而解。治疗心火上炎之口舌生疮,或心火下移小肠之小便短赤涩痛,常与生地黄、甘草同用,如导赤散(《小儿药证直诀》)。

(2)风火牙痛。本品辛寒,可治风火牙痛,本品 15 片,绿豆 30 g,炖荷包鸡蛋食用。

(3)牙周炎。阴虚火旺型牙周炎取本品与黄芩、白芷各适量同用,煎汤含漱,每日 3 次。

(4)急性冠周炎。本品能与黄芩、薄荷、白芷各适量,煎水含漱,每日数次,用于治疗急性冠周炎。

【用法用量】煎服,6~15 g;鲜品 15~30 g。

【使用注意】阴虚火旺、骨蒸潮热者不宜使用。

【现代研究】

竹叶煎剂对金黄色葡萄球菌、绿脓杆菌有抑制作用。本品还具有抗炎、抗过敏、抗氧化物、保护心脑血管、抗衰老、抗疲劳、提高机体免疫力等作用。

【现代文献摘录例举】

路军章,李明伟,孙志高,樊金灼. 复方竹叶石膏颗粒治疗复发性口腔溃疡的随机、双盲、对照临床研究[J]. 解放军医药杂志,2018,30(11):81-84.

　　复方竹叶石膏颗粒是在竹叶石膏汤原方的基础上加入薏苡仁、莪术、冬凌草、白花蛇舌草、半枝莲组成。方中竹叶、石膏,清泻心、胃之实火;人参、麦冬、甘草,益气养阴;薏苡仁、莪术,祛湿活血;冬凌草、白花蛇舌草、半枝莲,清热解毒,具有益气养阴、清热解毒、燥湿和胃之功。路军章等选取180例复发性口腔溃疡(ROU)患者,随机分为治疗组和对照组,每组90例。治疗组口服复方竹叶石膏颗粒,对照组口服安慰剂,共服用2个疗程,观察并比较2组视觉模糊疼痛评分、平均溃疡期判定短期疗效,治疗后6个月溃疡复发情况判定长期疗效。结果显示,复方竹叶石膏颗粒能缩短平均溃疡期,降低VAS评分,减少复发,其短期疗效和长期疗效均优于对照组,有效地改善了ROU患者的生活质量,且安全性良好。

21. 淡竹叶

《神农本草经》记载,"味苦,平。主咳逆上气。溢筋急,恶疡,杀小虫。"

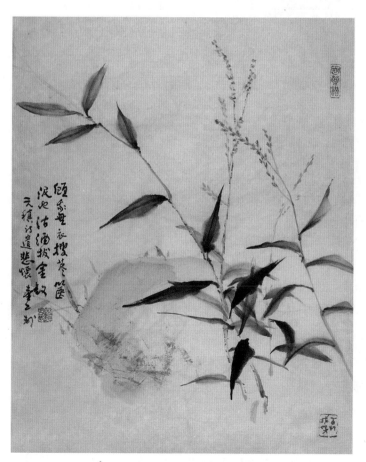

款识 顾我无衣搜荩箧,泥他沽酒拔金钗。(唐·元稹《遣悲怀》诗句)

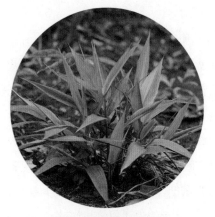

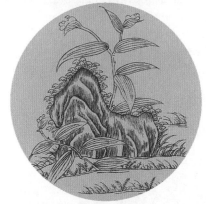

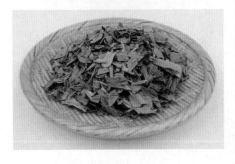

淡竹叶 Danzhuye

《本草纲目》

本品为禾本科植物淡竹叶(*Lophatherum gracile* Brongn.)的干燥茎叶。主产于浙江、江苏。夏季未抽花穗前采割,晒干,生用。

【性味归经】甘、淡,寒。归心、胃、小肠经。

【功效】清热泻火,除烦止渴,利尿通淋。

【应用例举】

(1)口干烦渴。本品甘寒,入心经能清心火以除烦,入胃经能泻胃火以止渴。用治热病伤津,心烦口渴,常配伍石膏、知母、芦根等药。

(2)口舌生疮。本品性寒入心经清心降火,甘淡能渗湿利尿。用治心火上炎之口舌生疮,或心火下移小肠之小便短赤涩痛,常与滑石、灯心草等同用。

【用法用量】煎服,6～10 g。

【使用注意】阴虚火旺、骨蒸潮热者不宜使用。

【现代研究】

淡竹叶乙醇提取物,体外实验对金黄色葡萄球菌、溶血性链球菌、绿脓杆菌、大肠杆菌等有抑制作用。此外,还有抗炎镇痛、解热、利尿、升高血糖、抗肿瘤、降脂、保肝、抗衰老、抗心肌缺血再灌注、收缩血管等药理作用。

【现代文献摘录例举】

[1] 孟红军. 王守儒教授治疗萎缩性舌炎临床经验[J]. 亚太传统医药,2015,11(4):73-74.

王守儒治疗萎缩性舌炎之心脾两伤、阴虚火旺证,自拟"舌炎方"。基本药物组成为:太子参、焦白术、茯苓、当归、赤芍、丹皮、石斛、玉竹、黄精、淡竹叶、黄连、砂仁、鸡内金、焦三仙、甘草等,综合配伍以达补气健脾,甘寒养阴、清心降火之功。其中常用淡竹叶清热生津止痛,黄连清心降火,二者配伍清降心火、保心阴,临床常用量为淡竹叶 10 g,黄连 10 g。

[2] 胡志红.露蜂房、淡竹叶在牙周炎中应用 2 则[J].江西中医药,2001(1):48.

胡志红临床治疗牙周炎,在传统的方剂基础上加用露蜂房、淡竹叶,临床疗效佳。案例:宋某某,女,59 岁,1998 年 3 月 6 日初诊。牙浮齿痛隐隐 1 周,牙齿酸软,进食咀嚼不利,牵引头痛,口干不欲饮,头晕胸闷,纳食减少,舌红干、苔薄白,脉浮滑,按之有虚象。证属阴虚胃热。治法:清胃滋阴,降火止痛。用玉女煎加减:露蜂房 10 g,淡竹叶 12 g,知母 10 g,麦冬 10 g,生地 10 g,生石膏 15 g,熟地 15 g,石斛 15 g,布渣叶 15 g,牛膝 10 g,甘草 5 g。每天 1 剂,连服 3 天,诸症悉除,纳食正常。嘱其用淮山药、薏苡仁、玉竹煲汤调理肠胃,少吃辛辣油炸之品。按:牙痛病机多为阳明胃腑湿热。因平素牙齿不洁,牙龈被龋蚀,或已有破坏,或嗜食辛辣,脾胃蕴热,或风热侵袭,引动脾胃积热,致使秽毒火热郁结蒸灼齿龈所致。在玉女煎的基础上加用露蜂房攻毒消肿、止痛;淡竹叶清热除烦、利尿之功,诸药合用,使胃中湿热得除。

22. 栀子

《神农本草经》记载,"味苦,寒。主五内邪气,胃中热气,面赤,酒皰皶鼻,白癞,赤癞,疮疡。"

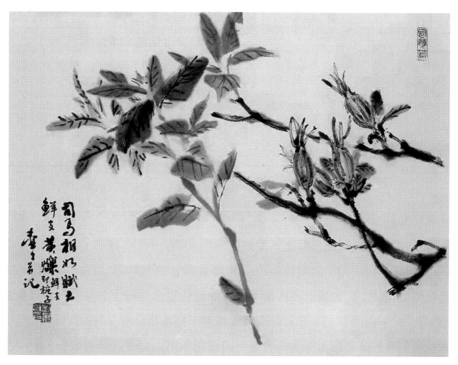

款识 司马相如赋云"鲜支黄烁",鲜支即栀子,指香草兼能染色。

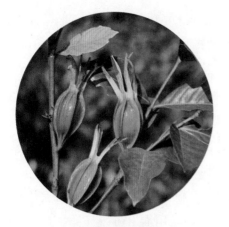

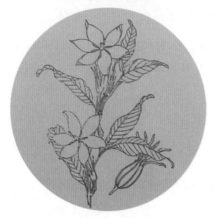

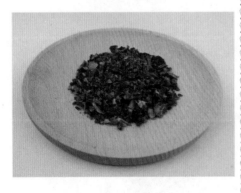

栀子 Zhizi

《神农本草经》

本品为茜草科植物栀子(*Gardenia jasminoides* Ellis)的干燥成熟果实。主产于江西、湖南、湖北、浙江。9～11月果实成熟呈红黄色时采收,除去果梗及杂质,蒸至上气或置沸水中略烫,取出,干燥,生用或炒焦用。

【性味归经】苦,寒。归心、肺、三焦经。

【功效】泻火除烦,清热利湿,凉血解毒;外用消肿止痛。

【应用例举】

(1)血热齿衄,牙龈肿痛。本品味苦性寒,入血分,能清热凉血以止血,故可用治血热妄行之多种出血。治三焦火盛迫血妄行之齿衄者,常与黄芩、黄连、黄柏等同用,如黄连解毒汤(《外台秘要》引崔氏方)。

(2)齿痛。本品能泻火解毒,清肝胆之火,治肝胆火热上攻之齿痛,常与黄连等药配伍。

(3)口舌生疮。本品能清热泻火,凉血解毒,治心脾有热口舌生疮,红肿热痛者,常与石膏、升麻、黄芩等同用。

【用法用量】煎服,6～10 g。外用生品适量,研末调敷。

【使用注意】本品苦寒伤胃,脾虚便溏者慎用。

【现代研究】

栀子提取物在体外能明显抑制甲型流感病毒、PIV1、RSV、HSV、HSV1、HSV2等病毒的致细胞病变作用。栀子制剂能够有效抑制金黄色葡萄球菌、溶血性链球菌、卡他球菌、霍乱杆菌、白喉杆菌、人型结核杆菌等菌类的活性生长。栀子水浸液在体外能抑制各种皮肤真菌。栀子内的京尼平苷可以有效实现对于白细胞介素β与肿瘤坏死因子α的抑制,对真菌尖孢镰刀菌和棒孢霉菌具有强大的抑制作用。栀子苷具有较强的抗炎镇痛作用。栀子的萜类化合物京尼平能够阻碍前列腺细胞内的解偶联蛋2号基因的表达,抑制癌细胞的生长、增值,并诱导癌细胞的快速凋亡,打乱癌细胞病变周期的进程。此外,本品有保肝利胆、增强胰腺腺细胞的抗病能力、增加胃黏膜血流量,保护胃黏膜、解热、镇静催眠、降血压等作用。

【现代文献摘录例举】

贾可盼,王可,江晶莹.栀子金花丸辅助西药治疗复发性口腔溃疡临床研究[J].新中医,2022,54(13):134-138.

贾可盼等回顾性选取98例复发性口腔溃疡患者,结果显示,栀子金花丸辅助西药治疗复发性口腔溃疡可提高临床疗效,降低中医证候评分和不良反应,缩短溃疡面愈合时间,减轻疼痛,提高免疫功能,且安全性高,复发率低。栀子金花丸由栀子、金银花、天花粉、黄芩、大黄、黄柏、黄连、知母组方而成,其中方中栀子泻三焦实火、除烦利水,配合金银花清热凉血、解毒止痢、利尿散结、疏散风热共为君药,诸药配伍,共奏清火滋阴、清热除烦、泻火解毒、通便利水之效。

23. 夏枯草

《神农本草经》记载,"味苦、辛,寒。热瘰疬,鼠瘘,头疮,破症,散瘿,结气,脚肿,湿痹,轻身。"

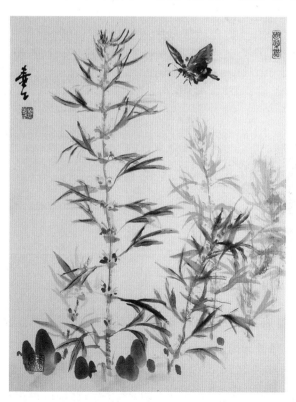

款识 朱震亨曰:此草夏至后即枯,盖禀纯阳之气,得阴气则枯,故有是名。

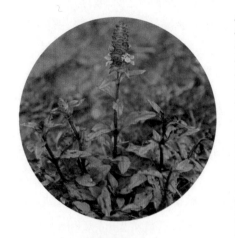

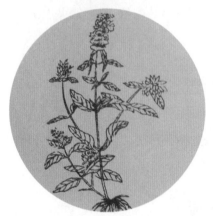

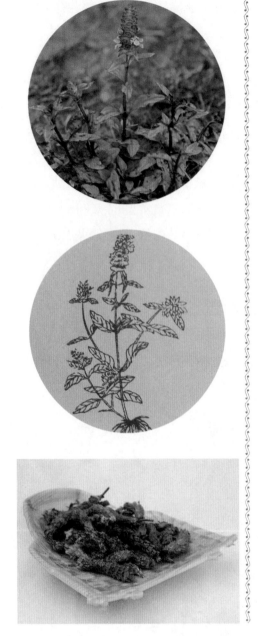

夏枯草 Xiakucao

《神农本草经》

本品为唇形科植物夏枯草(*Prunella vulgaris* L.)的干燥果穗。主产于江苏、浙江、安徽、河南、湖北。夏季果穗呈棕红色时采收,除去杂质。晒干,生用。

【性味归经】辛、苦、寒。归肝、胆经。

【功效】清肝泻火,明目,散结消肿。

【应用例举】

(1)龋齿(痛)。本品味辛苦性寒,主入肝胆经,具有清肝泻火之功,可与桑白皮、香附、甘草等药同用,治疗胃火湿热型龋齿牙痛。

(2)牙周炎。本品清热散结消肿之功治疗牙周炎肿胀者,常与辛夷、芒硝、马鞭草等同用。

(3)流行性腮腺炎。本品还可治疗流行性腮腺炎腮腺肿胀期,常与板蓝根、紫花地丁同用,亦取其清热散结消肿之功。

【用法用量】煎服,9~15 g。

【使用注意】脾胃虚弱者慎用。

【现代研究】

夏枯草煎剂、醇浸剂有抗病原微生物作用,夏枯草多糖具有良好的抗单纯疱疹病毒活性。夏枯草黄酮可降低牙周细胞低氧诱导因子 1α 的表达而减轻牙龈水肿,改善牙周袋、牙龈萎缩及牙周附着丧失情况,达到缓解牙周炎的目的。夏枯草可促进实验性溃疡小鼠模型口腔溃疡的愈合。夏枯草水煎、醇提等不同的夏枯草提取物对多种肿瘤细胞株有显著的抑瘤作用,对二甲基苯并蒽诱发的金黄地鼠的炎症和口腔癌前病变的单纯增生有一定的抑制作用,对口腔癌前病变有一定的化学预防作用。此外,本品具有明显的降低血压作用,减小大鼠急性心肌梗死的范围、抗凝血、降低早期死亡率作用,可降血糖、抑制结石形成、抗炎、免疫抑制等。

【现代文献摘录例举】

[1] 张德富.夏枯草治愈扁平苔藓[J].中医杂志,1999(08):455-456.

张某某,女,42岁。1982年5月27日初诊。患者始见颈部皮肤出现暗红色丘疹、痛痒,在当地皮肤科诊治未见好转,丘疹逐渐扩散,泛发腕、下肢及口腔黏膜痛苦难忍,病程已年余。经上海市某医院病理检查确诊为扁平苔藓。皮疹泛发多处,口腔黏膜溃破。舌苔黄微腻,脉弦。综观舌、脉、症,其主病在肝,夹痰夹瘀。当治以疏肝散结,化痰通络。处方:夏枯草20 g,赤芍、白芍各10 g,丝瓜络10 g,白鲜皮10 g,白蒺藜10 g,合欢皮10 g,7剂。药后皮肤瘙痒明显减轻,纳增,二便平,寐安。效不更方,继服7剂。口腔破溃处外搽青黛冰硼散。服药半个月后皮疹痊愈。

[2] 卓彩凤,王秀兰.“抗腮腺炎方”治疗小儿痄腮[J].四川中医,1994(05):38-39.

卓彩凤等自拟“抗腮腺炎方”治疗小儿痄腮及合并淋巴结炎、颌下腺炎100例,均获得满意效果。100例均以一侧或两侧腮部肿疼为主诉,多数伴有淋巴结炎,或颌下腺炎。其中:单纯性痄腮伴有低热者38例,痄腮伴有高热、淋巴结肿大者35例,痄腮伴发热、淋巴结肿大颌下腺浸肿均有者27例。“抗腮腺炎方”组成:夏枯草、黄芩各9 g,浙贝、桔梗各6 g,板蓝根、连翘、大青叶各10 g,甘草3 g。此为4～7岁小儿1日煎剂量,临床可根据年龄大小酌情增减。如发热兼表证者加柴胡9 g,生石膏30 g;高热不退兼有里证者,加服“紫雪丹”;干哕呕吐加竹茹9 g。

24. 苦瓜

《本草纲目》记载,“苦、寒,无毒。除邪热,解劳乏,清心明目,益气壮阳。”

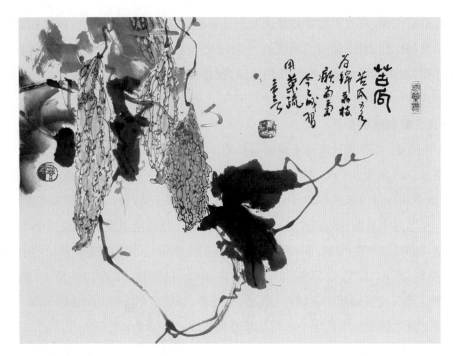

款识　苦瓜又名为锦荔枝、癞葡萄（见《本草纲目》），今以成习用菜蔬。

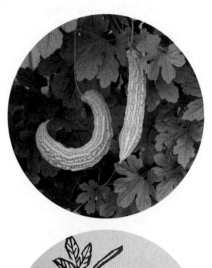

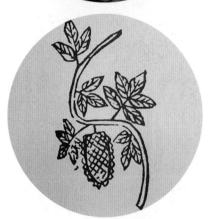

苦瓜 Kugua

《全国中草药汇编》

为葫芦科苦瓜属植物苦瓜（*Momordica charantia* L.），以瓜、根、藤及叶入药。夏季采集，分别处理，晒干。全国各地均有栽培。产于广西、广东、云南、福建等地。

【性味归经】味苦，性寒，无毒。归心、肺、脾经。

【功效】祛暑涤热，明目，解毒。

【应用例举】

（1）湿疹，痈肿。本品清热解毒，单用茎叶捣烂，外敷，可治疗湿疹。以苦瓜鲜品捣烂敷患处，可治疗痈肿。

（2）化疗后口腔溃疡。本品清热解毒，选用水分充足、绿色、成熟、品质正常的苦瓜。去除杂质，清洗干净，用3％盐开水将其浸泡

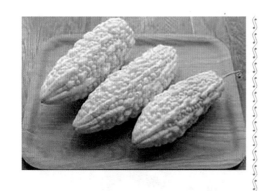

1分钟,取出剖开、去瓤、切碎后置于水果汁机中,制成匀浆。置于4℃冰箱内冰镇2小时后使用,治疗化疗后口腔溃疡。

【用法用量】煎服,6～15 g,鲜品30～60 g;或煅存性研末。外用适量,鲜品捣敷或取汁涂。

【使用注意】本品助火伤阴,故热盛及阴虚内热者忌服。

【现代研究】

医学研究证明,苦瓜具有降糖功能、抗肿瘤功能、抗病毒功能、抗生育功能及免疫调节功能等。其中,尤以降糖功能最为突出。

【现代文献摘录例举】

[1] 薛菊兰,王向荣,李立华. 嚼含冰苦瓜片预防放射性口腔黏膜反应[J]. 中华护理杂志,2012,47(10):945-946.

薛菊兰等采用嚼含冰苦瓜片预防反射性口腔黏膜反应,46例接受放射治疗的头颈部肿瘤患者,采用每次接受放疗治疗前后嚼含冰苦瓜片10～15分钟,放疗治疗期间每日3餐后用生理盐水漱口后嚼含冰苦瓜片1次,每次10～15分钟,放疗结束后2周观察患者口腔黏膜反应。结果46例中12例发生了口腔黏膜反应,其中Ⅰ级放射性口腔黏膜炎9例,Ⅱ级放射性口腔黏膜炎3例,未发生Ⅲ、Ⅳ级放射性口腔黏膜炎。

[2] 陈秀娜,吴红云,黄盖容. 冰苦瓜匀浆治疗化疗后口腔溃疡的疗效[J]. 护理实践与研究,2013,10(16):22-23.

陈秀娜等采用冰苦瓜匀浆治疗化疗后口腔溃疡。方法:使用生理盐水漱口后,冰苦瓜匀浆涂抹。观察了7天,取得了良好的效果。

[3] Sur S,Steele R,Aurora R,Varvares M,Schwetye K E,Ray R B. Bitter melon prevents the development of 4-NQO-induced oral squamous cell carcinoma in an immunocompetent mouse model by modulating immune signaling. Cancer Prev Res (Phila). 2018 Apr,11(4):191-202.

研究数据表明,苦瓜提取物(BME)作为一种化学预防剂,在控制或延缓致癌物诱导的HNSCC(头颈部鳞状细胞癌)的发展和进展方面具有潜在的临床效益。

25. 茶叶

《本草纲目》记载，"浓煎，吐风热痰涎。"

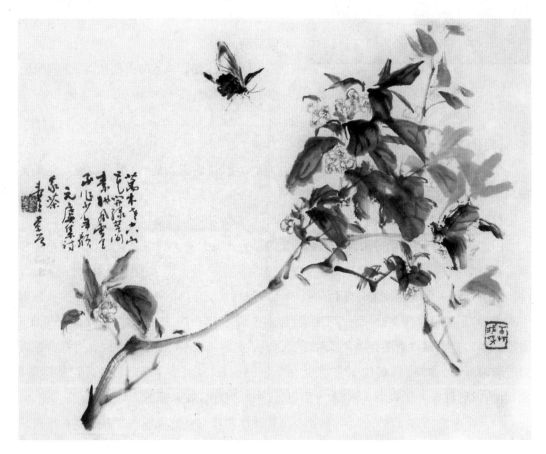

款识　万木老空山，花开绿萼间。素装风雪里，不作少年颜。（摘自元·虞集《家茶》）

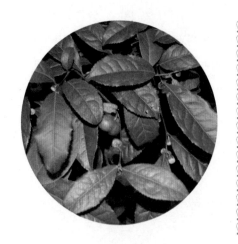

茶叶 Chaye

《中药大辞典》

为山茶科山茶属植物茶[*Camellia sinensis* O Ktunze（*Thea sinensis* L.）]，以叶、子、根入药。叶春夏秋均可采集，焙制。根全年可采。原产我国南部山地。现江苏、安徽、浙江、江西、湖北、四川、贵州、云南、陕西等地均有栽培。

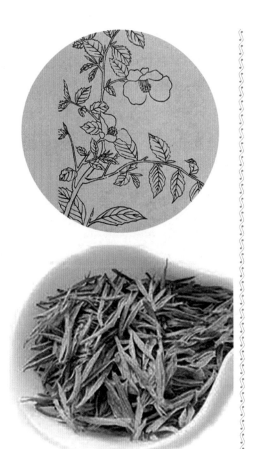

【性味归经】苦甘,凉。入心、肺、胃经。

【功效】解毒利尿,清热消食,收敛止痢。

【应用例举】

(1)牙本质过敏症。本品清热解毒,治疗牙本质过敏,如:红茶1两,水煎。先用煎液含漱,然后饮服。每日至少2次,直至症状缓解。

(2)口臭。本品清热消食,以浓凉茶漱口,每日2次,可治疗口臭。

(3)龋齿(痛)。本品清热解毒,治疗龋齿(痛),可用绿茶适量频频咀嚼。

【用法用量】煎服,3~9 g;泡茶或入丸、散。外用:研末调敷。

【使用注意】失眠者忌服。

【现代研究】

茶叶含有许多功能成分,尤其是其中的茶多酚、儿茶素、茶色素、茶皂苷等活性成分,具有消炎、利尿、降血脂、减肥、降血糖、抗癌等多种功效。现代研究表明,茶叶中的功能成分对口腔健康有着良好的保护作用,经常饮茶,有助于防治一些常见的口腔疾病,如龋齿、牙周病等。

【现代文献摘录例举】

[1] 薛焕芬.低温复方茶多酚含漱液预防化疗后口腔溃疡效果观察[J].齐鲁护理杂志,2009,15(6):27-28.

薛焕芬以茶多酚、黏膜保护剂、甘油等为原料配置成复方茶多酚含漱液,冷却后使用,可使口腔溃疡的发生率明显降低。

[2] 张微云,叶玮.茶多酚与维生素C联合应用抑制口腔产臭细菌产生挥发性硫化物的体外研究[J].中华临床医师杂志(电子版),2011,5(18):5462-5464.

张微云等研究结果显示,将茶多酚与维生素C混合使用可协同增效,显著抑制牙龈卟啉单胞菌生长及口臭患者唾液细菌产生挥发性硫化物,且治疗效果接近临床药物氯已定。

[3] 李永慧,周心如,董海玉,邓锶涵,王白娟,刘晓慧. 茶及其功能成分在口腔疾病防治中的研究进展[J]. 中国茶叶加工,2022(1):37-42.

研究发现,茶叶中的茶黄素可以抑制致龋菌、牙周可疑致病菌、白色假丝状酵母菌等的生长,同时它可以抑制病毒繁殖及病毒蛋白表达,调节炎症因子表达,抑制口腔黏膜细胞的氧化应激反应,减少细胞 DNA 损伤,起到抑制肿瘤发生及转移等作用。

[4] 万承贤,刘志虹,桂淑珍. 茶油在防治张口呼吸患者口腔并发症中的应用效果[J]. 实用临床医学,2021,22(6):77-78.

万承贤等研究了茶油对张口呼吸患者已经发生的口腔并发症的治疗效果。研究发现,对照组使用生理盐水口腔护理和湿纱布持续覆盖口唇,只能取到清洁和保湿效果,利用人体的自我修复能力达到防治口腔并发症的效果;而观察组在常规生理盐水口腔护理基础上将茶油涂擦于口腔内外表面,不仅给口腔黏膜及时补充了水分,而且保湿效果好,可减少口腔黏膜水分丢失,能防止口腔口唇干裂,很好地维护上皮组织,促进口腔局部血液循环,对干裂导致受损的口腔黏膜起到很好地修复作用。同时,油敷于黏膜表面与空气隔绝,不仅减少了细菌对口腔黏膜的侵袭,而且利用茶油本身的抑菌作用,抑制口腔内致病菌生长繁殖,起到防治口腔感染的作用。

第二节　清热燥湿药

本类药物性味苦寒,苦能燥湿,寒能清热,以清热燥湿为主要作用,主要用治湿热证。本节介绍药物有黄芩、黄连、黄柏、龙胆草、苦参、白鲜皮等。

26. 黄芩

《神农本草经》记载,"味苦,平。主诸热黄疸,肠澼,泄利,逐水,下血闭,恶疮疽蚀,火疡。"

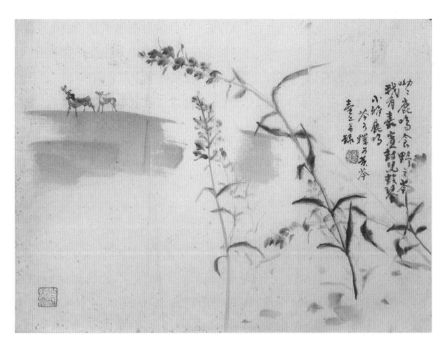

款识 黄芩,属唇形科,多年生草本,花期七八个月,春秋采摘根入药。

性寒味苦,主清热燥湿,泻火解毒,止血安胎。

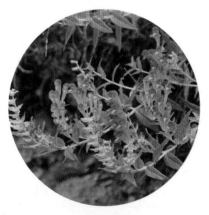

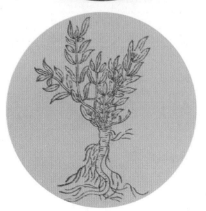

黄芩 Huangqin

《神农本草经》

本品为唇形科植物黄芩(*Scutellaria baicalensis* Georgi)的干燥根。主产于河北、山西、内蒙古、陕西。春、秋二季采挖,除去须根和泥沙,晒后撞去粗皮,晒干,生用或酒炒用。

【性味归经】苦,寒。归肺、胆、脾、大肠、小肠经。

【功效】清热燥湿,泻火解毒,止血,安胎。

【应用例举】

(1)齿衄。本品味苦性寒,功能清热泻火、凉血止血。治热盛迫血妄行之齿衄,可单用本品或与大黄同用。

(2)复发性口腔溃疡。本品有清热泻火解毒之功,多治疗由脾胃积热所致的复发性口腔溃疡。

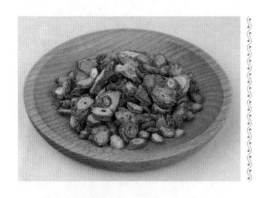

（3）口臭。本品苦寒,能清肺胃、肝胆、大肠湿热,尤善清中上焦湿热而治疗口臭。

【用法用量】煎服,3～10 g。

【使用注意】本品苦寒伤胃,脾胃虚寒者不宜使用。

【现代研究】

黄芩对牙龈卟啉单胞菌、中间普氏菌、伴放线杆菌、具核梭杆菌、白色念珠菌具有较好的抑制作用;对致龋菌变形链球菌、远缘链球菌、黏性放线菌、血链球菌、乳酸杆菌和内氏放线菌的生长都有一定的抑制作用;还有效抑制幽门螺杆菌的产生,减少口腔溃疡的复发。促进人牙周韧带细胞的代谢和蛋白合成,调整口腔的免疫系统,更好地平衡口腔环境。黄芩提取物可促进牙周膜干细胞增殖,抑制细胞凋亡。黄芩苷、黄芩苷元对急、慢性炎症均有抑制作用,并能降低毛细血管的通透性,减少过敏介质的释放,具有显著抗过敏作用。此外,还具有解热、镇静、保肝、利胆、降血糖、降血压、扩张血管、抗动脉粥样硬化、降脂、抗氧化、护肝等作用。

【现代文献摘录例举】

李英,沈丹.黄芩漱口液在鼻咽部术后患者口腔防护中的临床研究[J].新中医,2022,54(3):138-141.

研究发现,黄芩漱口液对鼻咽术后口腔防护能够取得较为理想的治疗效果,有助于预防口腔内部相关疾病的发生,改善口腔内环境、减轻疼痛等相关症状。

27. 黄连

《神农本草经》记载,"味苦,寒。主热气,目痛,眦伤,泣出,明目,肠澼,腹痛,下利,妇人阴中肿痛。久服,令人不忘。"

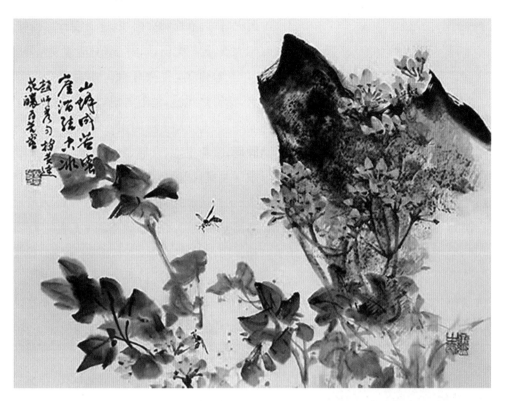

款识 山蜂成苦蜜，崖溜结空冰。(宋·赵师秀《石门僧》句)按：黄连花酿为苦蜜。

黄连 Huanglian

《神农本草经》

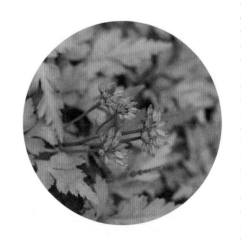

本品为毛茛科植物黄连(*Coptis chinensis* Franch.)、三角叶黄连(*Coptis deltoidei* C. Y. Cheng et Hsiao)或云连(*Coptisteeta* Wall.)的干燥根茎。以上三种分别习称"味连""雅连""云连"。味连、雅连主产于四川、湖北。云连主产于云南。秋季采挖，除去须根和泥沙，干燥，撞去残留须根，生用或清炒、姜汁炙、酒炙、吴茱萸水炙用。

【**性味归经**】苦，寒。归心、脾、胃、肝、胆、大肠经。

【**功效**】清热燥湿，泻火解毒。

【**应用例举**】

(1)血热齿衄。本品苦寒清泄，善于清热

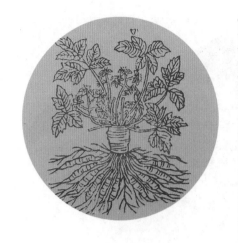

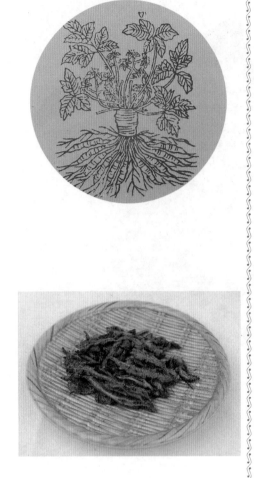

泻火解毒,治疗邪火内炽,迫血妄行之齿衄,常与大黄、黄芩配伍,如泻心汤(《金匮要略》)。

(2)口渴,胃火牙痛。本品善于清泄胃火,治胃热炽盛,消谷善饥,烦渴多饮者,常与麦冬、芦根、天花粉同用。治胃火上攻,牙龈肿痛,常与生地、升麻、牡丹皮等同用,如清胃散(《兰室秘藏》)。

(3)痈肿疔疮,口舌生疮。本品入心经既能清热燥湿,又能泻火解毒,尤善疗疔毒疮痈。用治痈肿疔毒,多与黄芩、黄柏、栀子同用,如黄连解毒汤(《外台秘要》引崔氏方)。若心火上炎,口舌生疮,或心热下移小肠之心烦、口疮、小便淋沥涩痛者,常与栀子、竹叶等药同用。

(4)湿疹,湿疮。本品清热燥湿、泻火解毒之功,制为软膏外敷,还可治皮肤湿疹、湿疮。

【用法用量】煎服,2~5 g。外用适量。

【使用注意】本品大苦大寒,过量久服易伤脾胃,脾胃虚寒者忌用。苦燥易伤阴津,阴虚津伤者慎用。

【现代研究】

黄连中的有效成分对金黄色葡萄球菌、牙龈卟啉单胞菌、变异链球菌、远缘链球菌、黏性放线菌、厌氧菌等细菌,各型流感病毒,白色念珠菌等真菌均有明显抑制作用,且具有显著抗炎、解热作用;一定浓度的黄连素能促进人牙髓干细胞成骨/成牙本质细胞向分化。黄连素可以通过多种途径有效抑制肿瘤的侵袭和转移。盐酸小檗碱可降低口腔黏膜下纤维性变。另外具有抗胃溃疡、抑制胃液分泌、降血糖、强心、抗心肌缺血、抗动脉粥样硬化、抗心律失常、降压、抗血小板聚集、降脂等作用。

【现代文献摘录例举】

[1] 张思利. 黄连解毒汤治疗慢性牙周炎患者的临床疗效分析[J]. 现代诊断与治疗,2021,32(20):3225-3227.

黄连解毒汤(组成:黄连9 g、黄芩6 g、黄柏6 g、栀子9 g;用法:1剂/天,水煎,分早、晚两次服用)适用于慢性牙周炎胃火炽盛证(主症:牙龈作痛、出血,口气热臭,渴喜冷饮,大便干结;次症:牙龈红肿疼痛,溢出脓血;舌脉:舌红,苔薄,脉细数),可改善患者牙周菌斑分布情况,减轻炎症反应。

[2] 崔钰嘉,孙建勋,周学东.黄连素的生物学功能及治疗口腔疾病研究的进展[J].国际口腔医学杂志,2020,47(1):115-120.

黄连提取液对乳牙感染根管内的厌氧菌有很强的灭菌、抑菌能力,优于樟脑酚,与甲醛甲酚相似,且对黏膜及根尖周组织无刺激。

28. 黄柏

《神农本草经》记载,"味苦,寒。主五脏,肠胃中结热,黄疸,肠痔。止泄利,女子漏下赤白,阴阳伤,蚀疮。"

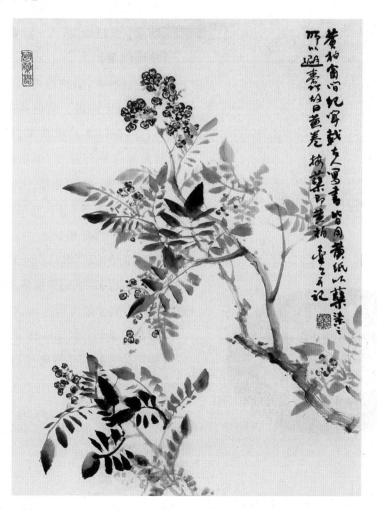

款识　《窗间纪闻》载:"古人写书皆用黄纸以蘗染之,所以避虫,故曰黄卷。"
　　按:蘗即黄柏。

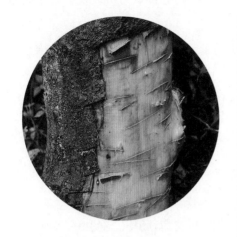

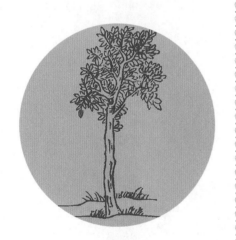

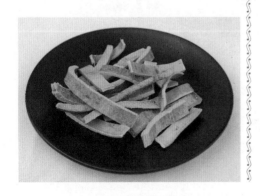

黄柏 Huangbo

《神农本草经》

本品为芸香科植物黄皮树（*Phellodendron chinense* Schneid.）或黄檗（*Phellodendron amurense* Rupr.）的干燥树皮。前者习称"川黄柏"，后者习称"关黄柏"。川黄柏主产于四川、贵州，关黄柏主产于辽宁、吉林、河北。剥取树皮，除去粗皮，晒干；润透，切片或切丝，生用或盐水炙、炒炭用。

【性味归经】苦，寒。归肾、膀胱经。

【功效】清热燥湿，泻火除蒸，解毒疗疮。

【应用例举】

（1）疮疡肿毒，湿疹湿疮。本品既能清热燥湿，又能泻火解毒。治疮疡肿毒，内服、外用均可。内服以本品配黄芩、黄连、栀子，如黄连解毒汤（《外台秘要》引崔氏方）；外用配大黄、黄连为末，醋调外搽。治疗湿疹瘙痒，可与苦参、白鲜皮等配伍，亦可配煅石膏等份为末，外撒或油调搽患处。

（2）龋齿（痛）。本品泻火解毒之功还能治龋齿疼痛，以黄柏适量，捣成细末，加醋适量调搓成小丸，塞于龋齿洞内，片刻疼痛即止。

【用法用量】煎服，3～12 g。外用适量。

【使用注意】本品苦寒伤胃，脾胃虚寒者忌用。

【现代研究】

黄柏对皮肤黏膜溃疡的愈合有很好的促进作用，同时蜜制黄柏可显著减轻口腔成纤维细胞的氧化损伤从而治疗口腔溃疡。其有效成分小檗碱能增加骨矿物附着率、骨形成率/总组织面积和骨形成率/骨小梁表面指数,促进成骨细胞分化,抑制骨吸收和促进骨形成。对金黄色葡萄球菌、大肠杆菌、痢疾杆菌、伤寒杆菌、结核杆菌、溶血性链球菌等,均有一定抑制作用;对白色念珠菌、絮状表皮癣菌、大小孢子菌等皮肤致病性真菌具有较强的抑制作用;对流感病毒、乙肝表面抗原也有抑制作用。黄柏及所含小檗碱有显著抗炎性增生,并有抗溃疡、利胆作用。此外,本品还具有抗心律失常、降压、镇静、降血糖、抗痛风等作用。

【现代文献摘录例举】

[1] 郭旭光.黄柏蜂蜜治复发性口疮[J].中国蜂业,2022,73(5):53.

方法:取黄柏30 g,蜂蜜适量。以温火将黄柏焙干研末,和蜂蜜调匀,涂抹于溃疡面上,每日数次。一般用药第2天疼痛锐减,溃疡面收敛,敢于进食。4日后溃疡面完全消失而愈。两者混匀、局部外用,可收到清热解毒、敛疮生肌止痛之功效,故治疗复发性口疮效果良好。

[2] 赵连生.对中药义齿稳固剂抑制白色念球菌作用和黏结抗张强度的探究[C].第六届中国中医药信息大会——创新驱动·融合共享·安全可控论文集,2019:523-526.

将中药成分(黄柏、黄芪)与壳聚糖载体相结合,制备新型义齿稳固剂。通过抑菌试验及黏结抗张强度试验,以验证此中药义齿稳固剂能否在满足义齿稳固剂、提高义齿固位稳定基本作用的同时,又能够发挥良好抑制白色念珠菌的作用,进而降低义齿性口炎的发生。

[3] 宋志强,郑岩,罗蕊.复方黄柏液防治鼻咽癌放射治疗所致口腔黏膜炎的效果观察[J].中国临床新医学,2019,12(4):433-435.

复方黄柏液可防治鼻咽癌放射治疗所致口腔黏膜炎和口腔疼痛,值得临床推广应用。

29. 龙胆

《神农本草经》记载,"味苦,涩。主骨间寒热,惊痫邪气,续绝伤,定五脏,杀蛊毒。久服益智,不忘,轻身,耐老。"

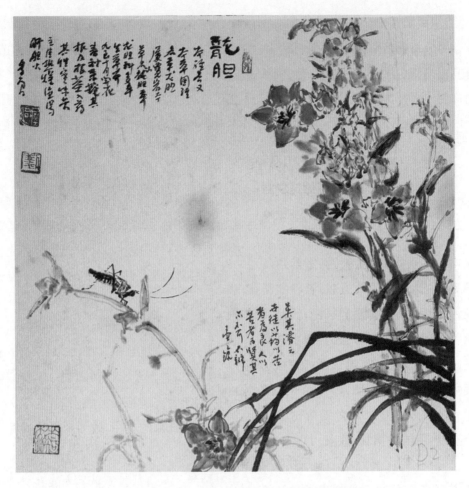

款识 吴其濬云：世徒以药苦者为良，人以苦者为贤，其亦不可不辩。

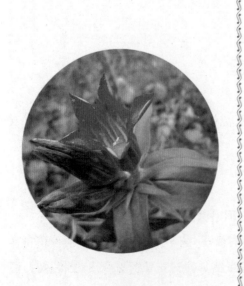

龙胆 Longdan

《神农本草经》

本品为龙胆科植物条叶龙胆（*Gentiana manshurica* Kitag.）、龙胆（*Gentiana scabra* Bge.）、三花龙胆（*Gentiana triflora* Pall.）或滇龙胆（*Gentiana rigescens* Franch.）的干燥根及根茎。龙胆主产于吉林、辽宁、黑龙江、内蒙古，因以东北产量最大，故习称"关龙胆"。滇龙胆主产于云南。春、秋二季采挖，洗净，干燥，切段，生用。

【性味归经】苦，寒。归肝、胆经。

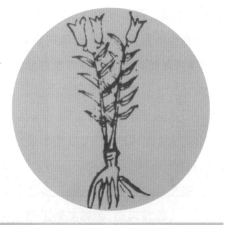

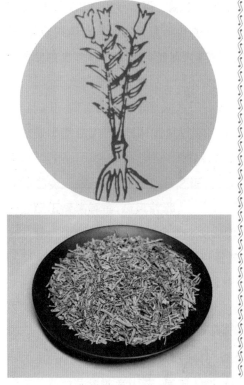

【功效】清热燥湿,泻肝胆火。

【应用例举】

(1)龋齿。本品味苦性寒,主入肝胆经,功能清热燥湿,与麻黄、升麻、黄连、白豆蔻、生地黄、当归、白芷等同用,外用可治疗龋齿。

(2)智齿冠周炎。本品善泻肝胆之火,治疗肝胆火盛型智齿冠周炎,症见牙龈红肿高起,脓结于盘牙尽处,脓汁可流注智齿,前方之槽下成痈,也可流注腮颊,伴有腮颊肿胀,吞咽疼痛,口苦咽干等,常与当归、车前子、生地黄、泽泻等同用,如龙胆泻肝汤(《医方集解》)。

【用法用量】煎服,3～6 g。

【使用注意】脾胃虚寒者忌用,阴虚津伤者慎用。

【现代研究】

龙胆苦苷可改善骨质疏松大鼠的骨微结构,抑制破骨细胞的生成,减少骨吸收。龙胆苦苷具有较好的抗炎活性,抑制脂多糖诱导的血管内皮细胞凋亡、氧化损伤和炎性因子表达。獐芽菜苷与獐牙菜苦苷可通过刺激细胞有丝分裂,促进伤口愈合,协同龙胆苦苷对细胞起到保护的功效,同时具有镇痛和促进细胞增殖分化的功效。龙胆有效成分可抑制人体病原菌白色念珠菌的繁殖,具有抗菌作用。龙胆水浸剂还对石膏样毛癣菌、星形奴卡氏菌等皮肤真菌有不同程度的抑制作用,对钩端螺旋体、金黄色葡萄球菌、绿脓杆菌、变形杆菌、伤寒杆菌也有抑制作用。此外,还具有镇静、促进胃液及胃酸分泌、保肝、抑制心脏、减缓心率、降压及抗疟原虫等作用。

【现代文献摘录例举】

[1] 来娟. 川芎茶调龙胆汤对实证牙痛的临床治疗效果[J]. 亚太传统医药,2017,13(7):139-140.

川芎茶调龙胆汤组方:泽泻15 g、车前子15 g、刺通草15 g、黄芩15 g、柴胡15 g、黄栀15 g、生地15 g、当归15 g、龙胆草15 g、茶叶15 g、细辛15 g、甜草根15 g、防风15 g、白芷15 g、川芎15 g、羌青15 g、荆芥15 g。每日1剂,每剂水煎取汁液300 mL,每次服100 mL,每日3次。诸药合用可达到清热解毒、滋阴降火、消肿止痛的治疗目的,发挥消炎、抑菌、止痛的作用。川芎茶调龙胆汤治疗牙痛能够有效提升整体疗效,快速缓解患者症状,提升患者生活质量。

[2] 饶晓玲,刘军,何红辉. 龙胆泻肝汤、强的松联合火把花根片治疗白塞氏病随机平行对照研究[J]. 实用中医内科杂志,2015,29(10):148-150.

饶晓玲等认为龙胆泻肝汤泻中有补、利中有滋,利于溃疡愈合,防止复发,联合强的松和具有抗炎、抗免疫、抑制肿瘤作用和生育毒性作用的火把花根片治疗白塞氏病疗效较好,且无严重不良反应。

30. 苦参

《神农本草经》记载,"味苦,寒。主心腹结气,癥瘕积聚,黄疸,溺有余沥,逐水,除痈肿,补中,明目,止泪。"

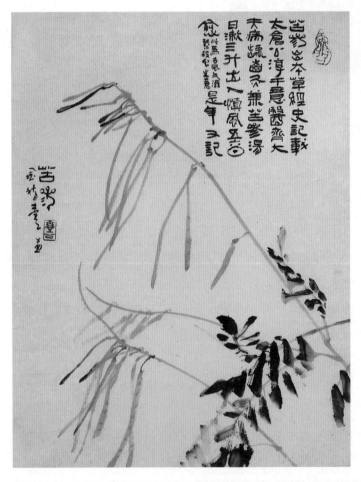

款识 苦参出《本草经》。《史记》载:太仓公淳于意,医齐大夫病龋齿,灸兼苦参汤,日漱三升,出入慎风,五六日愈。此为去风气湿热杀虫之意。是年又记。

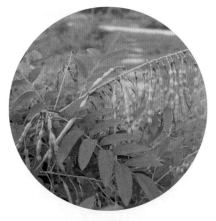

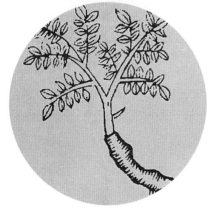

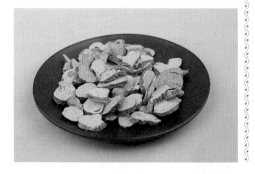

苦参 Kushen

《神农本草经》

为豆科多年生落叶亚灌木植物苦参(Sophora flavescens Ait.)的干燥根。春、秋二季采挖,除去根头和小支根,洗净,干燥,或趁鲜切片,干燥。全国大部地区均产,生用。

【性味归经】苦,寒。归心、肝、胃、大肠、膀胱经。

【功效】清热燥湿,杀虫,利尿。

【应用例举】

湿疹湿疮、皮肤瘙痒、疥癣。本品苦能燥湿,寒能清热,功能清热燥湿、杀虫,可用于多种皮肤疾患,单用煎水外洗即效;或配黄柏、蛇床子煎水外洗。若疗皮肤瘙痒,可与皂角、荆芥等药同用;若治疗疥癣,可配伍花椒,煎汤外涂,或配硫黄、枯矾制成软膏外涂。

【用法用量】煎服,4.5～9 g。外用适量。

【使用注意】本品苦寒伤胃、伤阴,脾胃虚寒及阴虚津伤者忌用或慎用;反藜芦。

【现代研究】

苦参水煎液对大肠杆菌、金黄色葡萄球菌、假性链球菌、乙型链球菌以及变形杆菌均有明显抑制作用。复方苦参洗液对妇女外阴、阴道炎常见致病菌具有较强的抑菌效力,对家兔阴道黏膜实验证明,其对金黄色葡萄球菌感染具有显著疗效。苦参碱还对结核杆菌有较强的抑制作用;苦参还是一种双向免疫调节剂,在低浓度时可刺激淋巴细胞增殖,高浓度时则抑制之。以免疫抑制作用为主。苦参中的生物碱对 T 细胞介导的免疫反应有不同程度的抑制效应,对依赖 T 细胞的抗致敏红细胞抗体反应,苦参碱具有明显的抑制效应。苦参碱对小鼠脾 T、B 淋巴细胞和细胞因子呈双向调节作用,即高浓度呈不同程度的抑制效应,而低浓度则有明显的增强效应。苦参类生物碱还显著抑制巨噬细胞的吞噬作用,对巨噬细胞有直接细胞毒性作用。

【现代文献摘录例举】

[1] 从兆霞,袁曦玉,吴泽钰,韩婧,赵今. 苦参提取物对口腔主要致龋细菌作用的实验研究[J]. 中国微生态学杂志,2019,31(10):1186-1192.

苦参提取物能够抑制口腔主要致龋细菌浮游和生物膜状态下的生长、黏附、产酸和产糖,其有望成为一种龋齿预防制剂。

[2] 陈斯,佳诸慧,金剑. 复方苦参注射液防治放、化疗致口腔黏膜炎患者有效性的Meta 分析[J]. 抗感染药学,2016,13(1):51-54.

复方苦参注射液可防治放、化疗引起的口腔黏膜炎,减轻患者痛苦,但是纳入试验方法学的质量稍低,需要更高质量的随机对照临床试验进一步证实。

31. 白鲜皮

《神农本草经》记载,"味苦,寒。主头风,黄疸,咳逆,淋沥,女子阴中肿痛,湿痹死肌,不可屈伸,起止行步。"

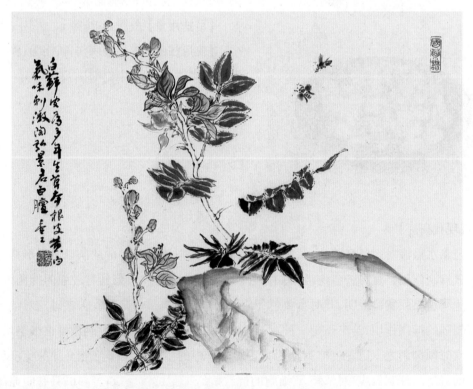

款识 白鲜皮为多年生草本,根皮黄白,气味刺激。陶弘景名白膻。

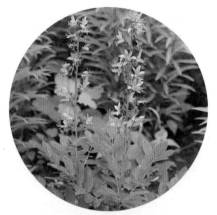

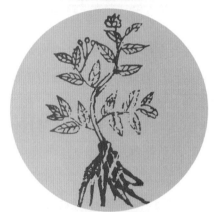

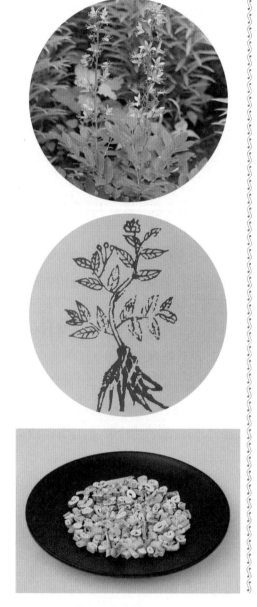

白鲜皮 Baixianpi

《神农本草经》

本品为芸香科植物白鲜（*Dictamnus dasycarpus* Turcz.)干燥根皮。主产于辽宁、河北、四川、江苏。春、秋二季采挖根部，除去泥沙及粗皮，剥取根皮，切片，干燥，生用。

【性味归经】苦，寒。归脾、胃、膀胱经。

【功效】清热燥湿，祛风解毒。

【应用例举】

（1）湿热疮毒，湿疹，风疹，疥癣。本品性味苦寒，有清热燥湿、泻火解毒、祛风止痒之功。用治湿热疮毒、肌肤溃烂、黄水淋漓者，可配伍苍术、苦参、连翘等药；治湿疹风疹、疥癣，又常配伍苦参、防风、地肤子等药，煎汤内服、外洗。

（2）唇风（慢性唇炎、剥脱性唇炎）。本品具有清热燥湿，祛风解毒之功，与蛇床子、木槿皮、地肤子、苦参同用，煎水，趁热熏蒸患部，待温时将唇浸泡于药液中，适用于慢性唇炎、剥脱性唇炎。

【用法用量】煎服，5～10 g。外用适量，煎汤洗或研粉敷。

【使用注意】脾胃虚寒者慎用。

【现代研究】

白鲜皮中有效成分可抑制脂多糖诱导的 BV-2 小胶质细胞中肿瘤坏死因子-α、白介素-6 和核因子 NF-κB 等促炎细胞因子的水平，具有明显抗炎、调节免疫作用，从而抑制口腔扁平苔藓的黏膜炎症反应。白鲜皮中的柠檬苦素对人体癌细胞的增殖有抑制作用，葫芦巴碱和梣酮也有抗癌活性。白鲜皮提取物对体外白念珠菌生物膜有较明显的抑制作用，也对毛癣菌、黄癣菌、小芽孢癣菌、表皮癣菌、星形奴卡氏菌等多种致病性真菌有不同程度的抑制作用,并有解热、抗过敏作用。此外,白鲜皮具有抑制皮肤瘙痒、杀虫等作用。

【现代文献摘录例举】

[1] 穆培丽,孙忠芬,孙素娥.白鲜皮丁香糊敷涌泉穴治疗小儿口腔溃疡46例[J].中国民间疗法,2010,18(4):19.

白鲜皮30 g,丁香18 g,地肤子15 g,大黄12 g,绿豆10 g。将上述5味中草药烘干,研碾成细粉末,过100目筛,装瓶密封瓶盖备用。对诊断口腔溃疡的小儿,首先取备用的药粉12 g左右,放于消毒的容器内,用米醋调成糊状备用。再找准涌泉穴,用手掌小鱼际肌着力,擦小儿足掌心前的涌泉穴,按热为度,再涂上调好的白鲜皮丁香糊,厚约4 mm上盖无毒保鲜膜,用敷料固定药糊,每晚1次,次晨取下,一般连用4～7日即可治愈。

[2] 杨续艳,王晓琳,常亚娟,李晓南.清藓饮治疗口腔扁平苔藓的临床疗效及免疫学作用机制研究[J].实用口腔医学杂志,2015,31(5):707-709.

杨续艳等运用清藓饮进行治疗口腔扁平苔藓的临床及免疫学机制研究表明,清藓饮在治疗口腔扁平苔藓有明显的临床疗效,在促进黏膜愈合、改善微循环、提高细胞免疫功能方面具有明显作用。有学者提出扁平苔藓发病因素为微循环障碍有关,这与中医学湿热郁久阻滞脉络的理论思维相吻合,基于此自拟清藓饮,对湿热内蕴型口腔扁平苔藓治以清热利湿逐瘀之法,方中白鲜皮为治癣要药,鸡血藤、皂角刺、僵蚕、地龙逐瘀通络、破气拔毒,可改善病损局部血供,调整局部 T 淋巴细胞种类及分布;白术、枳实、黄柏、元胡健脾行气、化湿利水;连翘、地丁、钩藤清热解毒、消肿止痛,调整炎症因子释放,治疗病损局部黏膜充血发红。诸药相合共奏利湿通络、健运脾气、破血逐瘀之功效,治疗黏膜白色角化,减少黏膜充血糜烂。

第三节　清热解毒药

本类药物性味多苦寒,以清热解毒为主要作用。主治各种热毒证。本节主要介绍的药物有金银花、连翘、大青叶、板蓝根、青黛、蒲公英、紫花地丁、野菊花、土茯苓、鱼腥草、半边莲、白花蛇舌草、白蔹等。

32. 金银花

《本草经集注》记载,"味甘,温,无毒。主治寒热身肿。久服轻身,长年益寿。"

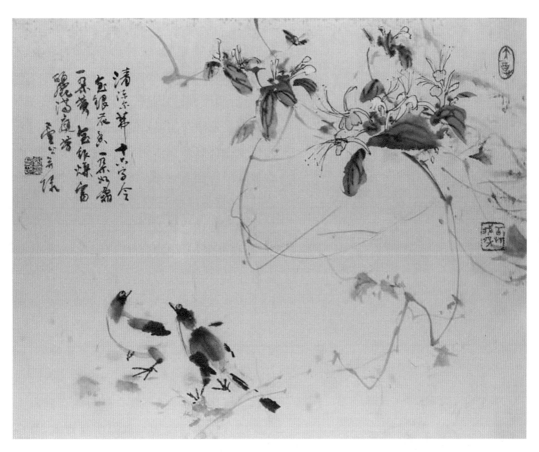

款识 清·陈尔弟《十六字会》："金银花秀，一朵如霜，一朵黄。金银灿，富丽满庭芳。"
按：此花经冬不调，故名忍冬。又，此花先白后黄，故名金银花。

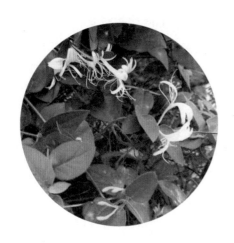

金银花 Jinyinhua

《新修本草》

本品为忍冬科植物忍冬（*Lonicera japonica* Thund.）的干燥花蕾或带初开的花。主产于河南、山东。夏初花开放前采收，干燥，生用、炒用或制成露剂使用。

【性味归经】甘，寒。归肺、心、胃经。

【功效】清热解毒，疏散风热。

【应用例举】

（1）痈肿疔疮，喉痹，丹毒。本品甘寒，清热解毒，消散痈肿力强，为治热毒疮痈之要

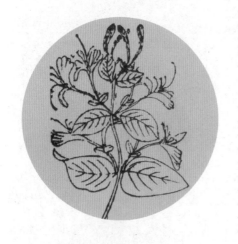

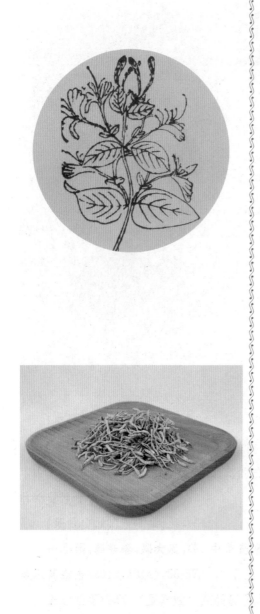

药,适用于各种热毒壅盛之外疡内痈,喉痹,丹毒。治疮痈初起,红肿热痛者,可单用煎服,并用药渣外敷患处。

(2)龋齿、根尖周病、牙周炎。研究表明,金银花提取液对实验所选取的大多数口腔病原微生物都有抑制作用,且对变形链球菌、粘性放线菌等更为敏感,如人工唾液中加入金银花、甘草提取物可以抑制龋齿发生。在活髓保存时使用含金银花的填充物,如金泰糊剂、金银花碘仿糊剂等,可以抑制根管内相关菌群生物膜的形成。对于牙周炎治疗常应用金银花或金银花复合制剂以抑制菌斑微生物。

(3)口腔扁平苔藓,慢性糜烂性唇炎、创伤性溃疡、放射性口炎等。此类疾病治疗往往在常规用药基础上,联合口服或含漱有金银花成分的中药制剂可取得明显疗效,且多优于常规治疗。如升麻银翘汤治疗口腔扁平苔藓;唇风汤(金银花、白鲜皮、黄芩)治疗慢性糜烂性唇炎;熟地、生地、玄参、金银花等煎汤口服治疗创伤性溃疡;金银花、甘草煎汤漱口治疗放射性口炎等。

【用法用量】煎服,6～15 g。

【使用注意】脾胃虚寒及气虚疮疡脓清者忌用。

【现代研究】

金银花的药理作用主要为抗炎解热、抗肿瘤、抗菌抗病毒、抗衰老抗氧化,增强机体免疫功能以及抗血小板聚集等。金银花对牙卟啉单胞菌、金黄色葡萄球菌、具核梭杆菌、溶血性链球菌、痢疾杆菌、霍乱弧菌等多种致病菌有一定的抑制作用;还应具有一定的抗流感病毒、柯萨奇病毒等作用;金银花有效成分可改善口腔微环境,抑制口臭。此外,还有降低血糖,保肝,保护肺脏,神经保护作用,利胆、止血、降低胆固醇、抗生育、兴奋中枢、促进胃液分泌等作用。

【现代文献摘录例举】

[1] 黄玉,仲杨,赵竹兰,张庆宇,夏德庚,张莉,马宁.金银花连翘提取液联合甘氨酸喷砂治疗种植体周围炎的疗效评价[J].吉林大学学报(医学版),2021,47(2):483-488.

在牙周基础治疗上进行甘氨酸喷砂对种植体周围炎有良好的治疗效果,金银花连翘提取液对该治疗效果有较好的促进作用。

[2] 徐忠飞,吴玉林,汪国余,等.金银花颗粒联合人免疫球蛋白治疗手足口病患儿的疗效及对血清细胞因子和免疫功能的影响[J].中华医院感染学杂志,2017,27(20):4775-4777,4781.

金银花颗粒联合人免疫球蛋白治疗小儿手足口病疗效显著,可降低血清 C-反应蛋白、白介素-17、肿瘤坏死因子-α 细胞因子水平,减轻皮肤丘疹损害和局部炎症,改善患者免疫功能。

[3] 张玉兰,张爱萍.金银花乌梅方治疗小儿鹅口疮[J].山东中医杂志,2002(9):538.

用法:金银花 10 g,乌梅 5 g,甘草 5 g。水煎液过滤去渣,每次两汤匙,频饮(一日不超过 8 次),2 天可治愈。药味甜而微酸,可刺激食欲,小儿易于接受。

体会:金银花味甘寒,可清热解毒、消散痈肿,为治一切痈肿疔疮的要药,与甘草同用可迅速控制炎症。金银花的化学成分有环己六醇、黄酮类、皂苷鞣质等,具有抗菌、消炎、收敛作用,对多种细菌、霉菌均有抑制作用,小儿鹅口疮系白色念珠菌所致,白色念珠菌系霉菌属,故效果良好。乌梅味酸涩,有抗真菌、抗过敏的作用,又可降低口腔 pH 值而抑菌。甘草味甘,既能清热解毒又能缓急止痛,其所含甘草次酸、甘草锌能治疗急慢性炎症。故三药煎液频饮,有良好的治疗效果。

33. 连翘

《神农本草经》记载,"味苦,平。主寒热,鼠瘘,瘰疬,痈肿,恶疮,瘿瘤,结热,蛊毒。"

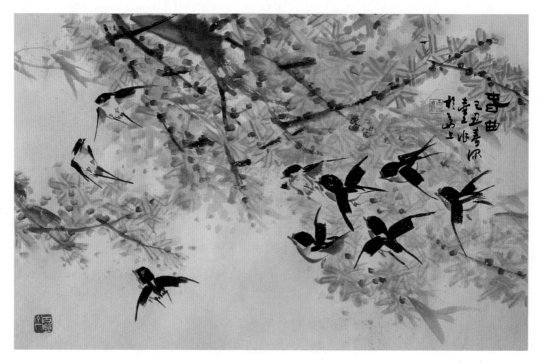

款识　春曲：迎春花后，连翘黄泛，掩盖群芳药圃奎元。

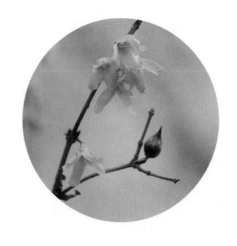

连翘 Lianqiao

《神农本草经》

本品为木犀科植物连翘[*Forsythia suspensa*（Thunb.）Vahl]的干燥果实。主产于山西、河南、陕西、湖北、山东。秋季果实初熟尚带绿色时采收，除去杂质，蒸熟，晒干，生用。

【性味归经】苦，微寒。归肺、心、小肠经。

【功效】清热解毒，消肿散结，疏散风热。

【应用例举】

（1）口舌生疮、齿痛。本品苦寒，清热解毒，清泄之性较强，尤长于清心火，常用于上焦实热所致的口舌生疮、齿痛，常配伍栀子、黄芩，如凉膈散。

（2）牙周炎、牙疳。本品苦寒清泄，尤善心脾有热，热盛肉腐之牙周炎、牙疳，常配伍

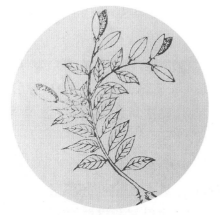

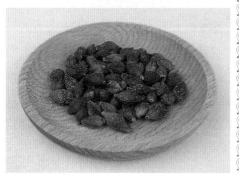

犀角、甘草、升麻等,如加味清胃散(《薛氏医案》)。

(3)痈疽,瘰疬,丹毒。本品苦寒,功用与金银花相似,长于清心火,解疮毒,又能消散痈肿结聚,故前人有"疮家圣药"之称。治疮痈红肿未溃,常与穿山甲、皂角刺等配伍;治疮疡脓出、红肿溃烂,常与牡丹皮、天花粉、白芷等同用;治痰火郁结,瘰疬痰核,常与夏枯草、浙贝母、玄参等同用,共奏清肝散结、化痰消肿之效;若血热毒盛,丹毒红肿者,可与大青叶、板蓝根、紫花地丁等配伍。

【用法用量】煎服,6~15 g。

【使用注意】脾胃虚寒及气虚脓清者不宜用。

【现代研究】

连翘苷可以抑制牙周炎症及破骨细胞活化,减轻牙周组织损伤,改善牙周炎大鼠症状。连翘水煎液有广谱抗菌作用,对多种革兰阳性及阴性细菌、白色念珠菌等真菌有明显的抑制作用;连翘酯苷、连翘苷等具有抗氧化能力;其乙醇提取物对肿瘤细胞有抑制作用,其促进免疫细胞增殖和生长的能力是发挥抗肿瘤作用的关键;其甲醇提取物有抗炎和止痛作用,对慢性炎症也有较好的治疗效果,连翘中总酚类化合物有一定的自由基清除作用,具有抗氧化能力,还有抗过敏活性等作用。

【现代文献摘录例举】

[1] 周迎春.陈宝田运用"荆芥连翘汤"验案举隅[J].江苏中医药,2006(12):42-43.

荆芥连翘汤治疗白塞氏病案:周某,男,37岁。2001年8月25日初诊。患者于1992年开始出现口腔溃疡、下肢皮肤红斑并伴压痛,于每次输液后针孔处均出现粟粒大小红色丘疹。病情反复,时好时坏。1996年因左眼溃疡未能得到控制,导致失明,于1998年行左侧眼球摘除术,安装义眼。多年来患者一直靠口服强的松维持,近半个月症状加重并出现左膝关节肿痛,遂来我院求治于陈师。查体:双下肢皮肤有散在紫黑色瘀斑及环形红斑,大小不一,不高出皮肤,按压不褪色,有轻度压痛。左侧义眼,口腔溃疡,左膝关节压痛(+),浮髌试验(+),针刺反应(+)。舌质暗红、苔薄黄腻。西医诊断:白塞氏病

(不完全型);中医诊断:狐惑病。治拟清热解毒泄浊、祛风散郁活血,方选荆芥连翘汤加薏苡仁。

处方:荆芥10 g,连翘15 g,黄连10 g,黄芩12 g,黄柏10 g,栀子10 g,柴胡15 g,枳壳10 g,当归10 g,生地15 g,白芍15 g,川芎10 g,防风10 g,薄荷10 g,桔梗10 g,甘草10 g,薏苡仁30 g。用法:水煎,每日1剂,分2次服。治疗15天后症状好转,于2001年9月13日出院。

[2] 李立. 对川芎与连翘配伍运用的探讨[J]. 四川中医,2002(6):29-30.

在历代方剂中,川芎与连翘多合用于外科疮疡痈肿。川芎与连翘皆为芳香之品,可行气解郁,通血散结。皆入心经、肝胆,连翘兼入肺。二者合用,辛开苦降,寒热并调,相反相成,同入心、肺、肝胆,而奏调气行血之效,且二者通行上下,芳香走窜,利于药力的转输运行。李立分享:曾用防风通圣散治疗一口腔溃疡患者,女,23岁,舌面及颊黏膜上有多个白色小溃疡2天,疼痛难忍,苔薄黄腻,小便短赤,大便秘塞,并有发热(38.5℃),脉洪数。服本方2剂后,热退痛减,5剂即愈。第二次由于下夜班劳累后又贪吃辛辣之品导致再发时,症状略与前同,笔者仍予上方,但未用川芎与连翘,则3剂后患者症状如前,后再加入二药,则症状又迅速缓解。

[3] 姜莉芸. 连翘理中汤临床运用举隅[J]. 云南中医中药杂志,1996(6):26-27.

连翘理中汤治疗顽固性口腔炎案:患者王某,女,56岁,干部,1993年9月2日就诊,患者以口腔糜烂疼痛,两侧为重2年为主诉就诊。患者四处求医,收效甚微,经患者介绍前来求余。观前之方,多是泻心火、清湿热及滋阴之品。症见:满口黏膜充血,溃烂,色白,如米粒状大小,四肢末梢欠温,口干喜热饮,小便清,大便溏,面烘热。证属中阳不足,毒邪内蕴,治宜温中散寒,解毒散邪。拟连翘理中汤加附片治疗:连翘20 g,红参9 g,干姜3 g,白术9 g,附片12 g(先煎1小时)。上方共服10剂而愈,追访3年未复发。

34. 大青叶

《本草经集注》记载,"味苦,大寒,无毒。主治时气头痛,大热口疮。"

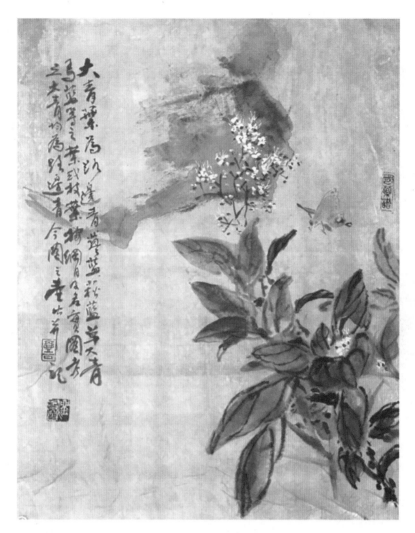

款识　大青叶为路边青、蓼蓝、菘蓝、草大青、马蓝等之叶或枝叶。

　　按：纲目及名实图考之大青均为路边青，今图之。

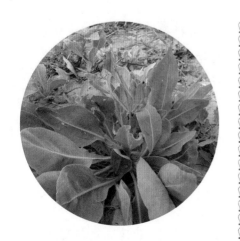

大青叶 Daqingye

《名医别录》

本品为十字花科植物菘蓝（*Isatis indigotica* Fort.）的干燥叶。主产于江苏、河北、安徽、河南。夏、秋二季分2～3次采收，除去杂质，晒干，生用。

【性味归经】苦、寒。归心、胃经。

【功效】清热解毒，凉血消斑。

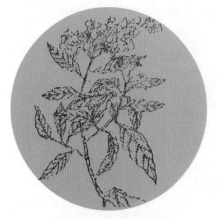

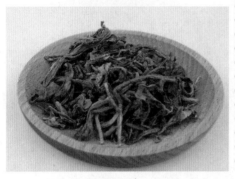

【应用例举】

(1)痄腮,喉痹,丹毒。本品苦寒,既能清心胃实火,又善解瘟疫时毒,有解毒利咽、凉血消肿之效。治瘟毒上攻,发热头痛,痄腮,喉痹,可与金银花、黄芩、牛蒡子等同用;治血热毒盛,丹毒红肿,以及热毒痈肿等,可用鲜品捣烂外敷,或配蒲公英、紫花地丁、重楼等药。

(2)咽喉肿痛,口舌生疮。本品苦寒,清热解毒,治心胃火盛,咽喉肿痛,口舌生疮,常与生地黄、大黄、升麻等同用。

此外,本品质轻力强,具有表里双清之效,治风热感冒或温病初起,发热头痛,口渴咽痛等,常与薄荷、牛蒡子等药同用。

【用法用量】煎服,9~15 g。外用适量。

【使用注意】脾胃虚寒者忌用。

【现代研究】

大青叶煎剂等有广谱抑菌作用;对单纯疱疹病毒、流感病毒、腮腺炎病毒等有抑制作用。靛玉红有显著的抗白血病作用。此外,还有抗内毒素、免疫增强、解热、抗炎、抗肿瘤、保肝利胆等作用。

【现代文献摘录例举】

[1] 马颖君,周丹,黄海燕. 大青叶提取物在神经外科重症病人厚腻舌苔及口腔异味护理中的应用[J]. 护理研究,2019,33(3):545-546.

马颖君等选择80例厚腻舌苔合并口腔异味的神经外科重症病人,随机分为两组,各40例。观察组采取大青叶提取物将棉球浸湿,取出拧至不滴水为度,用棉球擦湿舌苔表面,充分湿润5分钟后,用复方氯己定溶液棉球擦拭舌苔,清理舌苔包括表面痰痂、血痂、炎性物质。然后,按口腔护理顺序依次对牙内外侧,咬合面、牙龈、上腭、颊部、舌面、舌底、口腔底等进行擦洗,每天2次,3天为1个周期,7天后观察舌苔清理效果及口腔异味改善情况。结果可见大青叶提取物联合复方氯己定实施口腔护理,有助于清除病人厚腻舌苔及口腔异味。

[2] 史桂英. 复方大青叶合剂治疗口唇单纯疱疹[J]. 中华护理杂志,1999(8):33.

使用复方大青叶合剂治疗口唇单纯疱疹经验分享:以无菌棉签蘸取复方大青叶合剂

（原浓度）涂擦于患处并使暴露以保持干燥，每 2 小时涂擦 1 次，一般轻者 1～2 次，重者 3～5 次即可解除痛痒，控制症状发展，且不经结痂过程便能痊愈，用此法治疗近百例患者均取得较满意疗效且用药越早效果越好。复方大青叶合剂其成分为大青叶、金银花、羌活、拳参、大黄，具有清瘟解毒之功效。应用此法治疗口唇疱疹，操作简单、方便、实用且无任何痛苦。

35. 板蓝根

《本草便读》记载，"名板蓝根，味苦寒。辟瘟，解毒，能凉血，逐疫，去邪，并杀虫，肝胃收功，苦寒将热。"

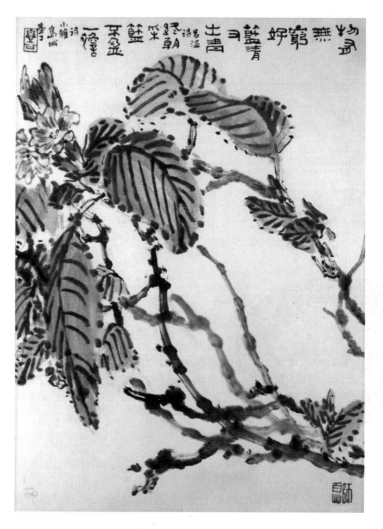

款识　物有无穷好，蓝清又出青。（吕温诗）又终朝采蓝，不盈一诗经小雅。
　　按：古时采蓝为作染料用。

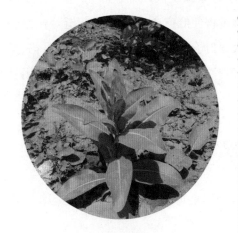

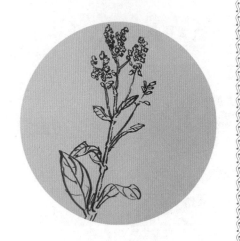

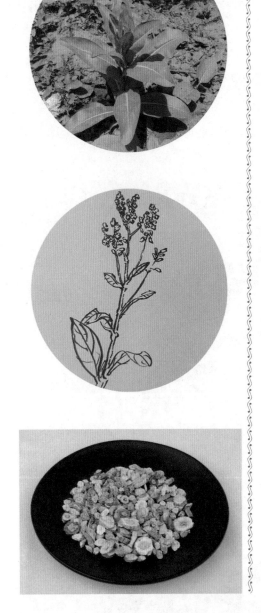

板蓝根 Banlangen

《神农本草经》

本品为十字花科植物菘蓝（*Isatis indigotica* Fort.）的干燥根。主产于江苏、河北。秋季采挖，除去泥沙，晒干，切片，生用。

【性味归经】苦，寒。归心、胃经。

【功效】清热解毒，凉血，利咽。

【应用例举】

（1）温毒发斑，痄腮，烂喉丹痧。本品苦寒，有清热解毒、凉血消肿之功，主治多种瘟疫热毒之证。治时行温病，温毒发斑，舌绛紫暗者，常与生地黄、紫草、黄芩同用，如神犀丹（《温热经纬》）；治丹毒，痄腮，烂喉丹痧，头面红肿、咽喉不利者，常配伍黄连、黄芩、牛蒡子等药，如普济消毒饮（《东垣试效方》）。治痄腮，常与大青叶、连翘、甘草等同用，热盛者加生石膏、知母。

（2）急性淋巴结炎。本品具有清热解毒之功，常与金银花、连翘、赤芍、黄芩、夏枯草、牛蒡子、薄荷等药同用，治疗急性淋巴结炎症。

【用法用量】煎服，9～15 g。

【使用注意】体虚而无实火热毒者忌服，脾胃虚寒者慎用。

【现代研究】

本品所含吲哚类化合物有抗菌作用，对金黄色葡萄球菌、结核分枝杆菌、大肠杆菌具有抗菌活性，对羊毛状小孢子菌、石膏样癣菌、紫状表皮癣菌、石膏样小孢子菌、断发癣菌、紫色癣菌、红色癣菌等皮肤病真菌也有较强的抑菌作用；有抗单纯疱疹病毒、流感病毒、肝炎病毒、解热等作用。靛玉红有显著的抗肿瘤、抗白血病作用,并能抑制血小板聚集;板蓝根多糖可促进小鼠免疫功能及增强抗体形成细胞功能。另外,本品还具有抗炎、增强免疫力、提高巨噬细胞的吞噬功能、保肝降酶、抗衰老等活性。

【现代文献摘录例举】

[1] 孙巧.普济消毒饮新用[J].新中医,2008(11):89-90.

普济消毒饮出自《东垣试效方》,由黄芩、黄连、牛蒡子、人参、橘红、玄参、生甘草、连翘、板蓝根、马勃、僵蚕、升麻、柴胡、桔梗组成。方中板蓝根性味苦寒,有清热解毒,凉血消肿之功,主治多种瘟疫热毒之证,常配伍黄连、黄芩、牛蒡子等药主治风热疫毒上攻证,全方配伍清热解毒、疏风散邪。

普济消毒饮治疗流行性腮腺炎案例:张某,女,6岁,2004年2月28日初诊。患者右侧面部红肿、疼痛3天。诊见:右侧面部红肿、疼痛,以右耳垂为中心,咽喉疼痛,口干欲饮,大便正常,小便黄,舌红、苔薄白,脉浮数。检查:以右耳垂为中心,可见隆起包块,边缘不明显,张口见右上颌第二磨牙对面颊黏膜上有分泌物。中医诊为大头瘟,证属热毒侵袭。方用普济消毒饮加减。处方:黄芩、玄参、牛蒡子、僵蚕、菊花、桑叶、柴胡、薄荷、芦根各10 g,黄连、桔梗各6 g,马勃、升麻各3 g,连翘、板蓝根各15 g,白茅根20 g。用自动循环煎药包装机煎煮中药,每天1剂,分2次温服。二诊:服4剂后右侧面部红肿、疼痛及咽喉疼痛均较前减轻,小便转淡黄。原方去芦根、白茅根,继服10剂而愈。

[2] 张新明.中西医结合治疗小儿疱疹性口炎45例[J].陕西中医,1995(8):349.

小儿疱疹性口炎属中医口糜范畴,张新明以中药导赤散加减,利湿导热。处方为:生地、淡竹叶、木通、连翘各6 g,金银花、板蓝根各10 g,生石膏15 g先煎,生甘草3 g。根据患儿的年龄、症状,药量有增减,每日1剂,分2次服,结合西医对症处理,共治45例,有效率为95.6%,明显优于单纯西药组,提示本法对小儿疱疹性口炎疗效卓著。

36. 青黛

《玉楸药解》记载,"味咸,气寒,入足厥阴肝经。清肝泻热,凉胆除蒸,敷金疮臃肿,疗恶犬毒蛇诸伤。"

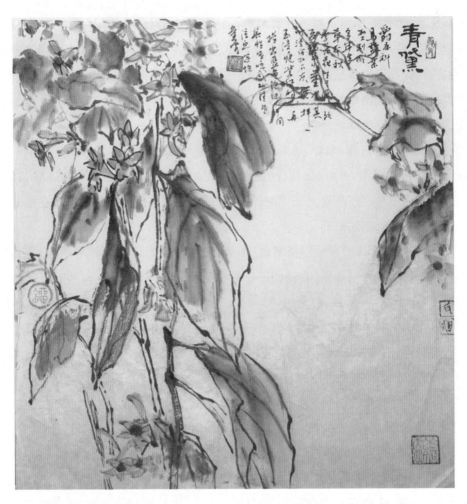

款识 青黛,爵床科马蓝叶加工制成。多年生草本,秋季著花。

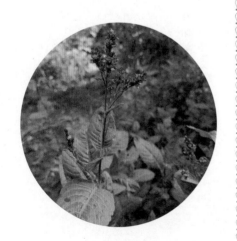

青黛 Qingdai

《药性论》

本品为爵床科植物马蓝[*Baphicacan-thus cusia*(Nees)Bremek.]、蓼科植物蓼蓝(*Polygonum tinctorium* Ait.)或十字花科植物菘蓝(*Isatis indigotica* Fort.)的叶或茎叶经加工制得的干燥粉末、团块或颗粒。主产于福建、广东、江苏、河北。福建所产品质最优,称"建青黛"。秋季采收以上植物的落叶,加水浸泡,至叶腐烂,叶落脱皮时,捞去落

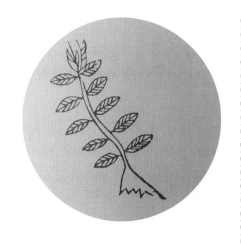

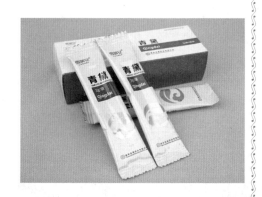

叶,加适量石灰乳,充分搅拌至浸液由乌绿色转为深红色时,捞取液面泡沫,晒干而成,研细用。

【性味归经】咸,寒。归肝经。

【功效】清热解毒,凉血消斑,泻火定惊。

【应用例举】

(1)喉痹口疮,痄腮,火毒疮疡。本品有清热解毒、凉血消肿之功。治疗热毒炽盛,喉痹,咽喉肿痛者,常与板蓝根、甘草同用;治疗口舌生疮,多与冰片同用,撒敷患处;治疗火毒疮疡,痄腮肿痛,以之与寒水石共研为末,外敷患处。

(2)舌痛症。本品具有清热解毒,凉血消肿之功,常与硼砂、薄荷等同用,研末,涂患处,治疗心脾风毒热所致舌肿疼痛,甚至水浆不下,如硼砂散(《普济方》)。

【用法用量】1~3 g,宜入丸散用。外用适量。

【使用注意】胃寒者慎用。

【现代研究】

本品对金黄色葡萄球菌、白假丝酵母菌、炭疽杆菌、志贺氏痢疾杆菌、霍乱弧菌均有抗菌作用。青黛可抑制核因子 NF-κB 信号传导通路,减少炎性因子的释放,降低局部黏膜的炎症损伤,促进黏膜的修复及溃疡的愈合。具有抗癌作用,其有效成分靛玉红,对动物移植性肿瘤有中等强度的抑制作用,其作用机制可能是抑制 DNA 和蛋白质的合成。另外,靛蓝尚有一定的保肝作用。

【现代文献摘录例举】

[1] 周桂英,蒋保川.青黛治疗口角炎及口唇炎[J].中医杂志,2006(02):96.

周桂英等自拟青滑散(青黛、滑石)临床运用治疗口角炎、口唇炎效佳,具体用法如下:青黛10 g,滑石10 g,温开水冲服,每日3次。儿童用量:青黛6 g,滑石6 g,温开水冲服,每日3次。外用:青黛3 g,滑石3 g,用香油或醋调合,睡前外搽。

[2] 邱中彦. 青黛善治口腔溃疡[J]. 中医杂志,2005(12):895.

青黛治疗口腔溃疡经验分享,方药组成及用法:青黛10 g,人工牛黄4 g,冰片1 g共研细末混匀,经紫外线照射30分钟,装无菌瓶备用。用时取经蒸馏水浸湿的消毒棉签蘸取药末涂于溃疡面上,以涂匀涂满溃疡面为度,每日3次。

口腔溃疡属中医学"口疮"病范畴,其病位在心。病因为火毒炽盛,病机为火性炎上,心开窍于舌,心火与热毒循经上炎,灼伤脉络,发火口疮。邱中彦采用外敷清热解毒、凉血消斑、生肌敛疮药物的方法,以青黛为主治疗口腔溃疡,临床疗效可,涂药后无不适感,止痛快。特别适用于小儿患者。

37. 蒲公英

《雷公炮制药性解》记载,"味苦甘,性寒,无毒,入脾,胃二经。化热毒,消恶疮结核,解始毒,散滞气。细锉,同忍冬藤取汁入酒,以治乳痈,服罢欲睡,是其功也,睡觉,病已安矣。"

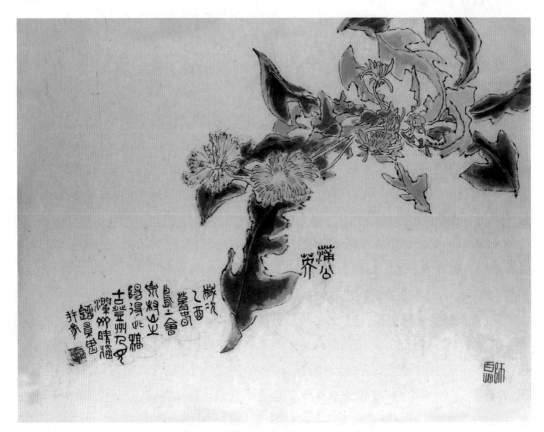

款识　蒲公英,岛上会泉村山之阳得此稿。

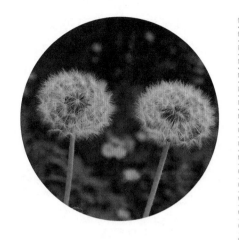

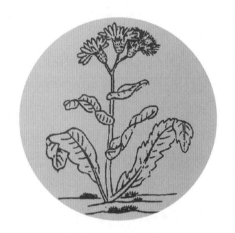

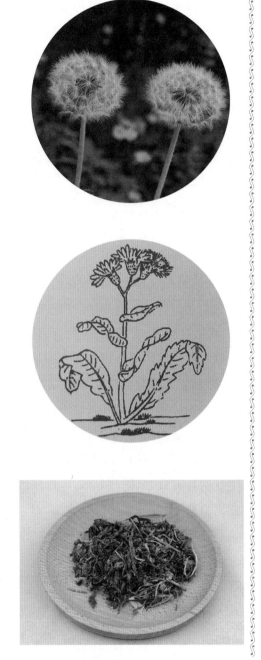

蒲公英 Pugongying

《新修本草》

本品为菊科植物蒲公英（*Taraxacum mongolicum* Hand.-Mazz.）、碱地蒲公英（*Taraxacum borealisinense* Kitag.）或同属数种植物的干燥全草。全国大部分地区均产。春至秋季花初开时采挖，除去杂质，洗净，晒干，鲜用或生用。

【性味归经】苦、甘，寒。归肝、胃经。

【功效】清热解毒，消肿散结，利尿通淋。

【应用例举】

（1）痈肿疔疮，瘰疬。本品苦寒，善清热解毒、消痈散结，主治内外热毒疮痈诸证。治痈肿疔疮，常与金银花、紫花地丁、野菊花等药同用，如五味消毒饮（《医宗金鉴》）。治疗瘰疬，常与夏枯草、连翘、浙贝母等药配伍。治咽喉肿痛，多与板蓝根、玄参等配伍；治唇疔，常与虎杖、紫花地丁、冰片等同用，外敷患处。鲜品捣敷还可用治毒蛇咬伤。

（2）牙周脓肿，牙周炎，冠周炎。本品具有清热解毒，消肿散结之功，还可与白马骨、犁头草、威灵仙等同用，用治牙周脓肿、牙周炎以及冠周炎等，共奏消炎止痛之功。

【用法用量】煎服，10～15 g。外用鲜品适量，捣敷，或煎汤熏洗患处。

【使用注意】用量过大可致缓泻。

【现代研究】

蒲公英具有良好的体外和体内抗氧化活性，蒲公英提取物可通过清除自由基、抑制酪氨酸酶活性而减少自身机体损伤。蒲公英黄酮具有抗炎作用。蒲公英具有广谱的抑菌作用，对革兰阳性菌、革兰阴性菌、真菌均有效且不产生耐药，能抑制变形链球菌和黏性放线菌等致龋菌,对金黄色葡萄球菌、白色念珠菌有较强的抑制作用。蒲公英对多种皮肤真菌及单纯疱疹病毒和钩端螺旋体均有不同程度的抑制作用。蒲公英可以通过调控细胞周期、破坏肿瘤细胞形态、诱导细胞凋亡,从而抑制肿瘤细胞的增殖和迁移,其地上部分水提取物能活化巨噬细胞,产生抗肿瘤作用,还可以减轻抗肿瘤药物的副作用和作用于肿瘤微环境。体外实验提示本品能激发机体的免疫功能。还有利胆、保肝、抗内毒素及利尿作用。

【现代文献摘录例举】

[1] 向敏,张雅琴,吴萍萍,等.加味五味消毒饮提取物对糖尿病大鼠牙周组织的保护作用[J].中国临床药理学与治疗学,2012,17(11):1223-1228.

加味五味消毒饮提取物对糖尿病大鼠牙周组织具有保护作用。

[2] 厉彬曙.中西医结合治疗糜烂型口腔扁平苔藓疗效观察[J].浙江中西医结合杂志,2014,24(6):529-530.

五味消毒饮出自《医宗金鉴》。原方组成:金银花30 g,野菊花、蒲公英、紫花地丁、紫背天葵子各12 g。功效为清热解毒、消散疔疮。针对糜烂型口腔扁平苔藓湿热瘀滞蕴热化火、火热上蒸而致破溃糜烂、出血等病机特点,作者保留金银花、野菊花、蒲公英、紫花地丁等四味药,重用蒲公英、地丁,以突出清热解毒、凉血散疮的作用。并在原方的基础上,加用银花藤通络止痛,引药达其病所。所有患者治疗前均进行全面口腔检查,去除各种机械化学等刺激因素,去除牙结石,以消除牙龈炎症,并磨除锐利牙尖和修整不良修复体,以减少对口腔黏膜病损的刺激。治疗组给予五味消毒饮加减治疗:金银花15 g,野菊花12 g,蒲公英30 g,生地15 g,丹皮12 g,车前草15 g,防己、乳香各10 g,苍术5 g。1天1剂,水煎分2次口服,各200 mL。经临床观察,治疗组总有效28例(93.3%),对照组总有效19例(67.9%),治疗后治疗组疼痛缓解优于对照组,差异均有统计学意义($P <$0.05)。

38.紫花地丁

《玉楸药解》记载,"味苦,辛,微寒,入手少阴心、足少阳胆经。消肿毒,疗疮疥。"

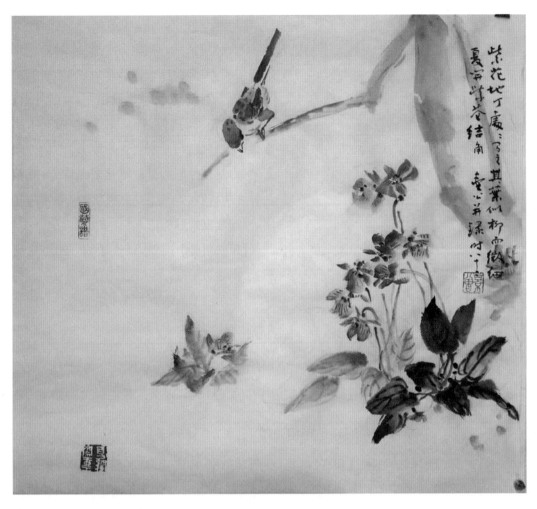

款识　紫花地丁处处有之。

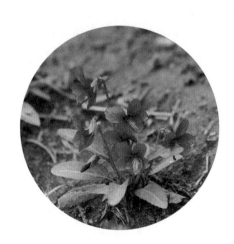

紫花地丁 Zihuadiding

《本草纲目》

本品为堇菜科植物紫花地丁(*Viola ye-doensis* Makino)的干燥全草。主产于江苏、浙江、安徽、福建、河南。春、秋二季采收,除去杂质,晒干,生用。

【性味归经】苦、寒。归心、肝经。

【功效】清热解毒,凉血消肿。

【应用例举】

(1)疔疮肿毒,痈疽发背,丹毒。本品苦

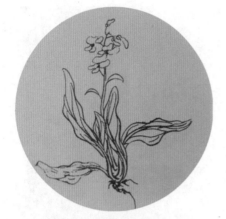

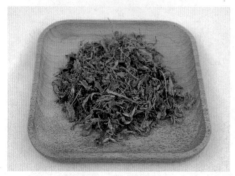

寒清泄，入心肝血分，功能清热解毒，凉血消肿，为治血热壅滞，痈肿疮毒，症见红肿热痛的常用药，尤善治疔毒。治疗疮肿毒、痈疽发背、丹毒等，可单用鲜品捣汁内服，以渣外敷；或配金银花、蒲公英、野菊花等药，如五味消毒饮（《医宗金鉴》）。

（2）复发性唇疱疹。本品清热解毒，凉血消肿之功，还可与金银花、虎杖、赤芍等药同用，治疗复发性唇疱疹。

【用法用量】煎服，15～30 g。外用鲜品适量，捣烂敷患处。

【使用注意】体质虚寒者忌服。

【现代研究】

本品有抗炎、体外抑菌、抗病毒、抗凝血、调节免疫、抗氧化、抗肿瘤作用等。紫花地丁中分离得到的磺化多聚糖具有很高的抗 I 型艾滋病毒活性。紫花地丁具有增强机体非特异性免疫功能的作用。

【现代文献摘录例举】

王小娟，郭秀榕，郑大双，等. 中草药漱口水治疗复发性口腔溃疡的疗效观察[J]. 福建医药杂志，2018，40(4)：55-57.

王小娟等将 60 例复发性口腔溃疡患者随机分为观察组 30 例和对照组 30 例；观察组给予中草药漱口水（石膏 15 g、地骨皮 18 g、龙舌草 18 g、紫花地丁 30 g、骨碎补 18 g、蒲公英 30 g、苍术 15 g、白术 15 g、白茅根 15 g、黄芪 15 g、甘草 5 g 等）。制法：石膏先煎 30 分钟，同时浸泡其他药材 30 分钟之后倒入煎好的石膏药汁一同煎煮，武火煎，沸后小火定时 30 分钟。冷却后装袋（每袋 400 mL）。用法：嘱患者早晚刷牙后含漱，1 袋/天。提示中草药漱口水对复发性口腔溃疡的疗效较好，值得临床推广应用。方中紫花地丁为君药，具有清热解毒、凉血消肿之功，主要化学成分为黄酮及其苷类、生物碱、内酯、钙、钠、钾等微量元素、有机酸等。

39. 野菊花

《中药大辞典》记载，"疏风清热，消肿解毒。治风热感冒，肺炎、白喉，胃肠炎；高血压，疔，痈，口疮，丹毒湿疹，天疱疮。"

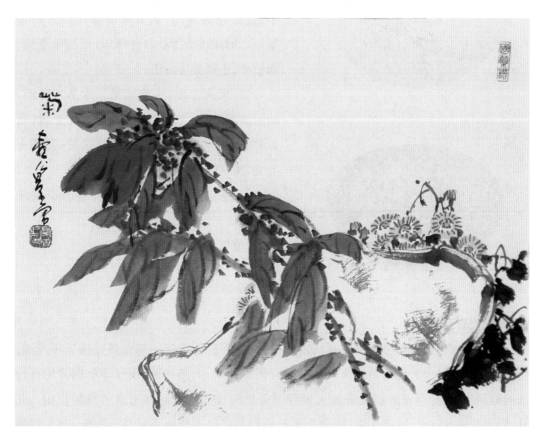

款识　野菊花秋来弥艳，图中配老少年汲石，意为祝颂老人康强。

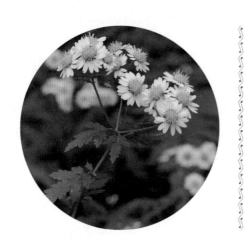

野菊花 Yejuhua

《本草汇言》

为菊科多年草本植物野菊（*Chrysanthemum indicum* L.）的干燥头状花序。主产于江苏、安徽、四川、广西、山东。野生与栽培均有。秋、冬二季花初开放时采摘，晒干，或蒸后晒干。生用。

【性味归经】 苦、辛，微寒。归肺、肝、心经。

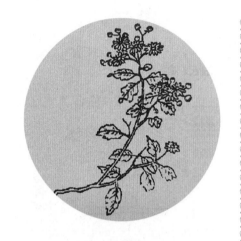

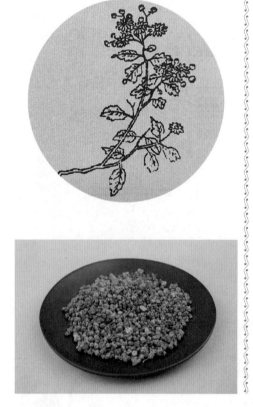

【功效】清热解毒,泻火平肝。

【应用例举】

(1)唇痈。本品辛散苦降,功能清热解毒,为治疗热毒痈疮之常用药。治疗热毒蕴结,疔疮痈疡,咽喉肿痛,常与蒲公英、紫花地丁、金银花等同用,如五味消毒饮(《医宗金鉴》)。治疗风疹皮肤红肿痒痛,可与千里光、侧柏叶、土荆芥等配伍。

(2)风火赤眼,头痛眩晕。本品入肝经,功能清泻肝火,平抑肝阳,用于风火上攻,目赤肿痛,常与黄菊花、金银花等同用;若肝火上炎,头痛眩晕,常与决明子同用。

【用法用量】煎服,9～15 g。煎汤外洗或制膏外涂。

【使用注意】外用适量。

【现代研究】

野菊花水体物和挥发油都具有抗菌的活性,且野菊花煎液的抑菌活性强于挥发油。野菊花水提物对金黄色葡萄球菌、白喉杆菌、伤寒杆菌、大肠杆菌、铜绿假单胞菌均有较强的抑制作用;野菊花醇提浸膏的水溶液对常见的浅部真菌均有明显的抑制作用。此外,野菊花还有抗炎、镇痛作用,野菊花颗粒能抑制二甲苯所致小鼠耳廓肿胀,减少醋酸所致小鼠扭体次数;野菊花提取物能剂量依赖性的抑制炎症巨噬细胞生成一氧化氮(NO)及其诱导型合酶 iNOS 表达。

【现代文献摘录例举】

段晓颖,翟海容,闫艳仓,程远方,马秋莹. 野菊花总黄酮口腔生物黏附双层贴片成型工艺优化[J]. 中国医院药学杂志,2015,35(10):932-935.

采用 Franz 扩散法优选可阻止有效成分渗透的保护层;以黏附力和释放度为指标,采用单因素试验筛选生物黏附材料,以正交试验优选载药量、黏附材料的比例及填充剂用量。该成型处方制成的野菊花生物黏附双层片具有较好的生物黏附性,背衬层可阻滞药物释放。

40. 土茯苓

《玉楸药解》记载，"味甘，气平，入足少阴肾经。利水泻湿，燥土健中，壮筋骨而伸拘挛，利关节而消臃肿，最养脾胃，甚止泄利。"

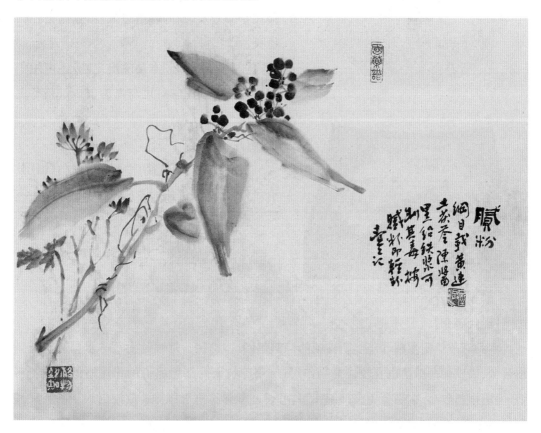

款识 《本草纲目》载，腻粉，黄连、土茯苓、陈酱……可制其毒。本图即以土茯苓为主。

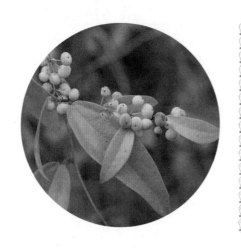

土茯苓 Tufuling

《本草纲目》

为百合科植物光叶菝葜（*Smilax glabra* Roxb.）的干燥根茎。主产于广东、湖南、湖北、浙江、安徽、四川等省。夏、秋二季采挖，除去须根，洗净，干燥；或趁鲜切成薄片，干燥。

【**性味归经**】甘、淡，平。归肝、胃经。

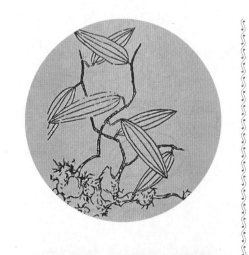

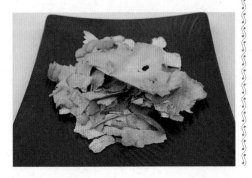

【功效】解毒,除湿,通利关节。

【应用例举】

(1)口腔溃疡,流行性腮腺炎。本品能解毒除湿,治疗湿热痈肿,多与苍术、黄柏、苦参等配用。与蚕砂同用,治疗口腔溃疡。也可单用本品研末,醋调外敷患处,治疗流行性腮腺炎。

(2)湿疹瘙痒。本品除湿之功,还可用于脾虚湿盛,湿疹瘙痒;可与泽泻、白术、茯苓皮等配伍。

【用法用量】煎服,15~60 g。

【使用注意】肝肾阴亏而无湿者,宜慎用。有脱发之弊,故慎用。

【现代研究】

本品对革兰阳性菌和革兰阴性菌的抑菌范围广,抑菌活性强。土茯苓水提物对大肠埃希菌、表皮葡萄球菌也有较强抑制作用;土茯苓抗人巨细胞病毒的作用略低于更昔洛韦,但治疗指数高;本品有免疫抑制作用,可通过影响 T 淋巴细胞释放淋巴因子的炎症过程从而选择性抑制细胞免疫反应。

【现代文献摘录例举】

[1] 李百楼. 土茯苓治愈小儿先天性梅毒性口腔炎之一例[J]. 上海中医药杂志,1957,(8):18.

用土茯苓治疗梅毒1例。病儿母亲每日服土茯苓9 g,病儿每日服土茯苓6 g,水煎、分3次服,服药第4天,小儿全身红疹全消,口腔溃烂好转,服药9天完全治愈。

[2] 江惟明. 金雀根联合土茯苓治疗复发性口腔溃疡70例[J]. 中国药业,2012,21(16):95.

研究表明,金雀根联合土茯苓治疗复发性口腔溃疡,比传统辨证论治疗效更好。

41. 鱼腥草

《本草经集注》记载,"味辛,微温。主治溺疮,多事令人气喘。"

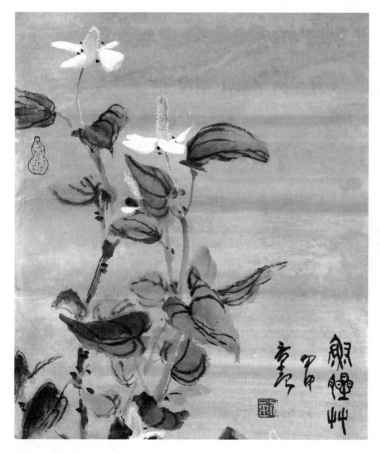

款识　其叶腥气,故称鱼腥草,又有小毒。按:今南人喜食,甚或生食,但不宜多食。

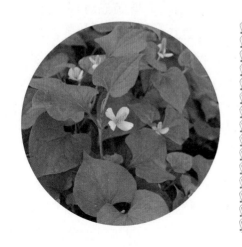

鱼腥草 Yuxingcao

《名医别录》

为三白草科植物蕺菜(*Houttuynia cordata* Thunb.)的干燥地上部分。主产于浙江、江苏、安徽、湖北等省。鲜品全年均可采割;干品夏季茎叶茂盛花穗多时采割,除去杂质,切段,生用。

【性味归经】辛,微寒。归肺经。

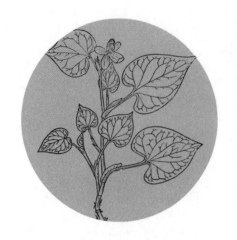

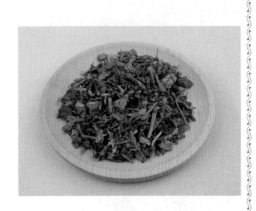

【功效】清热解毒,消痈排脓,利尿通淋。

【应用例举】

(1)唇痈。本品功能清热解毒,消痈排脓,可治疗唇痈,常与野菊花、蒲公英、金银花等同用,也可以单用鲜品捣烂外敷。

(2)龋齿。本品有清热解毒之功,可治疗龋齿,可用鱼腥草 40 g,白芷 6 g,生地 30 g,水煎服,每日 1 剂。或鱼腥草 30 g,水煎去渣,待药液凉后,反复漱口,每日 2～3 次。

(3)流行性腮腺炎。本品解毒消痈之功,还可治疗流行性腮腺炎,可用鱼腥草(鲜品)适量,洗净捣烂,外敷患处,纱布包扎,胶布固定,每日换药 2 次,3～4 天愈合。

(4)口臭。本品性寒清热之功,还可治疗口臭。用鱼腥草 250 g,适量加盐、醋、味精、香油,凉拌,经常服用,可治疗胃热性口臭。

【用法用量】煎服,15～25 g。不宜久煎;鲜品用量加倍,水煎或捣汁服。外用适量,捣敷或煎汤熏洗患处。

【使用注意】虚寒证及阴性外疡忌服。

【现代研究】

鱼腥草对伤寒杆菌、变性杆菌、金黄色葡萄球菌有显著抑菌作用,水煎液具有抑制和杀灭幽门螺旋杆菌的作用,鱼腥草的水蒸馏物对单纯疱疹病毒 1 型、流感病毒、人体免疫缺陷病毒有直接抑制活性的作用,且无细胞毒性;本品能进行免疫调节,能够显著提高外周血 T 淋巴细胞的比例,增强小鼠腹腔巨噬细胞的吞噬能力,促进绵羊红细胞免疫所致的 IgM 的生成,从而可以提高机体的特异性免疫能力。此外,鱼腥草有抗肿瘤作用,其黄酮提取物能抑制人早幼粒白血病 HL60 细胞株和小鼠黑色素瘤细胞株生长。

【现代文献摘录例举】

[1] 再吐娜·克里木,樊新霞,周乐乐. 鱼腥草治疗复发性口腔溃疡 64 例[J]. 新疆中医药,2007,(4):49.

鱼腥草治疗复发性口腔溃疡疗效显著,同时可降低复发率。

［2］王丽,周莹莹.耳穴压豆配合中药鱼腥草治疗复发性口腔溃疡疗效分析[J].中医药临床杂志,2018,30(8):1541-1543.

采用耳穴压豆配合中药鱼腥草治疗复发性口腔溃疡简单易行,增加了患者治疗的依从性,减轻了溃疡疼痛,提高了患者的生活质量,有良好的治疗效果。

42.半边莲

《中药大辞典》记载,"味辛平,利水,消肿,解毒,治黄疸,水肿,泄泻,痢疾,蛇伤,疔疮,肿毒,湿疹,癣疾,跌打扭伤肿痛。"

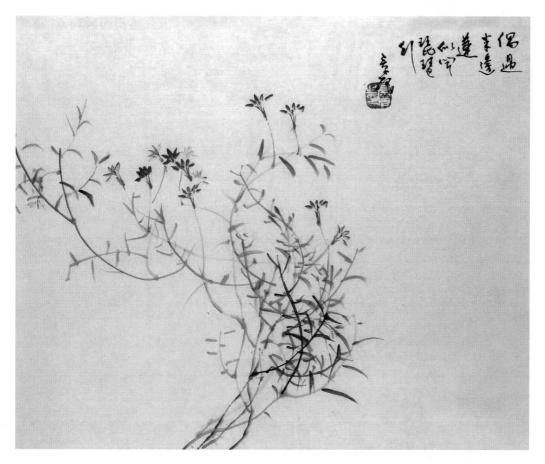

款识　偶遇半边莲,似闻琵琶行。按:白居易诗《琵琶行》有"犹抱琵琶半遮面"句。

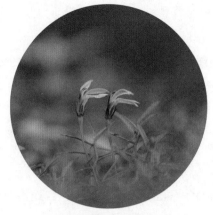

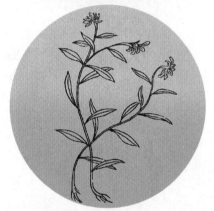

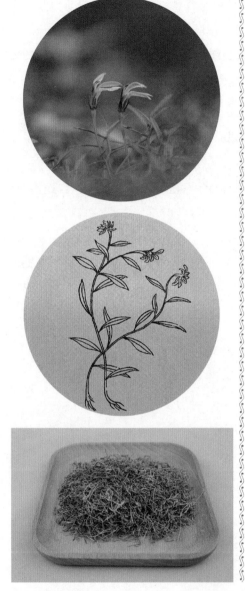

半边莲 Banbianlian

《本草纲目》

为桔梗科多年生蔓生草植物半边莲(*Lobelia chinensis* Lour.)的干燥全草。主要产于安徽、江苏、浙江、江西等省。夏季采收,除去泥沙,洗净,晒干。切段,生用。

【性味归经】辛,平。归心、小肠、肺经。

【功效】清热解毒,利尿消肿。

【应用例举】

(1)湿疹,癣疾,跌打扭伤肿痛,疔疮肿毒。本品功善清热解毒,故治湿疹、癣疾等热毒诸症。用于疔疮肿毒,单用鲜品捣烂,加酒外敷患处。治毒蛇咬伤、跌打瘀痛、恶疮、火疮,捣碎外敷。

(2)口腔溃疡,牙龈肿痛,小儿鹅口疮。本品清热解毒,可单用治疗口腔溃疡、牙龈肿痛、小儿鹅口疮。

【用法用量】煎服,9～15 g。

【使用注意】虚证水肿忌用。

【现代研究】

半边莲碱对神经系统的作用与烟碱相似。对自主神经、肾上腺髓质、延脑各中枢及颈动脉体和主动脉体的化学感受器都有先兴奋后抑制的作用;半边莲有一定的抗癌作用,其煎剂可明显地抑制小鼠 H22 型肝癌细胞的生长,对小鼠肝癌细胞的生长抑制率为33.98%。此外,半边莲生物碱对胃癌细胞 BG-38 有一定的抑制作用,随着生物碱浓度的升高,抑制作用加强。

【现代文献摘录例举】

任维莉. 复方半边莲氧气驱动雾化治疗小儿疱疹性咽峡炎的疗效观察[J]. 临床医药

文献电子杂志,2015,2(18):3723.

临床观察发现复方半边莲氧气驱动雾化治疗小儿疱疹性口腔炎疗效满意,值得临床推广使用。

43. 白花蛇舌草

《中药大辞典》记载,"味微苦,性寒。清热,利湿,解毒。治肺热喘咳,扁桃体炎,咽喉炎,阑尾炎,痢疾,尿路感染,黄疸,肝炎,盆腔炎,附件炎,痈肿疔疮,毒蛇咬伤,肿瘤。亦可用于消化道癌症。"

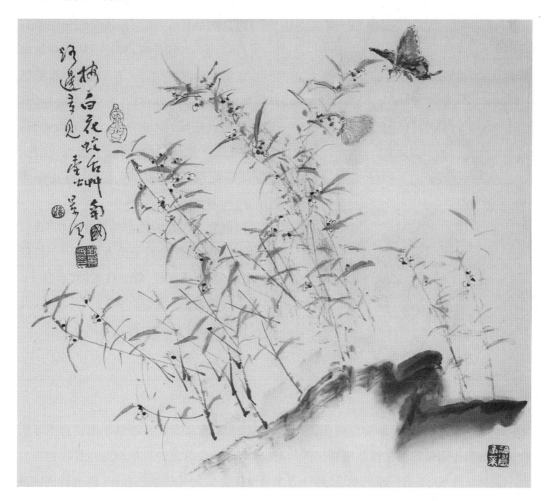

款识 白花蛇舌草南国路边多见。

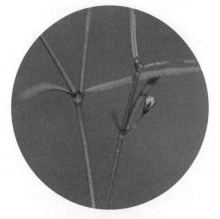

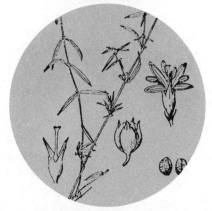

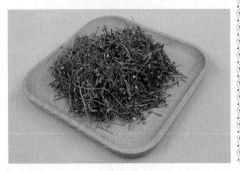

白花蛇舌草 Baihuasheshecao

《广西中药志》

为茜草科一年生草本植物白花蛇舌草 [*Oldenlandia diffusa*（willd.）Roxb.]的干燥全草。主产于福建、广东、广西等地。夏、秋二季采收，洗净，晒干。切段，生用。

【性味归经】微苦、甘、寒。归胃、大肠、小肠经。

【功效】清热解毒，利湿通淋。

【应用例举】

（1）唇痈。本品苦寒，有较强的清热解毒作用，以治多种热毒诸症。治疗唇痈，常配伍土茯苓、黄芩、苦参、牡丹皮、紫草、连翘等。

（2）痈肿疮毒，咽喉肿痛。可单用内服，或鲜品捣烂外敷患处；亦可与金银花、连翘、野菊花等配用，或与黄芩、玄参、板蓝根等同用。

（3）癌肿。取其清热解毒消肿之功，现广泛用治各种恶性肿瘤而见热毒内盛者。治疗口腔肿瘤，多配伍虎杖、鲜半枝莲、鲜半边莲。

【用法用量】煎服，15～60 g。外用适量。

【使用注意】阴疽及脾胃虚寒者忌用。

【现代研究】

本品对大肠杆菌、铜绿假单胞菌、金黄色葡萄球菌均有明显的抑制作用。对革兰阴性菌的抑菌作用较革兰阳性菌明显。还具有抗肿瘤作用，白花蛇舌草水溶性提取物可抑制小鼠移植性 S180 实体瘤的生长，并且该水溶性提取物与环磷酰胺合用，能改善环磷酰胺所致的小鼠体内免疫器官萎缩和造血系统的损伤。

【现代文献摘录例举】

[1] 黄春兰，刘华之，王丽萍. 白花蛇舌草在鼻咽癌放疗后口腔黏膜炎的临床应用[J]. 赣南医学院学报，2013，33(6)：950.

本研究通过白花蛇舌草在鼻咽癌放疗后口腔黏膜炎的临床应用结果表明,能降低鼻咽癌放疗后口腔黏膜反应,减轻患者的痛苦、心理负担和心理压力,改善生活质量,从而保证患者治疗的顺利进行,提高局控率,延长生存期及提高治愈率。控制治疗费用,以达到较好的社会效益及经济效益。值得临床推广应用。

[2] 杨竹琴. 白花蛇舌草治疗口腔溃疡[J]. 中医杂志,2007,48(3):250.

患者郝某,女,41 岁。自诉口腔溃疡 1 年来频发,曾用中西药治疗效果不佳,易复发。就诊时见患者舌边、舌下、下唇多处溃烂点,灼痛,讲话、进食受限。伴口咽干燥、手足心发热,疲倦,舌暗,苔薄腻黄,脉弦滑。因正值经期,恐内服凉药不利,取白花蛇舌草 50 g 煎液频频漱口,待症缓后根治。半年后偶见患者询知,经上方治后未见复发。以后每遇同类患者,均以此方为主,配合内服药辅助治疗,收效满意。

44. 白蔹

《神农本草经》记载,"味苦,平。主痈肿、疽疮,散结气,止痛除热,目中赤,小儿惊痫,温疟,女子阴中肿痛。"

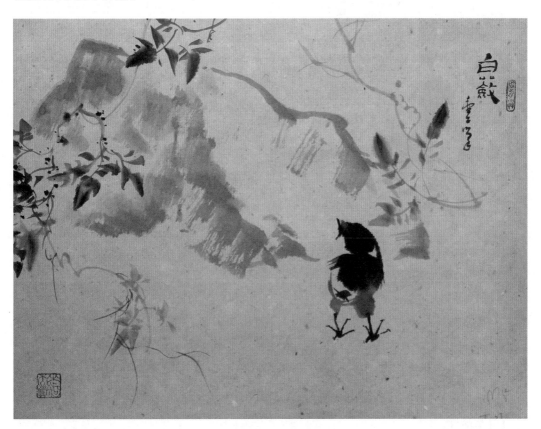

款识　《本草纲目》引苏恭曰:"蔓生,枝端有五叶,所在有之。"故图中以雏鸡伴之。

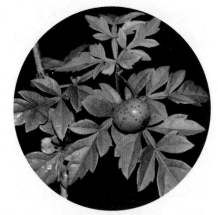

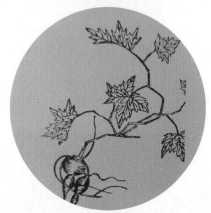

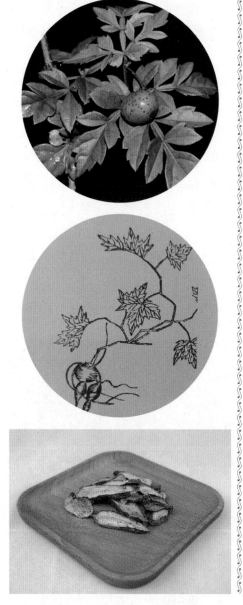

白蔹 Bailian

《神农本草经》

本品为葡萄科植物白蔹[*Ampelopsis japonica*（Thunb.）Makino]的干燥块根。主产于河南、湖北。春、秋二季采挖，除去泥沙和细根，切成纵瓣或斜片，晒干，生用。

【性味归经】苦，微寒。归心、胃经。

【功效】清热解毒，消痈散结，敛疮生肌。

【应用例举】

痈疽发背，疔疮，瘰疬。本品苦寒清泄，消痈散结，用治热毒壅聚，痈疮初起，红肿硬痛者，可单用为末，水调涂敷患处，或与金银花、连翘、蒲公英等同煎内服；若疮痈脓成不溃者，可与苦参、天南星、皂角等制作膏药外贴，促使其溃破排脓；若疮疡溃后不敛，可与白及、乳香、没药等共研细末，干撒疮口，以生肌敛疮。若用治痰火郁结，痰核瘰疬，可与玄参、黄连、大黄等研末醋调，外敷患处。

【用法用量】煎服，5～10 g。外用适量，煎汤洗或研成极细粉敷患处。

【使用注意】不宜与川乌、制川乌、草乌、制草乌、附子同用。

【现代研究】

白蔹水煎液对金黄色葡萄球菌、绿脓杆菌、福氏痢疾杆菌和大肠杆菌均有体外抗菌作用，本品水浸剂在试管内对奥杜盎氏小芽孢癣菌、红色表皮癣菌等皮肤真菌有不同程度的抑制作用。白蔹具有抗炎症作用，减少创面渗出、抑制黑色素形成，其乙醇提取物可促进烫伤大鼠伤口的愈合，显著改善疮疡大鼠的症状及病理变化。白蔹具有抗氧化，清除自由基活性。

【现代文献摘录例举】

[1] 汤军,徐志瑛. 徐志瑛运用白蔹经验[J]. 陕西中医,2006(1):75-76.

徐志瑛临床活用白蔹,适用于多种疾病,白蔹常用剂量为 12 g,多加入复方中煎汤内服。白蔹苦辛微寒,归心、胃、肝经。本品苦寒能清热解毒,味辛则能散结消痈,外用复可敛疮生肌,故可用于疮痈肿毒、烧烫伤。既可内服,亦可外敷。用于鼻炎、咽炎、扁桃腺炎、唇舌炎症、口腔溃疡、牙痛时多取其清热解毒、散结消痈、敛疮生肌的作用。以桑白皮、黄芩、野荞麦根这 3 味清热解毒药为基础,口腔溃疡、唇舌炎症者多加用水牛角、知母、鹿含草、川黄连、淡竹叶等。牙痛者多加用细辛、珠儿参等。

[2] 崔立丰,徐长德,雷明晖. 牙周病辨证论治规律初探——附 108 例疗效分析[J]. 陕西中医学院学报,2003(6):41-42.

崔立丰等以辨证论治为主,辅以常规牙周洁治局部治疗 108 例牙周炎患者。牙周炎主要辨证为胃火炽盛型、肾气虚损型及气血不足型 3 型。胃火炽盛者方用清胃散加减:生石膏 30 g,黄芩 10 g,黄连 10 g,生地 10 g,牡丹皮 10 g,升麻 6 g,白及 10 g,白蔹 10 g,生苡仁 10 g,生甘草 10 g。肾气虚损者方用金匮肾气丸加减肉桂 10 g,附子 6 g(先煎),熟地 10 g,山萸肉 10 g,泽泻 10 g,山药 10 g,淫羊藿 10 g,白芨 10 g,杜仲 10 g,白蔹 10 g,怀牛膝 10 g,川断 12 g,旱莲草 10 g。气血不足者方用八珍汤加减:人参 10 g,白术 10 g,茯苓 15 g,生黄芪 20 g,当归 12 g,白芍 12 g,熟地 10 g,川芎 10 g,何首乌 10 g,巴戟天 10 g,补骨脂 10 g,白及 10 g,白蔹 10 g,炙甘草 6 g。用法:先以汤剂每日一剂,每天两次,煎服 1 月,后以散剂或丸剂口服,3 个月为一疗程,4 个疗程后总有效率为 88.9%。(按:三首方中均加用白及、白蔹,取其收敛止血、托毒生肌之功,以达到促进萎缩牙龈及牙槽骨进一步的恢复的功效。)

45. 漏芦

《神农本草经》记载,"味苦、咸、寒。主皮肤热,恶疮,疽痔,湿痹,下乳汁。久服轻身益气,耳目聪明,不老延年。"

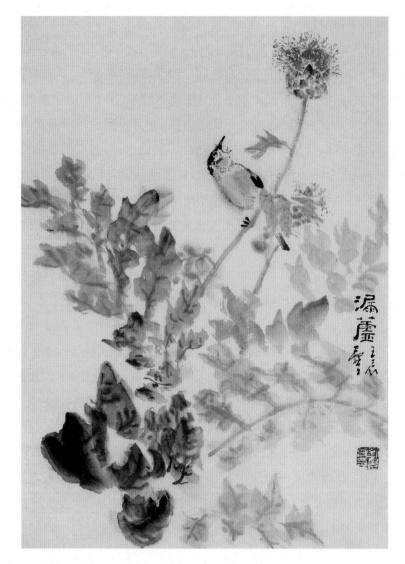

款识 时珍曰:此草秋后即墨,异于众草,故有漏芦之称。

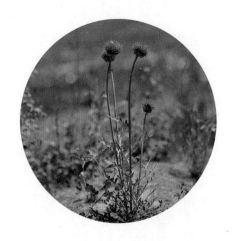

漏芦 Loulu

《神农本草经》

本品为菊科植物祁州漏芦[*Rhaponticum uniflorum*（L.）DC.]的干燥根。主产于河北、山东、陕西。春、秋二季采挖,除去须根和泥沙,晒干,生用。

【性味归经】 苦、寒。归胃经。

【功效】 清热解毒,消痈,下乳,舒筋通脉。

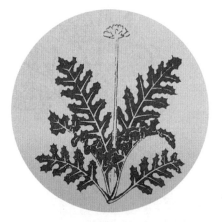

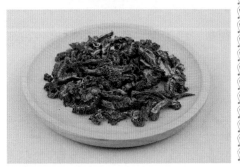

【应用例举】

痈肿疮毒。本品苦寒降泄,有清热解毒、消痈散结之效。用于热毒壅聚,痈肿疮毒,常与连翘、大黄、甘草等同用,如漏芦汤(《备急千金要方》)。

【用法用量】煎服,5～9 g。

【使用注意】气虚、疮疡平塌及孕妇慎用。

【现代研究】

漏芦具有抗真菌作用,对许兰黄癣菌、奥杜盎小孢子癣菌、紧密着色芽生菌和星形诺卡菌等 14 种皮肤真菌均有不同程度的抗菌活性。漏芦能提高细胞免疫功能,增强巨噬细胞产生白介素-1。

【现代文献摘录例举】

[1] 安硕,葛欢欢,刘岩,等. 禹州漏芦抗炎镇痛和抑菌作用[J]. 河南医学高等专科学校学报,2019,31(2):252-255.

漏芦水煎液具有抗炎镇痛和抑菌作用,对金黄色葡萄球菌和铜绿假单胞菌有抑制作用。

[2] Chen H, Wang C, Qi M, Ge L, Tian Z, Li J, Zhang M, Wang M, Huang L, Tang X. Anti-tumor effect of rhaponticum uniflorum ethyl acetate extract by regulation of peroxiredoxin1 and epithelial-to-mesenchymal transition in oral cancer. Front Pharmacol. 2017,23(8):870.

探讨漏芦对口腔癌的抗肿瘤作用,并探讨其抗肿瘤的分子机制。结论:漏芦乙酸乙酯(RUEA)提取物通过降低肿瘤组织中过氧化物酶 1(peroxredoxin1,Prx1)的表达,抑制肿瘤的 EMT 过程而抑制肿瘤的生长和侵袭。RUEA 提取物可能是一种潜在的人口腔鳞状细胞癌(OSCC)治疗候选物质。

[3] 梁珊珊,陈慧,沈亚俊,路云萍,汤晓飞. 自噬在漏芦提取物抑制口腔癌生长中的作用[J]. 北京口腔医学,2022,30(03):153-159.

通过检测天然产物漏芦乙酸乙酯提取物对口腔癌裸鼠移植瘤自噬相关蛋白表达的影响,探讨自噬在 RUEA 抑制口腔癌生长中的作用机制。结论:漏芦可能通过 mTOR 信号通路诱导自噬抑制口腔癌生长。

46. 山豆根

《开宝本草》记载,"味苦寒。清热解毒,消肿利咽。用于火毒蕴结,咽喉肿痛,齿龈肿痛。"

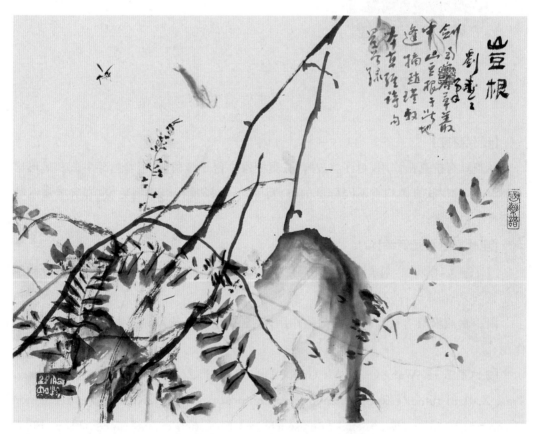

款识 剑南山谷草丛中,山豆根于此地逢。(摘自赵瑾叔《本草诗》)

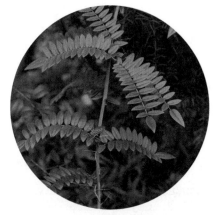

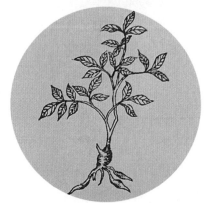

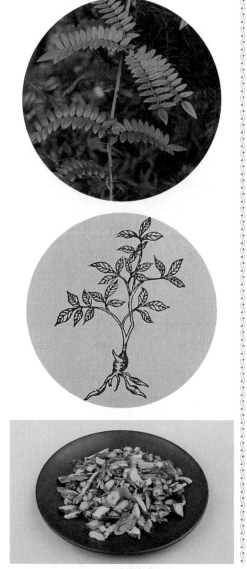

山豆根 Shandougen

《开宝本草》

本品为豆科植物越南槐（*Sophora tonkinensis* Gapnep.）的干燥根及根茎。本品又名广豆根。主产于广西。秋季采挖。除去杂质，洗净，干燥，切片，生用。

【性味归经】苦、寒；有毒。归肺、胃经。

【功效】清热解毒，消肿利咽。

【应用例举】

（1）牙龈肿痛，龋齿（痛）。本品大苦大寒，入胃经而清胃火。用于胃火上炎，牙龈肿痛，常与石膏、升麻、黄连等同用；取本品1片，含于痛处，治疗龋齿疼痛，亦可单用煎汤漱口。

（2）痈肿疮毒。本品苦寒，具清热解毒，消肿散结之功。用于热毒蕴结，疮疡痈肿，多与金银花、连翘、黄连等配伍；单用本品水研浓汁，外涂患处，以消疮痈之红肿热痛。

【用法用量】煎服，3～6。外用适量。

【使用注意】本品大苦大寒，过量服用易引起呕吐、腹泻、胸闷、心悸等副作用，故用量不宜过大。脾胃虚寒，食少便溏者不宜用。

【现代研究】

山豆根具有抗肿瘤、抗炎、镇静、镇痛、降低体温、调节机体的免疫功能。山豆根对乙型链球菌、痢疾杆菌、变形杆菌、大肠杆菌、金黄色葡萄球菌、铜绿假单胞菌有较强的抑菌效果，对结核杆菌、霍乱弧菌、麻风杆菌、皮肤致病真菌、钩端螺旋体、真菌及病毒也有一定抑制作用。

【现代文献摘录例举】

[1] 周曾同，张为新. 山豆根、蓬莪术对口腔癌变中细胞DNA损伤的保护作用. 上海口腔医学，2004，13：28.

山豆根与蓬莪术通过减少二羟甲基丁酸（DMBA）所致的黏膜细胞DNA损伤而起预

防口腔癌发生的作用。

[2] 张海,陈伟荣,彭政宇,等.复方山豆根漱口液在口腔黏膜溃疡局部治疗中的临床疗效[J].中国现代药物应用,2021,15(8):214-216.

80例口腔黏膜溃疡患者,随机分为治疗组和对照组,各40例。治疗组进行复方山豆根漱口剂治疗,对照组进行复方硼砂溶液治疗。复方山豆根漱口剂用于口腔黏膜溃疡局部治疗,作用迅速、有效,可有效缓解疼痛,促进口腔黏膜溃疡愈合,缩短病程。

[3] LI Y, LIN H, DENG N, XIE L, LUO R. Matrine from Vietnamese sophora root inhibits the growth of oral squamous cell carcinoma cells in vitro and in vivo[J]. Food Science and Technology (Campinas),2019,39(4):855-858.

研究从山豆根中提取苦参碱及其对口腔鳞状细胞癌细胞(OSCC)的体内外抑制作用。结果表明,苦参碱对OSCC细胞具有明显的体内外抑制作用,且对肝肾功能无明显毒副作用。

47. 马齿苋

《滇南本草》记载,"味酸、咸,性微温。入胃益气,清暑热,宽中下气,润肠,消积滞,杀虫。疗痔疮红肿疼痛。能催生下胎。叶捣汁服,能解铅毒。"

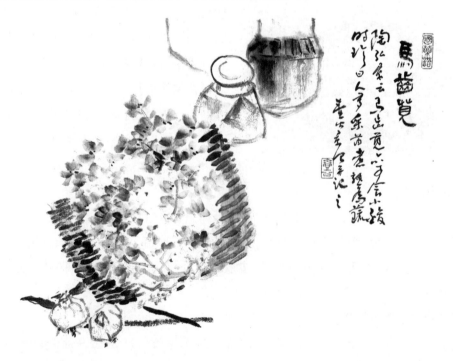

款识　陶弘景云:马齿苋亦可食,小酸。李时珍曰:人多采苗煮熟为蔬。

按:今人如图中加醋、酱、大蒜、辣椒食之。

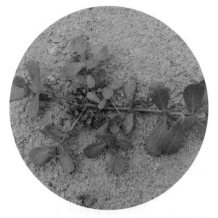

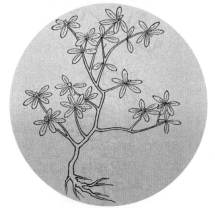

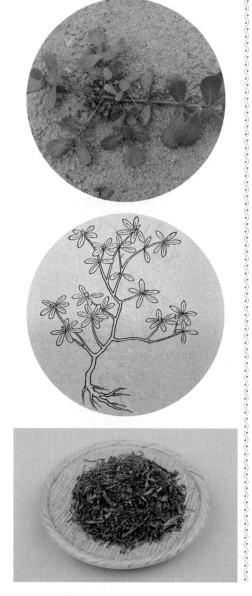

马齿苋 Machixian

《本草经集注》

本品为马齿苋科植物马齿苋（*Portolaca oleracea* L.)的干燥地上部分。全国大部地区均产。夏、秋二季采收，除去残根和杂质，洗净，或略蒸或烫后晒干后，切段，生用。

【性味归经】酸、寒。归大肠、肝经。

【功效】清热解毒，凉血止痢。

【应用例举】

（1）疮疡丹毒。本品有清热解毒、凉血消肿之效。用于血热毒盛，痈肿疮疡，丹毒肿痛，可单用本品水煎服，并用鲜品捣烂外敷。

（2）风火牙痛、咽喉肿痛以鲜马齿苋嚼汁浸渍痛处。

【用法用量】煎服，9～15 g，鲜品加倍。外用适量捣敷患处。

【使用注意】脾胃虚寒，肠滑作泄者忌服。

【现代研究】

马齿苋具有抗肿瘤、免疫调节、抗炎、镇痛、抗过敏作用。马齿苋乙醇提取物对志贺和佛氏付赤痢疾杆菌均有抑制作用，水煎剂对志贺、宋内、斯氏及费氏痢疾杆菌、铜绿假单胞菌、单纯疱疹病毒Ⅰ型均有抑制作用。对大肠埃希菌、沙门菌、志贺菌、金黄色葡萄球菌、变形杆菌、枯草芽胞杆菌及条件致病菌克雷白杆菌和枸橼酸杆菌等均有抑制作用。对某些真菌如总状毛霉、黄曲霉、赤霉等也有一定抑制作用。

【现代文献摘录例举】

[1] 欧江勇,郑丽明,王栋.马齿苋提取物治疗大鼠口腔溃疡的疗效及其对细胞免疫、炎性因子的影响[J].蚌埠医学院学报,2019,44(7):855-858.

研究发现,马齿苋提取物可有效缩短大鼠溃疡持续时间,减少溃疡数量,提供溃疡治疗效率,其机制可能是通过增强机体免疫功能以治疗复合性口腔溃疡。

[2] Sara Pourshahidi,MohaddesehDavari,NaghmehBahrami,Roja Rahimi. Investigating and Comparing the Effect of Portulaca oleracea,Vaccinium myrtillus,and Berberis vulgaris on Oral Squamous Cell Carcinoma in an Vitro Study[J]. Rehabilitation Science,2021,6(3):41-48.

近几十年来,许多研究对预防和治疗口腔鳞状细胞癌(OSCC)的草药或天然化合物进行了研究。研究了马齿苋种子提取物、小檗提取物和桃金娘果提取物对OSCC的影响。结果表明,三种提取物均有显著的生长抑制、凋亡诱导和OSCC转移作用。三联(PVB)和马蹄莲—小檗(PB)联合治疗效果最好。这一结果表明,这些提取物尤其是P和B具有抑制口腔鳞癌的协同抗癌作用,这有待于在未来的动物和人类研究中进一步证实。

[3] 方丽红,钱美芳,王益群.马齿苋外敷治疗气管插管患者口唇疱疹的疗效观察[J].中国中医药科技,2020,27(2):296-297.

口唇疱疹是危重症患者比较常见的局部皮肤疾病,患者伴有明显的疼痛感,给护理带来一定的难度。中药马齿苋具有取材方便、无毒副作用优势。经过临床疗效观察,证实马齿苋鲜草捣碎外敷具有促进气管插管患者口唇疱疹愈合作用。

48. 鸦胆子

《中药大辞典》记载,"清热,燥湿,杀虫,解毒。治痢疾,久泻,疟疾,痔疮,疔毒,赘疣,鸡眼。"

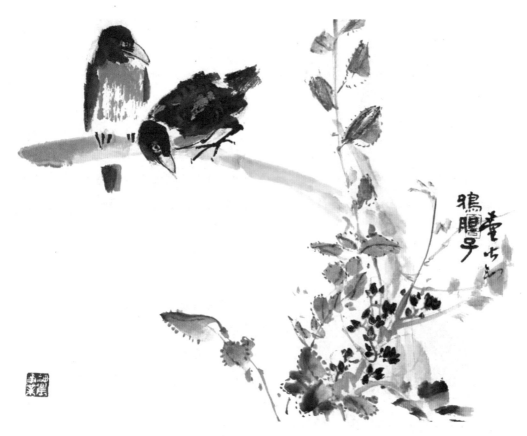

款识 "双鸦心欲动,果熟不敢食"释画鸦胆子俚句。

鸦胆子 Yadanzi

《本草纲目拾遗》

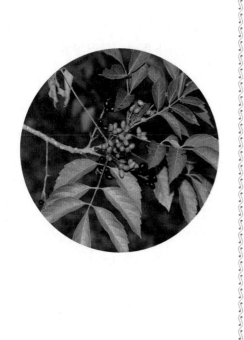

本品为苦木科植物鸦胆子[*Brucea javanica* (L.) Merr.]的干燥成熟果实。主产于广东、广西。秋季果实成熟时采收,除去杂质,晒干,除去果壳,取仁,生用。

【性味归经】苦、寒;有小毒。归大肠、肝经。

【功效】清热解毒,止痢,截疟,外用腐蚀赘疣。

【应用例举】

(1)口腔黏液腺囊肿。本品苦寒,清热解毒,凉血止痢。现代临床用于口腔黏液腺囊肿:取干鸦胆子10粒用火烤脆,砸开取仁,并

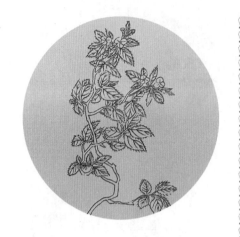

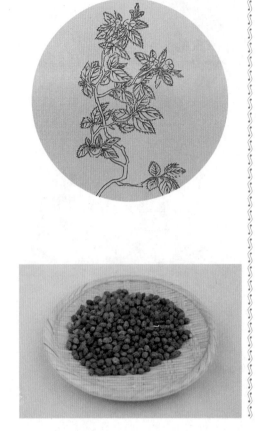

研成粉末备用。囊肿部位常规消毒后刺破囊肿,使囊液全部流出擦干,用鸦胆子粉末撒子囊肿刺破部位,纱布加压5分钟,操作2次即可取得良好效果。

(2)耳鼻喉及口腔乳头状瘤。《中药大辞典》和《耳鼻喉百科全书》提到鸦胆子有抗病毒作用,可以使瘤细胞发生退行性变,细胞核固缩,最后坏死而脱落。鸦胆子油配制方法:将鸦胆子捣烂,加乙醚抽提2次,纱布过滤去渣,合并2次滤液,水浴挥尽乙醚,过滤后分装,密封,100℃30分钟灭菌,即为成品。

【用法用量】内服,0.5~2 g,用龙眼肉包裹或装入胶囊吞服,亦可压去油制成丸剂、片剂服,不宜入煎剂。外用适量。

【使用注意】本品对胃肠道及肝肾均有损害,不宜多服、久服。胃肠出血及肝肾病患者,应忌用或慎用。

【现代研究】

鸦胆子油的乙醇提取物体外对金黄色葡萄球菌、白色念珠菌、大肠杆菌、铜绿假单胞菌、淋球菌等均有较强的抑制作用,并有一定的镇痛、止痒、抗炎作用。鸦胆子苷 A、C、F、G 有抗病毒作用。

【现代文献摘录例举】

[1] 李学仪,谢永汉. 鸦胆子油治愈耳鼻喉和口腔乳头状瘤5例报告[J]. 广东医学,1984,5(1):23.

用鸦胆子油局部涂搽的方法,治疗外耳道、声带、齿龈及鼻腔乳头状瘤手术摘除后复发患者共5例,涂搽4~6次均告愈,随访1~2年未见复发。

[2] Jiang L,Wang W,He Q,Wu Y,Lu Z,Sun J,Liu Z,Shao Y,Wang A. Oleic acid induces apoptosis and autophagy in the treatment of Tongue Squamous cell carcinomas. Sci Rep,2017,7(1):11277.

油酸(OA)是鸦胆子油(BJO)的主要成分,对多种肿瘤具有抗癌作用。本研究发现OA是一种有潜力的抗舌鳞状细胞癌(TSCC)药物。

49. 七叶一枝花

《神农本草经》记载，"味苦，微寒，有毒。治惊痫，摇头，弄舌，热气在腹中，癫疾，痈疮，阴蚀，下三虫，去蛇毒。生川谷。"

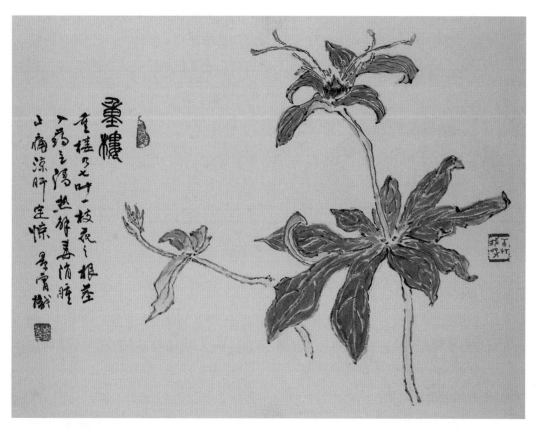

款识　重楼乃七叶一枝花，根茎入药，主清热解毒，消肿止痛，凉肝定惊。

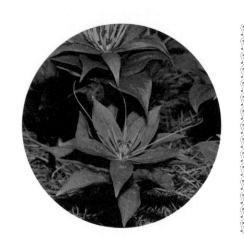

七叶一枝花 Qiyeyizhihua

《神农本草经》

为百合科多年生草本植物七叶一枝花（*Paris polyphylla* Smith.）的干燥根茎。主产于广西、云南、四川、贵州、湖北、湖南等地。均为野生。秋季采挖，除去须根，洗净，晒干。切片，生用。

【性味归经】苦，微寒；有小毒。归肝经。

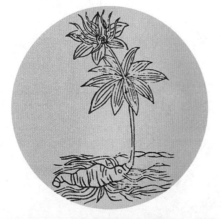

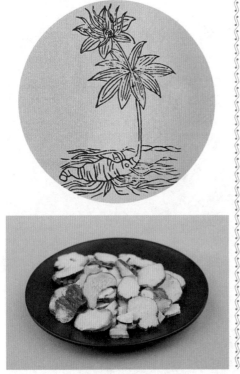

【功效】清热解毒,消肿止痛,凉肝定惊。

【应用例举】

痈肿疔毒。本品苦以降泄,寒能清热,故有清热解毒,消肿止痛之功效,为治痈肿疔毒的要药。常与金银花、黄连、赤芍等同用,亦可与半夏、木鳖子共为末,醋调敷患处。

【用法用量】煎服,5～10 g。外用适量。

【使用注意】体虚,无实火热毒,阴证外疡及孕妇均忌服。

【现代研究】

七叶一枝花具有抗癌、抗炎、镇痛、镇静、止血、促进肾上腺皮质功能的作用。七叶一枝花对亚洲甲型流感病毒、金黄色葡萄球菌、溶血性链球菌、脑膜炎双球菌等均有抑制作用,对化脓性球菌的抑制作用优于黄连。

【现代文献摘录例举】

[1] 韦德云. 蚤休外用治疗腮腺炎 40 例疗效观察[J]. 黔南民族医专学报,1996,9(3):38.

蚤休(七叶一枝花)根茎 10 g,用冷开水磨呈浓汁状涂布患处,每 0.5～1 小时涂擦 1 次,治疗 40 例,总有效率为 95%。

[2] 杨宗正. 七叶一枝花的临床应用[J]. 赤脚医生杂志,1980(3):48.

本品具有良好的化瘀止痛作用,用七叶一枝花研粉或磨汁内服,每次 0.9～3 g,临床治疗牙痛 50 余例,疗效满意。

[3] 汪星. 蚤休外敷治疗带状疱疹 50 例[J]. 中国农村医学,1996,24(11):56-57.

取蚤休(七叶一枝花)30～60 g 研末,加米酒调成稀糊状,调涂于患处,每日调涂 3～5 次,治疗 50 例,总有效率为 90%。

[4] 张香琴,乔振刚,乔振坤. 乔保钧治癌验案 4 则[J]. 中医杂志,1992,33(11)：16-18.

证因心火炽盛,炼津为痰,郁火化毒,循经上攻,痰火毒邪积聚舌下而成。处方:元参 15 g,生山栀 9 g,生地 9 g,生大黄 9 g,浙贝母 15 g,山豆根 10 g,猪苓 50 g,炙鳖甲 30 g,柴胡 6 g,生杭芍 13 g,粉丹皮 9 g,七叶一枝花 15 g,生甘草 6 g。水煎服,每日 1 剂,分次频服。

[5] Ke J Y, Zhang W, Gong R S, Cen W J, Huang H Q, Li Y R, Kong W D, Jiang J W. A monomer purified from Paris polyphylla (PP-22) triggers S and G2/M phase arrest and apoptosis in human tongue squamous cell carcinoma SCC-15 by activating the p38/cdc25/cdc2 and caspase 8/caspase 3 pathways. Tumour Biol. 2016, 37 (11):14863-14872.

近年来的研究表明,七叶一枝花的水、乙醇提取物和单体化合物对多种类型的癌细胞具有抗癌活性,但从中分离得到的单体(3β,17α,25R)-螺柱-5-烯-3,17-二醇 3-O-α-l-鼠李诺吡喃醇-(1→2)-β-d-glucopyranoside,命名为 PP-22)的抗癌活性尚未见报道。本研究探讨了 PP-22 对人舌鳞状细胞癌 SCC-15 细胞的体外作用。结果表明,p-22 激活 p38,抑制 cdc25B,增加 p-cdc2 (Tyr15),触发 S 和 G2/M 期阻滞,并通过 p38-p53 通路激活 p53,抑制 MAPK/ERK 通路,激活 caspase 8/caspase 3 通路,触发 SCC-15 细胞的外源性凋亡通路。

第四节　清热凉血药

本类药物性味多为甘苦寒或咸寒,偏入血分以清热,多归心、肝经,具有清解营分、血分热邪的作用。主要用于营分、血分等实热证。本节分享的药物有生地黄、玄参、牡丹皮、赤芍、紫草、水牛角等。

50. 生地黄

《神农本草经》记载,"味甘,寒。主折跌绝筋,伤中,逐血痹,填骨髓,长肌肉,作汤,除寒热积聚,除痹,生者尤良。久服,轻身不老。"

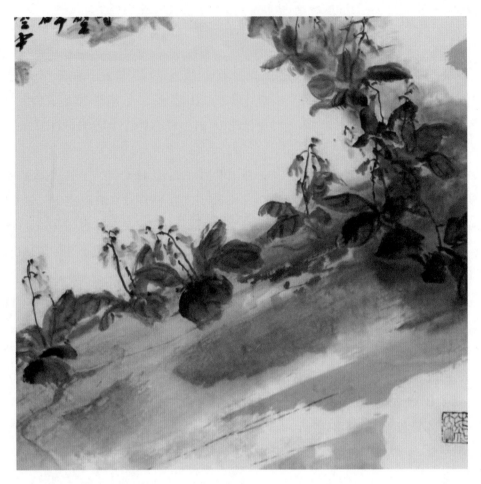

款识   此图得之泰山阴灵岩寺，山门前绝壁之上。因其形制奇特，故记之。

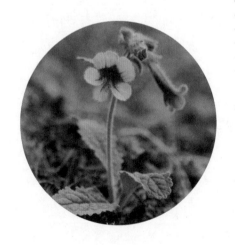

生地黄 Shengdihuang

《神农本草经》

本品为玄参科植物地黄（*Rehmannia glutinosa* Libosch.）的干燥块根。主产于河南。秋季采挖，去除芦头、须根及泥沙，缓缓烘焙至约八成干，前者习称"鲜地黄"，后者习称"生地黄"。生用。

【性味归经】甘，寒。归心、肝、肾经。

【功效】清热凉血，养阴生津。

【应用例举】

（1）风热牙痛。本品甘寒，入心、肝经，清

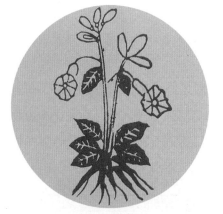

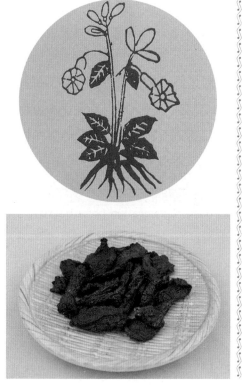

热凉血。治风热牙痛,症见牙痛、牙龈红肿、热痛,不敢咀嚼,或腮肿而热,甚则齿痛连目、大便干、尿黄等,予生地黄膏(生地黄 60 g,冰片 1.5 g,捣碎研匀)取适量贴牙龈肿处。

(2)胃火牙痛。本品具清热凉血之功,用于胃火牙痛,症见牙齿灼痛、牙龈红肿,甚至溃脓,口渴而有臭气,喜饮,大便秘结,尿黄等,与升麻、黄连、当归、牡丹皮、黄连、升麻、白芷等同用,如清胃散(《脾胃论》)。

(3)龋齿。本品还与鱼腥草、白芷同用,可治疗龋齿。

【用法用量】煎服,10～15 g。

【使用注意】脾虚湿滞,腹满便溏者不宜使用。

【现代研究】

地黄苷、地黄低聚糖可增强体液免疫和细胞免疫功能。生地黄促进造血、止血作用,鲜地黄能够减轻血热出血大鼠舌、肺、胃部出血损伤的相关症状,改善异常的血液流变学、凝血系统指标,具有凉血止血功效。地黄可以抑制过氧化氢诱导的大鼠肾脂质过氧化及红细胞溶血,通过清除自由基的产生,抑制脂质过氧化,延缓细胞衰老。地黄寡糖具有体外抗肿瘤作用。地黄煎剂能抑制显著拮抗地塞米松造成的肾上腺皮质萎缩及功能下降,提高血浆皮质酮水平。此外,本品还具有抗骨质疏松、抗胃溃疡、降压作用,以及对脑缺血、脑损伤、神经衰弱等具有神经保护作用。

【现代文献摘录例举】

[1] 冶岱蔚.清热药对黄连、生地黄的临床运用经验探讨[J].新疆中医药,2010,28(1):16-18.

凡属实火者,应重用黄连(10～12 g)而轻用生地(10～15 g),佐以黄芪生肌敛疮。心火旺盛而见疮在舌尖,尿赤涩痛者,配伍连翘、竹叶、木通;胃火旺而见口臭、牙痛、面红灼热者,配伍石膏、知母;肝火旺而见心烦易怒、胸胁闷痛者,配伍柴胡、郁金、龙胆草、栀子。凡属虚火者,应重用生地(15～30 g)而轻用黄连(6～10 g)。若应用健脾升阳泻阴火法治疗虚火口疮,则用黄芪、苍术、白术以健脾,升麻、柴胡以升阳,配伍黄连、生地药为佐使药,达到泻阴火的目的。

[2] 王春,文跃强,高彩铃,等. 基于中医药传承辅助平台分析治疗口腔扁平苔藓的方剂组方用药规律[J]. 西部中医药,2021,34(7):64-67.

王春等借助中医传承辅助平台(V2.5)软件的关联规则和聚类算法分析近5年有效文献中治疗口腔扁平苔藓的中药处方用药频次在15次及以上的中药,发现这类药物大都具有清热滋阴、行气化瘀、利湿解毒等功效。其核心药物不仅体现了用药的集中性而且具有明确性,即以生地黄、牡丹皮清热滋阴,当归、赤芍、黄芪补气活血,行气化瘀,加茯苓、黄芩、甘草等利湿解毒的药物。

[3] H Yang, Q Wen, J Xue, Y Ding. Alveolar bone regeneration potential of a traditional Chinese medicine, Bu-Shen-Gu-Chi-Wan, inexperimental periodontitis[J] Journal of Periodontal Research, 2014,49:382-389.

补肾固齿丸被广泛用于临床治疗牙周炎超过20年,补肾固齿丸的主要成分是地黄、骨碎补和其他一些辅助成分如人头草、山茱萸等。研究提示,补肾固齿丸对实验性牙周炎具有抗炎作用,同时可改善牙槽骨重塑。

[4] 徐洋,高明利. 中西医治疗干燥综合征概述[J]. 实用中医内科杂志,2020,34(4):17-20.

高明利认为,燥的发生与脾胃津液不上乘、肾阴不足、肝血虚、肺燥阴伤等有关。治疗应以益气养阴润燥为要,多用黄芪、沙参、麦冬、天门冬、党参、白术以益气养阴,知母、玉竹以生津,菊花、生地黄、石斛、肉苁蓉、枸杞子以滋补肝肾,并随症加减。杨南陵将此病分为三型:阴虚内燥,方用一贯煎合六味地黄丸;气阴两虚治,用一贯煎合补中益气汤;脾阳虚损型,方用附子理中汤合益胃汤。董振华将此病分为四型,阴虚津亏型治以养阴生津润燥,用生地黄、麦冬、枸杞养阴,葛根、天花粉以生津,元参、当归益气活血,配合甘草,升麻等治疗。

[5] 李聪,郝二伟,夏中尚,杜正彩,邓家刚,侯小涛. 基于10585例放、化疗致口腔炎病例的中药用药规律研究[J]. 世界科学技术—中医药现代化,2019,21(7):1430-1436.

中医将放、化疗致口腔炎归为"口疮""口糜"的范畴,放疗时使用的放射性为热毒,随着放射剂量逐渐增加,热盛伤阴,阴津内耗,阴虚火旺,口腔黏膜不能濡润滋养,引起口腔炎。238首方中包含的230味中药的用药频次分析数据表明,使用频次大于20次的中药有21味,前5味分别为甘草、金银花、生地黄、麦冬、玄参。《本经逢原》记载,"戴元礼曰,阴微阳盛,相火炽强,来乘阴位,日渐煎熬,阴虚火旺之证,宜生地黄以滋阴退阳。"故生地黄可对应治疗化学药物及放射线导致阴虚火旺之证。玄参清热凉血、泻火解毒,与生地黄相须为用,故而能缓解放、化疗致口腔炎。

51. 玄参

《神农本草经》记载，"味苦微寒。主腹中寒热，积聚，皆火气凝结之疾。女子产乳余疾，产后血亏，冲脉之火易动。清血中之火，则诸疾平矣。补肾气，令人目明。除阴分之火，则头目清明矣。"

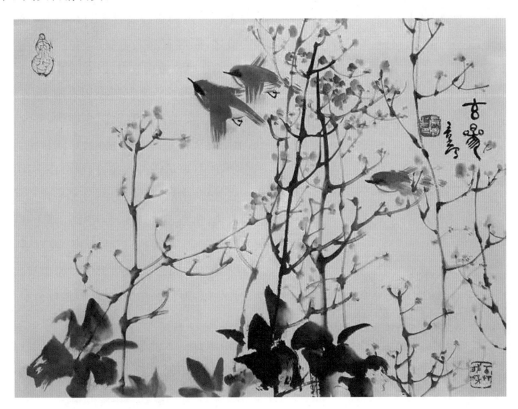

款识 玄参。按：玄参于北方常见，草地路边亦能存活。

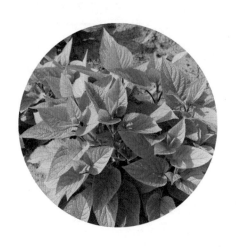

玄参 Xuanshen

《神农本草经》

本品为玄参科植物玄参（*Scrophularia ningpoensis* Hemsl.）的干燥根。主产于浙江。冬季叶枯萎时采挖，除去根茎、幼芽、须根及泥沙，晒或烘至半干，堆放 3～6 天，反复数次至干燥，生用。

【性味归经】甘、苦、咸，微寒。归肺、胃、

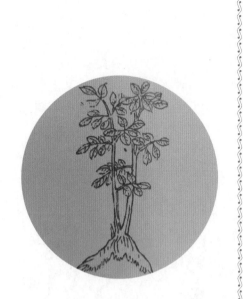

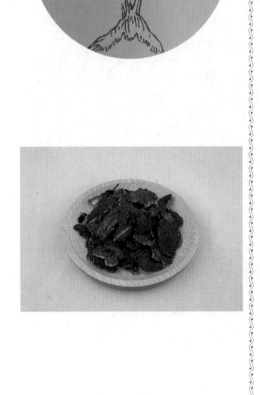

肾经。

【功效】清热凉血,滋阴降火,解毒散结。

【应用例举】

(1)热伤阴液,舌绛烦渴。本品甘寒质润,能清热生津,滋阴润燥。《辨舌指南》曰:"燥涩为津液已耗""舌生横裂者,素体阴亏也""无苔无点而裂纹者,阴虚火炎也。"故而热则清之,阴虚宜润之。如运用益气养阴法治疗舌痛症时常重用玄参,以滋阴清热。

(2)疮毒肿痛。本品既能泻火解毒,又可滋阴降火。玄参打粉温水调成糊状,外涂患处,治阴虚火旺型口腔溃疡;治疗鹅口疮,可与金银花、甘草煎汤外涂患处,鹅口疮多因体质虚弱,热病之后,气阴两虚,外邪乘虚而袭,虚火上炎,蕴蒸于口而发,使用本品降上焦浮火之症。治心脾壅热,口舌生疮,或木舌重舌,两颊肿痛,如玄参升麻汤(《口齿类要》)。治口舌生疮,连齿断烂痛,如玄参散(《外科集验方》)。

(3)瘰疬。本品咸寒,有泻火解毒、软坚散结之功,配伍浙贝母、牡蛎等,可用治痰火郁结之瘰疬,如消瘰丸(《医学心悟》)。

【用法用量】煎服,9~15 g。

【使用注意】脾胃虚寒,食少便溏者不宜服用。不宜与藜芦同用。

【现代研究】

玄参提取物具有降低炎症因子肿瘤坏死因子-α、白介素-1β、白介素-6 的含有量、抑制动脉核因子 NF-κB 过量表达、提高抗炎因子白介素-10 浓度的作用,能通过影响 MAPK 通路实现抗炎作用。其中酚类、环烯醚萜类化合物具有明显的抗氧化活性。玄参对金黄色葡萄球菌、乙型溶血性链球菌、须疮癣菌、絮状表皮癣菌、羊毛状小芽孢菌和星形奴卡氏菌等有一定抑制作用。玄参流膏还可以促进有益菌的生长,抑制病原菌的入侵作用。

玄参中的抗炎活性成分为哈巴苷、哈巴酯苷对多种炎症反应均有抑制作用。此外,还具有提高口腔黏膜愈合速度、扩张冠状动脉、降压、保肝、抗动脉粥样硬化等作用。

【现代文献摘录例举】

[1] 王振华. 玄参为主水煎液外涂治疗鹅口疮[J]. 中医杂志,2010,51(7):631.

治疗方法:玄参 10 g,金银花 6 g,甘草 3 g,加水煎煮,滤取水煎液放温后,用消毒棉签蘸药液外涂患处,每日 3 次。

案例举偶:秦某,男,2 个月。因腹泻、发热 6 天,入住本院,给予退热、补液、抗生素治疗 10 余天,泻止热退,但口腔颊黏膜、舌、齿龈、上腭等处见数十个点状和小片状白色乳凝块样物,不易拭去,邀余会诊,取白膜少许镜检可见菌丝和孢子,系白色念珠菌感染所致。用上方水煎液涂患处,每日 3 次,3 日后痊愈。

[2] 洪锐光. 玄参治疗老年性口腔溃疡[J]. 中医杂志,2010,51(6):537.

案例举偶:林某某,女,65 岁,患口腔溃疡 6 年,反复发作,常用华素片、意可贴及其他中西药,用后症减,不久又发。2000 年前来就诊。诊见形体消瘦,面色白,口腔黏膜约有大小 10 余处破溃,溃处苍白糜烂,舌质红、无苔,口干,脉细数,失眠多梦,纳少乏味,二便调,为阴阳失调,阴伤及阳之候。方用玄参 15 g、太子参 15 g、麦冬 10 g、生地黄 10 g、甘草 3 g,水煎服。服 5 剂后,口干、失眠多梦状好转,破溃处明显减小,续用原方加黄芪 10 g,再服 5 剂诸症消失。随访 1 年未发。

[3] 张程,张太康. 重用玄参治疗三叉神经痛[J]. 中医杂志,2010,51(1):60.

案例举偶:韩某,男,80 岁,2002 年 12 月 9 日初诊,患者右侧面部阵发性疼痛 5 年,经某医院诊为右侧"三叉神经痛",反复发作,多方治疗,其痛未止,发作时右侧面部以颊部为中心,呈烧灼样剧痛,重则伴面肌痉挛,流泪,口角流涎。此次已发作 1 次,服止痛片、卡马西平未能止痛,每日发作 2~8 次,痛阵作持续数分钟,自行缓解,伴头胀头晕,耳鸣,口苦而干,舌红、苔腻,脉弦大。此属阴亏于下,虚火上炎,风火痰瘀上扰,阻滞面部脉络以致痉挛作痛。治疗以滋阴泻火解毒,活血祛风,解痉通络止痛。拟方:玄参 30 g,生地黄 30 g,黄连 10 g,升麻 10 g,延胡索 15 g,生白芍 20 g,当归 15 g,白芷 15 g,川芎 15 g,地龙 15 g,全蝎 10 g,甘草 10 g。水煎服,每日 1 剂,连服 5 剂。再诊右面颊痛大减,发作频率减为每日 1~2 次,又服原方 6 剂告愈。10 个月后随访,面痛未发。

52. 牡丹皮

《神农本草经》记载,"主寒热,中风,瘈疭,痉,惊痫邪气,除癥坚,瘀血留舍肠胃,安五脏,疗痈疮。"

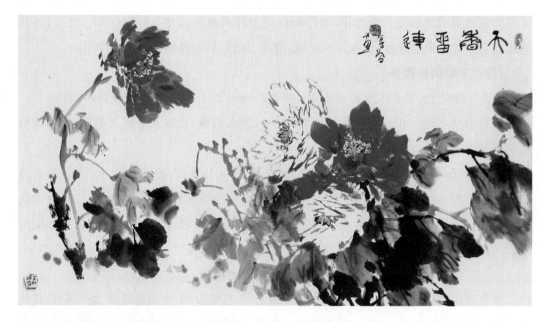

款识　天香留连。苏轼有句"有国艳带酒,天香染袂,为我留连"。

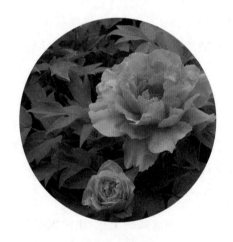

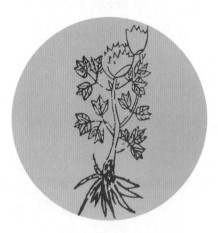

牡丹皮 Mudanpi

《神农本草经》

本品为毛茛科植物牡丹(*Paeonia suffruticosa* Andr.)的干燥根皮。主产于安徽、四川、湖南、湖北、陕西等省。秋季采挖根部,除去细根,剥取根皮,晒干或刮去粗皮,除去木心,晒干,生用或酒炙用。

【性味归经】苦、辛,微寒。归心、肝、肾经。

【功效】清热凉血,活血化瘀。

【应用例举】

(1)痈肿疮毒。本品辛苦微寒,清热凉血之中,善于散瘀消痈。治热毒痈肿疮毒,可配大黄、白芷、甘草等药用;治瘀热互结之肠痈初起,可配大黄、桃仁、芒硝等药,如大黄牡丹汤(《金匮要略》)。

(2)口角炎。本品清热凉血,活血化瘀,

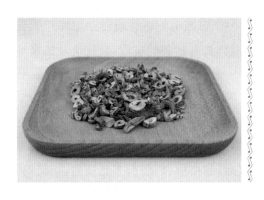

外用治疗口角炎，常与白蔹、白及、黄芪、麝香、乳香、芍药、丁香、麻油等同用，如白蔹膏。

【用法用量】煎服，6～12 g。

【使用注意】血虚有寒、月经过多者不宜使用。孕妇慎用。

【现代研究】

丹皮酚对急、慢性炎症均有显著的抑制作用，且具有解热、镇静作用；丹皮酚等通过抑制血小板聚集、抗调理素以及稳定红细胞膜等抑制血栓的形成，且很少出现出血的不良反应。牡丹皮水煎剂对体外白念珠菌生物膜有较强抑制作用，对痢疾杆菌、伤寒杆菌、小芽孢杆菌等致病细菌及多种皮肤真菌均有抑制作用，丹皮酚对牙龈卟啉单胞菌、变形链球菌也具有一定的抑菌活性。丹皮有效成分可降低挥发性硫化物（VSCs）值，提示可以减轻口臭。此外，本品还具有抗过敏、抗心脑缺血、抗动脉粥样硬化、降压、调节免疫、保肝、护肾、抗肿瘤、抗惊厥等作用。

【现代文献摘录例举】

[1] 弓敏，刘雅凝，丁琳，邱珍玉，江杨清. 江杨清治疗复发性口腔溃疡经验[J]. 中华中医药杂志，2021，36(11)：6525-6527.

江杨清认为口疮与心脾密切相关，成因主为火热，辨证时当分清实热与虚热，实热多见心脾积热与湿热困脾，治疗以清热为本。辨证时还应注意部分上热下寒之证，兼顾肾乃至其他脏腑，治疗上应当注重寒热相济。在确立治疗大法后，还常参酌加入一两味或数味活血化瘀药尤其是凉血化瘀药，如牡丹皮、赤芍、凌霄花之类，因溃疡周围黏膜充血，除了心、胃、脾积热与口疮直接关联外，还要观察溃疡周围黏膜的色泽和肿胀程度。部分患者溃疡轻微疼痛，溃疡面周围黏膜充血，可知瘀热兼夹其中。若黏膜充血，当配以凉血活血，选用丹参、凌霄花、牡丹皮、赤芍之类，既能加强清热，又能活血止痛，牡丹皮性寒而味辛，性寒能入血分，凉血热，味辛能散血瘀结聚，故而在实热瘀血证中每常配伍使用。

[2] 罗文基，陈逸生，方玉婵，申楼. 丹黄溃疡含片组方优化及药效研究[J]. 中药材，2011，34(8)：1274-1276.

罗文基等研究发现丹黄溃疡含片原料(牡丹皮和黄连提取物)的最佳剂量配比为牡丹皮提取物：黄连提取物＝3：1时明显减轻小鼠二甲苯性耳廓炎症肿胀程度($P <$ 0.05)，促进家兔口腔溃疡的愈合，给药后 3 天即可明显缩小溃疡面积($P < 0.05$)，减少疼

痛模型的疼痛扭体反应次数（$P<0.05$），对醋酸致小鼠腹腔毛细血管通透性增加有明显抑制作用（$P<0.05$）。提示该比例牡丹皮、黄连提取物具有显著的抗溃疡、抗炎及镇痛等药理作用。

53. 赤芍

《神农本草经》记载，"芍药，味苦平。主邪气腹痛，除血痹、破坚积寒热疝瘕、止痛，利小便，益气。"

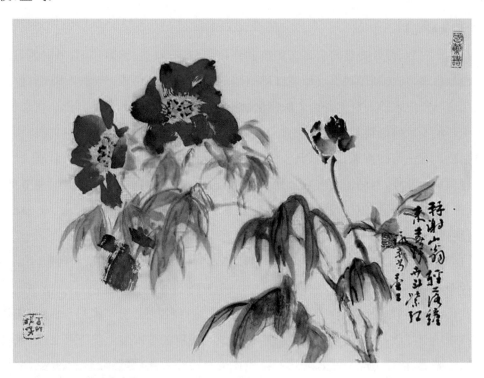

款识　拜谢山翁轻落铲，来春野卉斗紫红。（咏芍药）

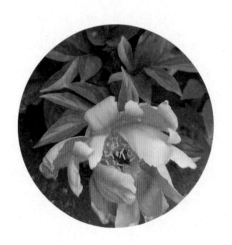

赤芍 Chishao

《开宝本草》

本品为毛茛科植物芍药（*Paeonia lactiflora* Pall.）或川赤芍（*Paeonia veitchii* Lynch)的干燥根。主产于内蒙古、辽宁、河北、四川等地。春、秋二季采挖，除去根茎、须根及泥沙，晒干，切厚片，生用。

【性味归经】苦、微寒。归肝经。

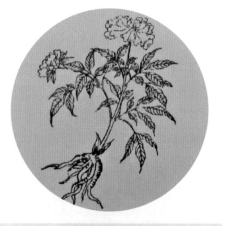

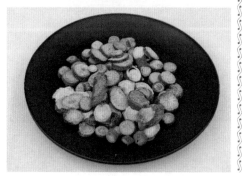

【功效】清热凉血,散瘀止痛。

【应用例举】

(1)牙咬痈,骨槽风,疮疡肿毒。本品苦寒,入肝经血分,善泄血分郁热,清泻肝火。治疗热毒壅盛,牙咬痈、骨槽风者,配金银花、当归、没药等药,如仙方活命饮(《校注妇人良方》)。

(2)口舌生疮,两颊肿痛。本品苦寒,善清热凉血、散瘀消肿,治心脾壅热,口舌生疮,舌肿舌痛,两颊肿痛,可配金玄参、升麻、犀角、桔梗等药,如玄参升麻汤(《口齿类要》)。

【用法用量】煎服,6~12 g。

【使用注意】血寒经闭者不宜使用。孕妇慎用。不宜与藜芦同用。

【现代研究】

赤芍的有效成分具有抗炎、抑菌、调节免疫、抗氧化、抗肿瘤的作用。赤芍提取物对牙龈卟啉单胞菌、具核梭杆菌和伴放线聚集杆菌等牙周致病菌,均有不同程度的抑菌作用。芍药总苷可诱导固有层中炎性 T 细胞的凋亡,降低 CD4$^+$ 和 CD8$^+$ 的表达,促进免疫调节,减轻口腔扁平苔藓炎症的发生和发展。芍药苷可体外抑制人口腔表皮样癌 KB 细胞、黑色素瘤细胞的增殖,并且可明显提高机体免疫功能,以达到杀伤肿瘤细胞的目的。芍药苷能改善 IgE 复合体诱导的过敏炎症反应。此外,还具有解热镇痛、镇静、改善微循环、保肝、抗胃溃疡、抗抑郁、保护神经细胞、改善学习记忆等作用。

【现代文献摘录例举】

[1] 胡淳. 中西医结合治疗口腔黏膜下纤维性变 20 例[J]. 湖南中医学院学报,1999(1):47-48.

口腔黏膜下纤维性变临床表现为黏膜苍白色斑块状损害、纤维条索增生肥厚形成条索、口腔黏膜失去柔软、弹性。中医认为,本病为感受温热邪毒,阻滞经络气血运行,以致气滞血瘀,形成病损。研究中的疏肝活血冲剂,旨在活血化瘀、清热解毒。方中赤芍、丹参、红花活血化瘀;柴胡、虎杖、黄芩茵陈清热解毒;白芍、黄芪、党参益气养血,以扶助正气。结果显示,治疗组总有效率为90%,对照组为55%,治疗组总有效率优于对照组($P<0.05$);治疗组对苍白、板状化、纤维条索、张口受限、疼痛等症状均有明显改善,疗效优于对照组($P<0.05$)。

［2］欧阳志强，蒋力生，王如意，等．名中医牙痛医案 63 例中药配伍及方证对应规律分析［J］．江西中医学院学报，2007(5)：88-90．

欧阳志强等分析了 63 例牙痛医案，发现治疗牙痛的常用中药配伍大致可分为两大核心方剂，即以浙贝母、赤芍、连翘、金银花、蒲公英、菊花进行配伍的组方和以石膏、知母、生地黄、牛膝、牡丹皮为主进行配伍。从两组中药功效分析来看，第一核心组方适用于风火牙痛，第二核心组方则适用于肾阴虚牙痛。正如清·吴仪洛所云，"少阴不足，阳明有余致牙痛失宣。"认为牙痛不外肾阴不足和阳明火热。除核心组方的药物与阳明火热证的四诊表现相关外，若有证候相关性不大的症状出现，则会加入相应药物。例如：胃火炽盛证大多用赤芍，肾阴虚则用知母；红舌、黄苔、弦脉、厌食的牙痛患者使用金银花、赤芍、浙贝母、连翘；齿龈红肿者多加用牡丹皮等。

54. 紫草

《神农本草经》记载，"味苦，寒。主心腹邪气，五疸，补中益气，利九窍，通水道。"

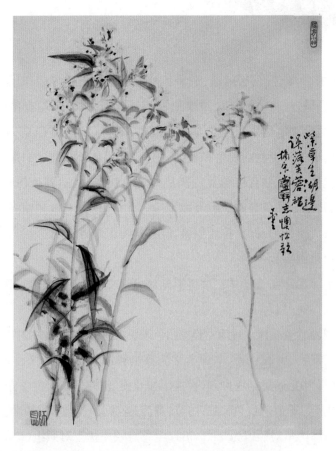

款识 紫草生湖边，误落芙蓉里。（摘自宋书《五行志·懊恼歌》）

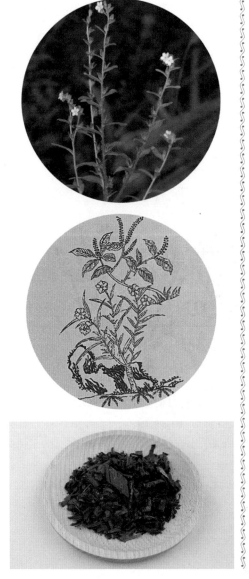

紫草 Zicao

《神农本草经》

本品为紫草科植物新疆紫草[*Arnebia euchroma*（Royle）Johnst.]或内蒙紫草（*Arnebia guttata* Bunge）的干燥根,主产于新疆、内蒙古。春、秋二季采挖,除去泥沙,干燥,生用。

【性味归经】甘、咸,寒。归心、肝经。

【功效】清热凉血,活血解毒,透疹消斑。

【应用例举】

放射性口炎、复发性口腔溃疡。本品具有清热解毒、凉血活血之功,放射线为火热毒邪,火毒耗津伤液,致津伤血瘀,渐成虚实错杂之证,治疗多以清热解毒为主。配伍地榆等,"治恶疮、癣疮",如中药复方紫草地榆油（《药性论》）。

【用法用量】煎服,5～10 g。外用适量,熬膏或用植物油浸泡涂擦。

【使用注意】性寒而滑,有轻泻作用,脾虚便溏者忌服。

【现代研究】

紫草的乙醚、水、乙醇提取物均具有一定的抗炎作用,紫草醇提取物 200 mg/kg 灌胃给药对醋酸引起的小鼠腹腔渗出性炎症有明显抑制作用。不同来源、产地紫草的水、醇提取液对小鼠腹腔毛细血管通透性有抑制作用。紫草煎剂、紫草素对金黄色葡萄球菌、大肠杆菌、枯草杆菌等具有抑制作用。紫草中的萘醌具有较强的抗真菌作用,对念珠菌病有显著治疗作用。此外,紫草还具有抗过敏、解热、镇痛、抗生育、降血糖等作用。

【现代文献摘录例举】

[1]李美娜. 紫草油治疗小儿口腔炎及口腔溃疡的疗效观察[J]. 人人健康,2015(21):34.

紫草油对治疗小儿口腔炎及口腔溃疡具有高度的临床治疗疗效,操作简便,能有效地促进创面愈合,值得临床推广应用。

[2] 黄露,梁键,林海珍,黄杏妹,陈洁.复方紫草地榆油对鼻咽癌患者放射性口腔黏膜炎的疗效观察[J].中国中医药科技,2015,22(2):198-199.

复方紫草地榆油外涂护理干预,能缩短恶性肿瘤患者放射性口腔黏膜炎的愈合疗程。

55. 水牛角

《本草经集注》记载,"味苦寒。清热凉血,解毒,定惊。"

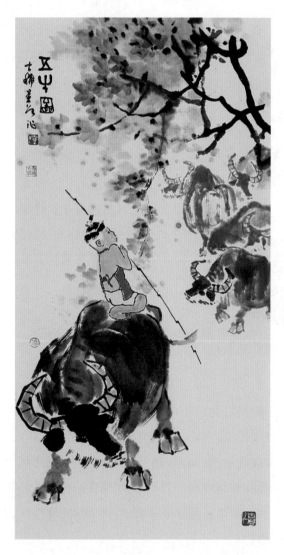

款识 水牛为我国重要的牲畜,与人类关系密切。画中牛背娃正在谛听蝉鸣,
     其手中竹竿是粘扑蝉的工具。

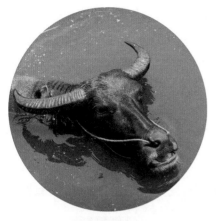

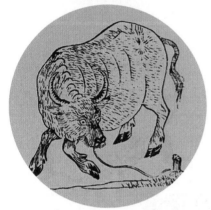

水牛角 Shuiniujiao

《名医别录》

为牛科动物水牛（*Bubalus bubalis* Linnaeus）的角。主产于华南、华东地区。取角后，水煮，除去角塞，干燥。

【性味归经】苦、寒。归心、肝经。

【功效】清热凉血，解毒，定惊。

【应用例举】

（1）口腔溃疡，唇痈。本品苦寒，具有清热解毒，可用于口腔溃疡、唇痈等病症，多配伍生地黄、牡丹皮、赤芍等。

（2）咽喉肿痛。本品清热解毒之功还可用于咽喉肿痛，常与玄参、桔梗、牛蒡子等同用。

（3）疮疖痈疡，红肿热痛。本品清热解毒，凉血消肿之效，治疗痈肿疮疡，多与黄连、连翘、赤芍等配伍。

【用法用量】煎服，15～30 g，宜先煎 3 小时以上。

【使用注意】本品性寒，脾胃虚寒者不宜用。

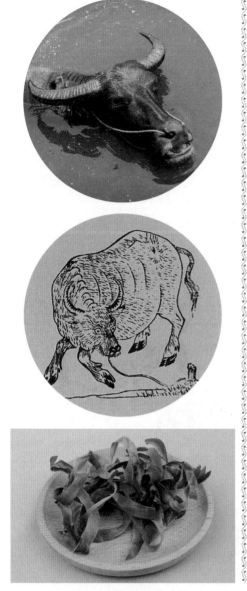

【现代研究】

水牛角具有抗炎作用，可抑制新鲜蛋清所致的大鼠足跖肿胀，对网状内皮系统的吞噬功能有明显增强作用。对大肠杆菌、乙型溶血性链球菌攻击的小鼠有明显保护作用。此外，本品还具有镇惊、解热和镇静作用，对心血管系统、垂体—肾上腺皮质系统、血脂方面进行了动物实验的探索并发现一些影响数据，尚需进一步的实验验证。

【现代文献摘录例举】

吴龈洲，熊炎斌，王宇明．犀黄汤对复发性阿弗他溃疡的疗效［J］．江西中医药，2005，36（3）：39-40．

水牛角 30 g 联合玄参、滑石、牛黄、黄芩、黄连、桔梗、甘草、大黄水煎服,每日 3 次,按时涂擦少量所服药液,至溃疡面愈合后停止擦药。随访 6、12、24 个月复发者分别为 3、7、8 例,复发间隔期较治疗前明显延长。

第五节　清虚热药

本类药物性寒凉,多归肝、肾经,主入阴分,以清虚热、退骨蒸为主要作用。本节主要涉及药物有地骨皮。

56. 地骨皮

《神农本草经》记载,"味苦、寒。主五内邪气,热中,消渴,周痹。"

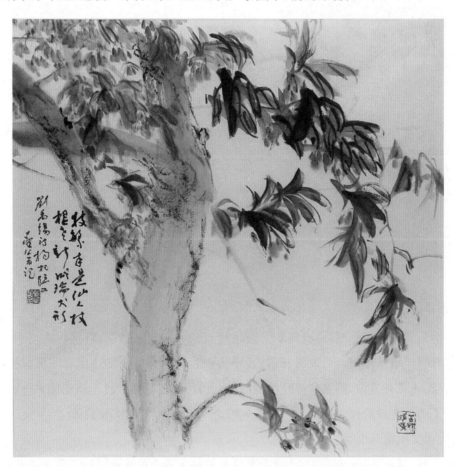

款识　枝繁本是仙人杖,根老新成瑞犬形。(刘禹锡《枸杞临井》诗句)

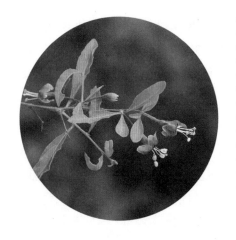

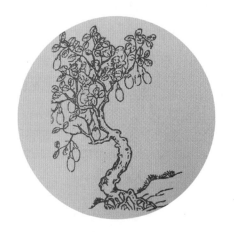

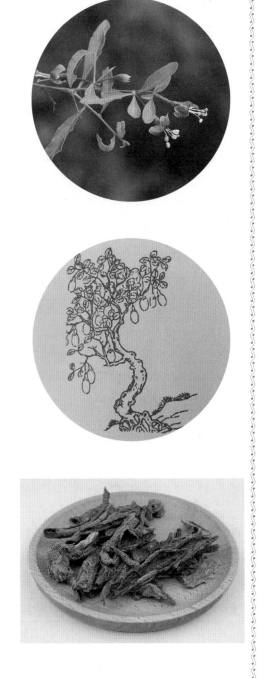

地骨皮 Digupi

《神农本草经》

本品为茄科植物枸杞(*Lyciumchinense* Mill.)或宁夏枸杞(*Lyciumbarbarum* L.)的干燥根皮。全国大部分地区均产。春初或秋后采挖根部,洗净,剥取根皮,晒干。切段,生用。

【性味归经】甘,寒。归肺、肝、肾经。

【功效】凉血除蒸,清肺降火。

【应用例举】

(1)牙周病。本品甘寒,入肝、肾经,凉血除蒸。常与骨碎补、石斛、甘草同用,治疗牙周病症见阴虚潮热,骨蒸盗汗者。

(2)牙龈萎缩。本品甘寒清润,治疗牙龈萎缩:白杨皮一握,杏仁 30 枚,生干地黄 60 g,地骨皮 30 g,防风 15 g,细辛 30 g,蔓荆子 30 g,右七味锉加麻豆,每用 17.1 g,以水 2 盏(小酒杯),煎至 1 盏,去渣,留 8 合,入酒 1 盏,更煎 3~5 沸,热漱冷吐(《圣济总录》)。

(3)牙龈出血,牙髓炎。本品性寒,入血分,能凉血止血。取本品 30 g,加水 200 mL,煎至 100 mL,过滤去渣,反复漱口,每次数分钟,每日 2 次,可治疗牙龈出血及牙髓炎所致疼痛。

【用法用量】煎服,9~15 g。

【使用注意】本品性寒,外感风寒发热或脾虚便溏者不宜用。

【现代研究】

地骨皮可明显提高物理性和化学性致痛的疼痛阈值,显示地骨皮有显著的镇痛活性,临床被应用于治疗各种常见牙痛。地骨皮水提物与乙醇提取物可促进小鼠受损皮肤胶原沉积,成纤维细胞的增殖,促进创面愈合,抑制皮肤炎症反应。地骨皮能抑制免疫球蛋白 E 的产生而抗过敏,从而有效降低对皮肤黏膜的过敏性损害。地骨皮还具有抗菌抗炎活性,本品乙醇提取物、水提取物及乙醚残渣水提取物等均有显著的解热作用。此外,本品对多种细菌、真菌及病毒有抑制作用,有促进成骨细胞增殖作用,还具有降压、降血糖、降血脂、兴奋离体子宫等作用。

【现代文献摘录例举】

[1] 葛淑兰. 中西医结合治疗急性牙周脓肿[J]. 现代中西医结合杂志,1996(3):104.

治疗方法:①地骨皮 15 g 煎水,头煎上午服,二煎下午服。服时置于口中徐徐咽下。一般服 3~4 剂。②局部用药,碘仿粉用丁香油调成糊剂状,将盲袋内脓液挤出,冲洗干净后,置入碘仿糊剂。③淡盐水漱口,一日 3~4 次。

案例举偶:徐某,女,32 岁,营业员,诊治日期:1994 年 5 月 3 日。主诉,双侧后上下牙眼肿痛 4 天,体发热。检查 15、16、25、26 龈红肿,质软,压剧痛,松动Ⅱ°强,叩诊(+),牙周袋深度为 5 mm,轻压有脓性分泌物溢出,口臭。用药方法同上。第 4 日复诊,自觉症状全部消退,检查,15、16、25、26 龈肿消退。轻度充血,松动Ⅱ°,叩诊(-)。牙周袋内有少量分泌物,嘱继续行牙周治疗。

[2] 曹静,王淑华. 不同剂量地骨皮的药理作用及应用[J]. 临床和实验医学杂志,2002(4):262-263.

地骨皮泻肾经伏火而治疗虚火牙痛,临床用地骨皮 150 g、大黄炭 90 g,水煎 2 次取汁 600 mL,加食醋 200 mL,每次用 40~50 mL 漱口,每日 3~5 次。有人用此方法为治疗牙龈出血、口干或口臭、龈内肿痛 96 例,总有效率为 96.9%。

[3] 谢芳,钟波. 西药联合细辛地骨皮汤治疗复发性口疮疗效观察[J]. 山东医药,2009,49(37):58.

细辛地骨皮汤(组方为细辛 5 g、地骨皮 20 g、升麻 20 g、肉桂 3 g,水煎至 200 mL,每次 50 mL,每日早、中、晚饭后及晚睡前各服 1 次,药温为 40℃~50℃(以不烫口唇为宜),含漱 3~5 分钟再咽下,1 付/天,连用 6 天为一疗程。具有凉血止血、清热解毒、消肿止痛功效,对虚火上炎引起的复发性口腔溃疡,能快速缓解其溃疡症状,促进溃疡愈合,解除患者痛苦。

第五章　泻下药

凡能引起腹泻，或润滑大肠，以泻下通便为主要功效的药物，称为泻下药。

本类药为沉降之品，兼具解毒、活血祛瘀等功效，主归大肠经。本章主要介绍由实热内结所致的口腔颌面部的各类疮痈肿毒、瘀血证。如各类牙龈肿痛、牙痛、口腔溃疡兼有大便秘结症状等。临床上可根据不同的病症选取以下相应的药物进行辨证论治、组方遣药。

本类药大多苦寒沉降，主入胃、大肠经。既有较强的攻下通便作用，又有清热泻火之效。本节主要介绍的药物有大黄、芒硝、火麻仁、郁李仁等。

57. 大黄

《神农本草经》记载，"味苦，寒。主下淤血，血闭，寒热，破癥瘕积聚，留饮，宿食，荡涤肠胃，推陈致新，通利水谷，调中化食，安和五脏。"

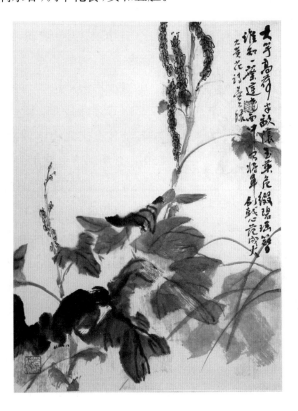

款识　大芋高荷半亩阴，玉英危缀碧瑶簪。谁知一叶莲花面，中有将军剑戟心。（宋·范成大《大黄花》）

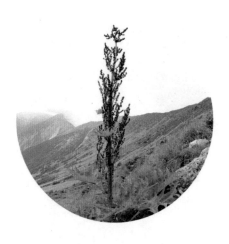

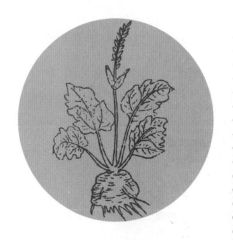

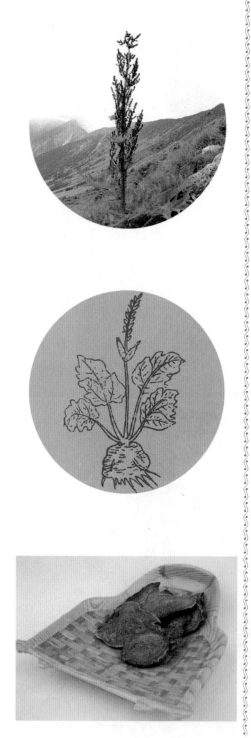

大黄 Dahuang

《神农本草经》

本品为蓼科植物掌叶大黄（*Rheum palmatum* L.）、唐古特大黄（*Rheum tanguticum* Maxim. exBalf.）或药用大黄（*Rheum officinale* Baill.）的干燥根和根茎。掌叶大黄和唐古特大黄药材称北大黄，主产于青海、甘肃。药用大黄药材称南大黄，主产于四川。秋末茎叶枯萎或次春发芽前采挖，除去细根，刮去外皮，切瓣或段，绳穿成串，干燥，或直接干燥，生用，或酒炙（饮片称酒大黄），酒炖或蒸（饮片称熟大黄），炒炭（饮片称大黄炭）用。

【性味归经】苦，寒。归脾、胃、大肠、肝、心包经。

【功效】泻下攻积，清热泻火，凉血解毒，逐瘀通经，利湿退黄。

【应用例举】

（1）牙龈肿痛，目赤咽肿。本品苦寒性降，能使上炎之火下泄，具有清热泻火，凉血止血之功。治火邪上炎所致的目赤、咽喉肿痛、牙龈肿痛等症，可与黄芩、栀子等药同用，如凉膈散（《和剂局方》）。

（2）口疮糜烂，痈肿疔疮。本品能清热凉血解毒，并借其泻下通便作用，使热毒下泄。治热毒痈肿疔疮，常与金银花、蒲公英、连翘等同用。外用也可治热毒痈肿疔疮，《妇人大全良方》以之与生甘草共研末，酒熬成膏外敷；《太平圣惠方》用治口疮糜烂，以之与枯矾等份为末擦患处。

【用法用量】煎服，3～15 g。外用适量。用于泻下不宜久煎。外用适量，研末敷于患处。

【使用注意】孕妇及月经期、哺乳期慎用。本品苦寒，易伤胃气，脾胃虚弱者亦应慎用。

【现代研究】

大黄的药效成分中，最重要的活性成分是蒽醌类化合物，如大黄素、大黄酸、芦荟大黄素、大黄素甲醚以及大黄酚等。大黄素等多种大黄蒽醌类化合物可通过抑制牙周病原菌的增殖、参与免疫抑制和抗氧化过程、抑制牙槽骨吸收和增强牙周膜活性等多种方式控制炎症进展，改善临床指标，增强疗效稳定性。大黄素、芦荟大黄素对口腔鳞状细胞癌具有一定的治疗效果，具体机制包括阻滞细胞周期，介导细胞凋亡，抑制细胞增殖、侵袭和迁移能力，以及作为光敏剂等。大黄还可有效抑制变形链球菌、黏性放线菌和血链球菌的生长、产酸以及抑制变形链球菌产生水不溶性葡聚糖，从而起到抗龋作用。此外，大黄在抗病毒、利胆、健胃、止血、保肝、降压、降低血清胆固醇等方面也有一定疗效。

【现代文献摘录例举】

[1] 张庆好. 复方大黄散外敷治疗龋齿痛[J]. 山东中医杂志，1995(1)：34.

复方大黄散外敷治疗龋齿痛420例经验分享。药物组成：大黄30 g，白及30 g，白蔹30 g，雄黄10 g。诸药共研细末，装瓶备用。治疗方法：取上药10 g（小儿酌减），加食醋少许，调成糊状，敷于患侧地仓、颊车穴连线与手阳明大肠经在面颊部循行线的交点处，上盖一层薄膜，再敷上纱布，用胶布固定，24小时后取下。本方具有清热消肿止痛之效，故适用于肝胃火牙痛。

注：雄黄为砷类矿物药，规范炮制的雄黄，其内仅含少量的可溶性成分，且难以经正常皮肤吸收，但若皮肤屏障破坏亦可进入体内引起砷中毒。

[2] 杨明华，李升，肖健平，林楠. 中药大黄素治疗中重度牙周炎的临床观察[J]. 口腔医学研究，2008(3)：305-307.

研究提示，中药大黄素可有效地抑制牙周炎，阻断牙周组织病理性破坏。

[3] 莫洁清. 大黄牡丹汤临床应用举隅[J]. 广西中医药，2011，34(3)：42.

大黄牡丹汤治疗复发性口腔溃疡案例举隅。患者，女，50岁，干部。2008年7月5日初诊。患者口舌生疮反复发作3年，曾用维生素、土霉素、六神丸、清火栀麦片等中西药治疗，均无明显疗效。症见：下唇内则、舌尖两侧及口腔黏膜有4处米粒大小溃疡，每处溃疡面黄白相间，灼热疼痛，自觉口臭，大便干结、3～4天一行，小便短赤，舌红，苔薄黄,脉弦数。此乃阳明瘀热互结,心火上炎所致,治宜泻热解毒,清胃凉血。方用大黄牡丹汤加味:大黄(后下)12 g,牡丹皮 10 g,桃仁 10 g,冬瓜仁 20 g,芒硝(分 2 次冲服)6 g,栀子 12 g,马勃 5 g,甘草 6 g。3 剂,每日 1 剂,水煎分 2 次服。服药 3 剂后口疮减小,疼痛减轻,大便变软,继用上方去芒硝加生地 20 g,5 剂后口腔溃疡面已基本愈合。上方加减再服 5 剂,症状消失。1 年多未见复发。

[4] 李月玲,李亦凡,周煜宗. 大黄提取物治疗伴糖尿病重度牙周炎的疗效观察[J]. 上海口腔医学,2018,27(6):633-636.

实验表明,大黄提取物局部应用辅助治疗伴糖尿病的重度牙周炎有良好的临床疗效。

[5] 许俊,米修奎. 中西医结合治疗糜烂型口腔扁平苔藓疗效观察[J]. 实用中医药杂志,2019,35(1):92-93.

许俊等将 100 例糜烂型口腔扁平苔藓患者随机分为试验组与对照组各 50 例。两组均采用常规西医治疗,试验组加用中医辨证施治。其中,对气滞血瘀型患者使用大黄䗪虫丸(北京同仁堂股份有限公司同仁堂制药厂,国药准字 Z11020002)口服,每次 1 丸,每日 2 次。两组均治疗 1 个月为一疗程,共治疗 2 个疗程。两组治疗 1 个月和治疗 2 个月时 VAS 评分与治疗前比较均明显降低($P<0.05$),且试验组明显低于对照组($P<0.05$)。

[6] 宋红艳,王瑜,何荣荣. 中药外用治疗婴幼儿鹅口疮的疗效观察[J]. 实用口腔医学杂志,2015,31(1):125-126.

宋红艳等将鹅口疮患儿 82 例随机分为观察组和对照组各 41 例。观察组应用 10% 的大黄煎剂擦拭患处,"白矾 3 份＋黄连 2 份＋冰片 1 份"研成粉末涂布患处;对照组采用 1%～2% 碳酸氢钠擦洗患处,每毫升含 5 万～10 万单位的制霉菌素甘油涂布患处。结果显示,观察组的总有效率为 95.12%(39/41),对照组为 75.61%(31/41),两组间有显著差异。表明大黄等中药外用治疗婴幼儿鹅口疮有临床应用价值。

58. 芒硝

《神农本草经》记载,"味苦,寒。主百病,除寒热邪气,逐六府积聚,结固留癖。能化七十二种石。炼饵服之,轻身神仙。"

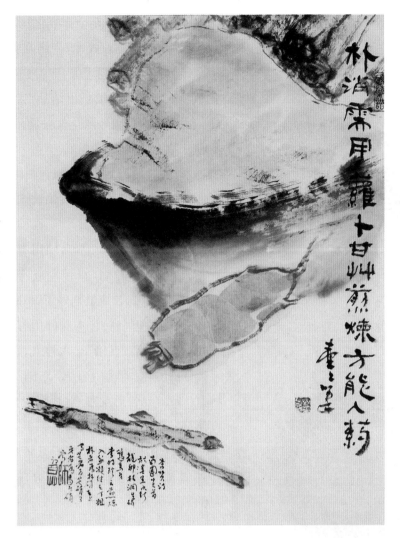

款识　松溪黑水新龙卵，桂洞生硝旧马牙。（唐·李贺诗《南园十三首》）

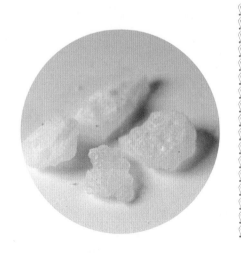

芒硝 Mangxiao

《名医别录》

本品为硫酸盐类矿物芒硝族芒硝，经加工精制而成的结晶体。主含含水硫酸钠（$Na_2SO_4 \cdot 10H_2O$）。主产于沿海各产盐区及四川、内蒙古、新疆等内陆盐湖。将天然芒硝(朴硝)用热水溶解，滤过，放冷析出结晶，通称"皮硝"。取适量鲜萝卜，洗净，切成片，置锅中，加适量水煮透，捞出萝卜，再投入适

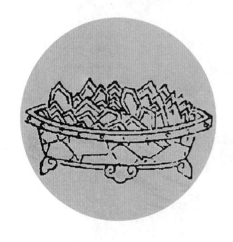

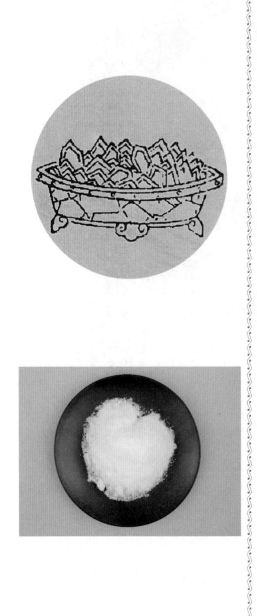

量天然芒硝共煮,至全部溶化,取出过滤或澄清以后取上清液,放冷,待结晶大部分析出,取出置避风处适当干燥,即为芒硝,其结晶母液经浓缩后可继续析出结晶,直至不再析出结晶为止。芒硝经风化失去结晶水而成白色粉末称玄明粉(元明粉)。

【性味归经】 苦、咸、寒。归胃、大肠经。

【功效】 泻下通便,润燥软坚,清火消肿。

【应用例举】

(1)口腔溃疡。本品外用有清热消肿作用,治疗咽喉肿痛,口舌生疮,常与硼砂、冰片、朱砂配伍,制成散剂外用(《外科正宗》)。

(2)龋齿(痛)。本品外用有清热消肿作用,常与细辛、五倍子、六神丸、薄荷、喉症丸等同用,治疗龋痛;或芒硝 20 g,加水100 mL,混匀后反复漱口,每次数分钟,治疗龋痛;或芒硝 3 g,冰片 0.3 g,共研末,每次黄豆大小,用棉花包上,塞于患牙对侧鼻孔内,片刻取出,适用于风热牙痛(《口腔病中医防治》)。

【用法用量】 煎服,6~12 g。一般不入煎剂,待汤剂煎得后,溶入汤液中服用。外用适量。

【使用注意】 孕妇及哺乳期妇女慎用,不宜与硫磺、三棱同用。

【现代研究】

芒硝具有抗炎作用,给实验性阑尾炎和阑尾炎穿孔的家兔腹部外敷大黄、芒硝,可明显刺激阑尾及脾脏的网状内皮系统,使增生和吞噬功能均明显增强,炎症较对照组明显减轻。此外,芒硝还具有利尿及组织脱水作用,以及泻下的作用。

【现代文献摘录例举】

孙翠萍,许费昀,康新桂.大黄芒硝外敷联合"消腮茶"口服治疗流行性腮腺炎 30 例临床研究[J].江苏中医药,2018,50(3):50-52.

探讨大黄芒硝外敷联合消腮茶口服治疗对流行性腮腺炎患者临床症状的改善作用。治疗 48 小时、72 小时治疗组患者局部皮温明显低于对照组($P<0.01$)。治疗 7 天后,治疗组局部肿胀程度明显轻于对照组($P<0.01$),治疗组疼痛程度明显轻于对照组。研究认为,大黄芒硝外敷联合消腮茶口服可有效改善流行性腮腺炎患者的临床症状。

59. 火麻仁

《神农本草经》记载,"味辛,平。主五劳七伤,利五藏,下血寒气,多食令人见鬼狂走。久服通神明,轻身。"

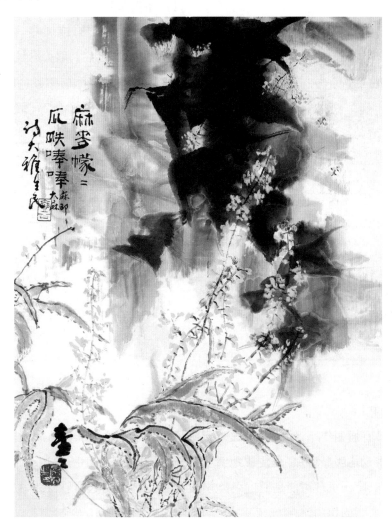

款识　麻(即大麻)麦幪幪,瓜瓞唪唪。(《诗经·大雅·民生》)

　　按:指作物丰茂隆盛,暗示子孙繁衍兴旺。

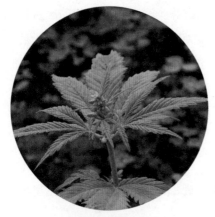

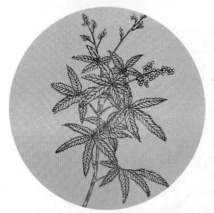

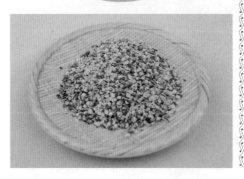

火麻仁 Huomaren

《神农本草经》

为桑科一年生草本植物大麻（*Cannabis sativa* L.）的成熟种子。主产于山东莱芜、泰安,浙江嘉兴,河北、江苏及东北等地。晒干,生用,用时打碎。

【性味归经】甘,平。归脾、胃、大肠经。

【功效】润肠通便。

【应用例举】

口臭。脏腑积热,或燥热,或食积,或痰浊日久可见口臭之症。取火麻仁、郁李仁各6g,水煎去渣,每晚临睡前顿服,可治疗口臭兼便秘者(《口腔病中医防治与保健》)。

【用法用量】煎服,10～15 g,打碎入煎。

【使用注意】误食一定数量可引起中毒反应。

【现代研究】

火麻仁具有通便作用,给正常及燥结型便秘模型小鼠灌服麻仁软胶囊药液后,小鼠排便粒数及重量均明显增加,粪便质地明显软化,促进大肠和小肠的运动。火麻仁还具有降压作用:其降压机理可能是通过兴奋 M 胆碱能受体而引起血管舒张、血压下降。此外,本品有调血脂的作用。

【现代文献摘录例举】

任汉阳,张瑜,刘红雨,曹俊岭. 火麻仁研究进展[J]. 河南中医,23(11):78-80.

火麻仁是一味亦药亦食的润下药,具有润燥滑肠、利水通淋、活血之功效。在临床上广泛应用,主治肠燥便秘,消渴,脚气,月经不调,疮癣,丹毒等。虽然火麻仁有长期和广泛的临床应用,但其现代研究特别是药理作用机制研究还不够深入。

60. 郁李仁

《神农本草经》记载,"味酸,平。主大腹水肿,面目、四肢浮肿,利小便水道。"

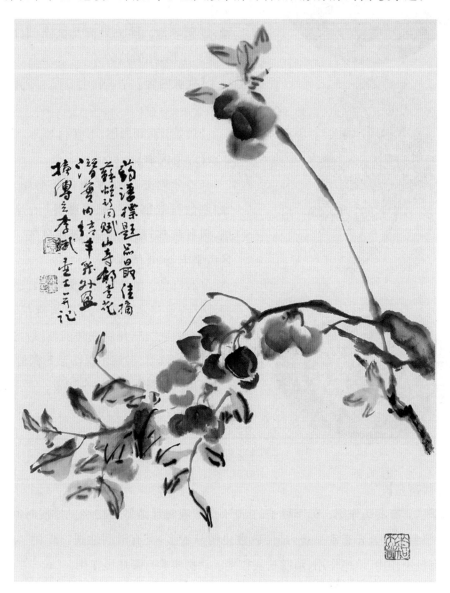

款识 药谱标题品最佳。(摘自苏颂《同赋山寺郁李花》诗句)

又"潜实内结,丰彩外盈"。(摘自傅玄《李赋》)

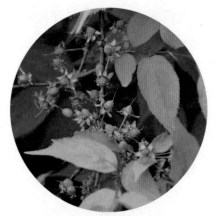

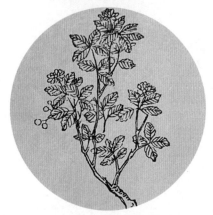

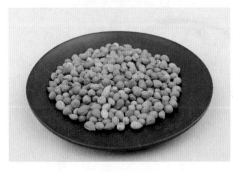

郁李仁 Yuliren

《神农本草经》

本品为蔷薇科植物欧李（*Prunus humilis* Bge.）、郁李（*Prunus japonica* Thunb.）或长柄扁桃（*Prunus pedunculata* Maxim.）的干燥成熟种子。主产于辽宁省海城、盖平、凤城、辽阳等地。除去果肉及核壳，取出种子，干燥。生用，用时捣碎。

【性味归经】辛，苦，甘，平。归脾、大肠、小肠经。

【功效】润肠通便，下气利水。

【应用例举】

（1）牙周炎。《太平惠民和剂局方》记载"麝脐散"，取郁李仁配牛膝等，治疗牙齿动摇，风肿疼痛，龈肉宣露，涎血臭气。常服令牙齿坚牢，解骨槽毒气。

（2）口臭。脏腑积热，或燥热，或食积，或痰浊日久见口臭之症。可取火麻仁、郁李仁各6 g，水煎去渣，每晚临睡前顿服，可治疗口臭兼便秘者（《口腔病中医防治与保健》）。

【用法用量】煎服，6～10 g。

【使用注意】孕妇慎用。

【现代研究】

郁李仁具有润肠作用。郁李种子的50％水煎液对燥结型便秘小鼠排便时间显著缩短，与对照组比较差异非常显著，排便粒数也明显增多，具有滑润性缓泻作用。此外，本品还具有抗炎作用、镇痛作用、镇咳祛痰作用。动物实验有降血压作用。

【现代文献摘录例举】

田硕，武晏屹，白明，苗明三. 郁李仁现代研究进展［J］. 中医学报，2018，33（246）：2182-2190.

郁李仁作为一种常用的泻下药，目前对其研究主要集中在治疗便秘的作用，而对其他方面的研究还不系统。如化学成分方面，主要集中在黄酮类成分的研究，而对多糖类及其所含的微量元素研究则很少。对其药理作用的研究主要是对胃肠道的作用研究，而对郁李仁所含的氰苷对呼吸系统的作用研究较少。从郁李仁中提取的两种蛋白质成分静脉注射，对大鼠足关节浮肿均有抑制炎症的活性。给小鼠静脉注射时，有止痛的作用。

第六章　化湿药

凡气味芳香,性偏温燥,以化湿运脾为主要作用,常用治湿阻中焦证的药物,称为化湿药。

本章主要介绍风寒湿浊内阻,脾为湿困,运化失常所致的病症,如口疮、口臭、唇风、唇疔等。本类药物辛香温燥,主入脾、胃经,芳香之品能醒脾化湿,温燥之药可燥湿健脾。同时,其辛能行气,香能通气,能行中焦之气机,以解除因湿浊引起的脾胃气滞之病机。临床上可根据不同的病症选取以下相应的药物进行辨证论治、组方遣药。

本类药物气味芳香,多含挥发油,本章主要介绍的药物有藿香、佩兰、苍术、厚朴、砂仁、豆蔻等。

61. 广藿香

《名医别录》记载,"性辛,微温。疗风水毒肿,去恶气,疗霍乱,心痛。"

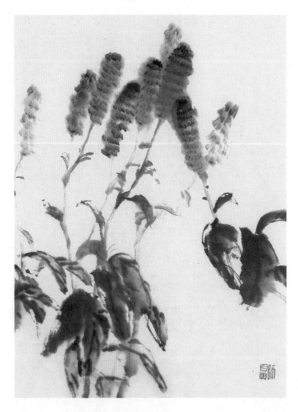

款识 郁郁翠裳着紫冠，习习殊香漫杏花。（咏广藿香俚句）

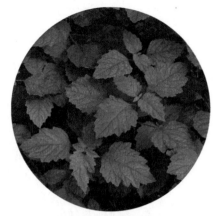

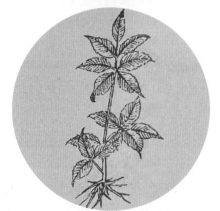

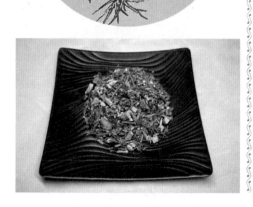

广藿香 Guanghuoxiang

《名医别录》

本品为唇形科植物广藿香[*Pogostemon-cablin* (Blanco) Benth]的干燥地上部分。主产于广东。枝叶茂盛时采割，日晒夜闷，反复至干，生用。

【性味归经】辛，微温。归脾、胃、肺经。

【功效】芳香化浊，和中止呕，发表解暑。

【应用例举】

（1）口臭。本品芳香化浊之功，可用于口臭，取藿香洗净，煎汤，时时噙漱，有效（《摘元方》）。

（2）牙疳。本品芳香之气能化湿浊，治小儿牙疳溃烂出脓血，口臭，嘴肿，取土藿香，入枯矾少许为末，搽牙根上（《滇南本草》）。

（3）口腔溃疡。本品还可治血热，口舌生疮，不喜冷饮，吐泻口干，如七味白术散（《口齿类要》）。治疗心脾积热型口腔溃疡，可用泻黄散合导赤散加减（《周耀庭临床经验集》）。

【用法用量】煎服，3～10 g。

【现代研究】

广藿香酮具有明显的抗皮肤癣菌和抗念珠菌作用，藿香根中的二萜类成分具有明显的抗 HIV 病毒活性。藿香叶提取物可用于治疗一氧化氮介导的炎症性疾病（如骨质疏松），发挥抗炎作用，还可抑制破骨细胞生成、骨小梁减少和骨质流失。其抗氧化活性可缓解紫外光照射下的人体皮肤角质的光老化。此外，广藿香还具有镇痛、抗抑郁、防腐、促进胃液分泌、解痉、收敛止泻、扩张微血管而略有发汗等作用。

【现代文献摘录例举】

穆培丽,孙忠芬,孙素娥. 白鲜皮丁香糊敷涌泉穴治疗小儿口腔溃疡 46 例[J]. 中国民间疗法,2010,18(4):19.

穆培丽等将 170 例脾虚湿困型顽固复发性口腔溃疡患者随机分为 3 组。3 组均连续治疗经 3~4 周停药,于每次发作时再服药 1 周,疗程 6 个月。观察后发现,中西医结合治疗脾虚湿困型顽固复发性口腔溃疡可缩短愈合时间,延长复发时间,显著提高近、远期临床疗效。

62. 佩兰

《神农本草经》记载,"味辛,平。主利水道,杀蛊毒,辟不详。久服,益气轻身,不老,通神明。"

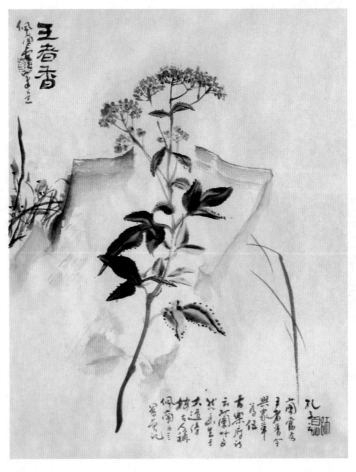

款识 孔子云:兰当为王者香,今与众草为伍。又古乐府诗云:兰草自然香,生于大道旁。

按:古人称佩兰为兰草。

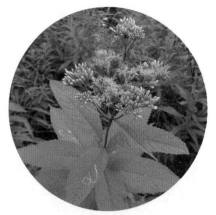

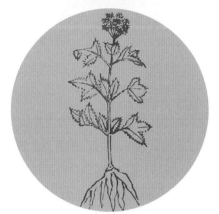

佩兰 Peilan

《神农本草经》

本品为菊科植物佩兰（*Eupatorium fortunei* Turcz.）的干燥地上部分。主产于江苏、浙江、河北。夏、秋二季分两次采割，除去杂质，晒干，切段，生用。

【性味归经】辛，平。归脾、胃、肺经。

【功效】芳香化湿，醒脾开胃，发表解暑。

【应用例举】

（1）口臭。本品性平，归脾胃经，具有芳香化湿浊，醒脾开胃，去陈腐之功。用治脾经湿热，口中黏腻、多涎、口臭等脾瘅症，可单用煎汤服，如兰草汤（《素问》），或配伍黄芩、白芍、甘草等药；用治脾胃火盛型口臭，常与金银花、穿心莲、山豆根等药同用。

（2）口腔扁平苔藓。本品还可配伍生熟地黄、天麦门冬、茵陈、黄芩等治疗脾胃湿热型口腔扁平苔藓，如甘露饮加减。

【用法用量】煎服，3～10 g。

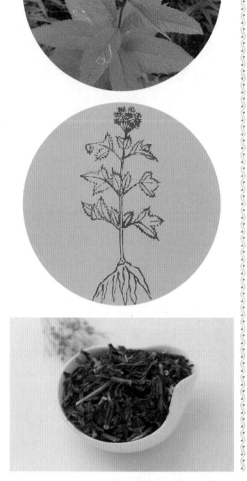

【现代研究】

佩兰挥发油均可以增强唾液淀粉酶活性，佩兰萃取物对细菌、霉菌、酵母菌均有一定的抑菌作用，可抑制金黄色葡萄球菌、八叠球菌、变形杆菌、白喉杆菌等。佩兰可诱使转移因子选择性激发和增强机体细胞免疫反应，可以促进分泌型免疫球蛋白 A 浓度提高，提高免疫力。佩兰所含的黄酮类及倍半萜内酯成分，体外试验表明均有一定的抗肿瘤活性。此外，本品还可以抗流感病毒、祛痰等。

【现代文献摘录例举】

[1] 李宇俊. 消除口臭两验方[J]. 医学文选，1991(2)：21-22.

　　除口臭验方:取川芎 10 g、白芷 10 g、佩兰 10 g、藿香 10 g、甘草 5 g。上药共煎为浓,每日多次含漱;亦可以煎水服用,每日 3 次。

　　[2] 王璐,吴寅. 藿朴夏苓汤的临床应用[J]. 陕西中医,2001(5):303-304.

　　易某,女,27 岁,营业员。三叉神经痛病史 2 年。间断服用卡马西平,症状基本控制。但入夏后加重,超量服用卡马西平,仍不能控制。顷诊:言则痛发,痛如刀割,自左颞部牵及口、眼。伴头昏重,胸腹满闷,恶心欲吐,口黏干苦,不欲饮,大便干结,舌质偏红,苔白腻,脉濡数。诊属:素体肝旺,经脉瘀滞,又触感湿温,湿、热、瘀三者交阻,气血瘀阻更甚。藿香、佩兰各 6 g,清半夏、厚朴、杏仁、大黄(后下)各 10 g,茯苓、生薏米各 30 g,泽泻20 g,猪苓 12 g,生姜 3 片,六一散 9 g,茵陈 12 g,珍珠母、川芎各 30 g,石决明 18 g,蜈蚣2 条。6 剂则痛止,面部有酸胀感。前方去珍珠母,石决明。更进 6 剂,症状完全消失,停用一切药物后,随访半年未发。

63. 苍术

　　《神农本草经》记载,"味苦,温。主风寒湿痹死肌,痉疸,止汗,除热,消食,作煎饵。久服轻身延年,不饥。"

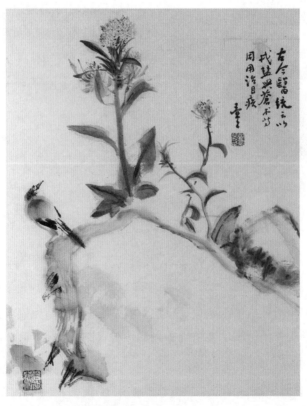

　　款识　《古今医统》云:以戎盐与苍术等同用治目疾。

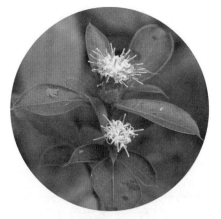

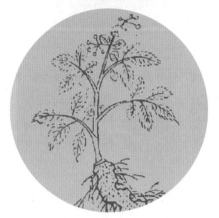

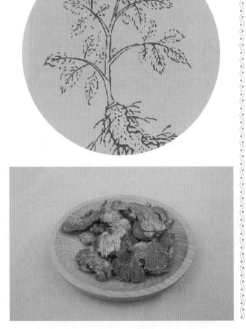

苍术 Cangzhu

《神农本草经》

本品为菊科植物茅苍术[*Atractylodes lancea*（Thunb.）DC.]或北苍术[*Atractylodes chinensis*（DC.）Koidz.]的干燥根茎。主产于江苏、河南、河北、山西、陕西，以产于江苏茅山一带者质量最好，故名茅苍术。春、秋二季采挖，除去泥沙，晒干，撞去须根，生用或麸炒用。

【性味归经】辛，苦，温。归脾、胃、肝经。

【功效】燥湿健脾，祛风散寒，明目。

【应用例举】

（1）复发性口腔溃疡。本品苦温，入脾胃经，具有燥湿健脾之功，治疗复发性口腔溃疡，常与五倍子、甘草同用，浓煎口服，热盛者加黄柏，纳差者可加砂仁。治疗脾虚湿困型口腔溃疡，可与人参、茯苓、藿香叶、葛根等合用，如七味白术散《小儿药证直诀》。

（2）口腔扁平苔藓。本品具燥湿健脾之功，治疗口腔扁平苔藓，常与地肤子、茵陈、黄柏、赤芍同用，水煎过滤去渣，涂抹或湿敷患处，每日 2～3 次。

【用法用量】煎服，3～9 g。

【现代研究】

苍术可破坏细菌细胞壁膜的完整性达到抗菌作用，对多种细菌和真菌均具有抑制活性，亦有抗病毒活性。苍术素可通过抑制促炎性细胞因子达到抗炎作用。苍术有效成分可诱导细胞凋亡达到抗肿瘤作用，还可抑制黑色素瘤细胞的迁移从而达到抗肿瘤作用，同时具有免疫调节靶标蛋白活性。苍术酮具有抗过敏活性。苍术多糖可通过增强淋巴细胞与内皮细胞的黏附作用，从而促进淋巴细胞再循环，通过增加淋巴细胞与抗原的接触，从而增强免疫反应。另外，苍术可以利尿、促进肠胃运动，减轻肠痉挛，降血糖作用，其维生素 A 样物质还可治疗夜盲及角膜软化症。

【现代文献摘录例举】

[1] 简孝洪. 苍术二陈汤加味治疗小儿口臭[J]. 中国社区医师(医学专业),2011,13(31):26.

案例举偶:患者,男,8岁,口臭2年,平时好食辛辣香燥之品,余无特殊症状,来诊时见舌质淡红,舌边尖红,舌苔薄白,二便正常。辨证当属脾虚湿困,治疗当以健脾燥湿为主。给与柴胡10 g,白芍10 g,苍术10 g,茯苓12 g,白术10 g,陈皮8 g,法夏10 g,淮山药10 g,神曲15 g,鸡内金8 g,枳壳8 g,甘草3 g。3剂后上症减轻但时有少腹不适。在上方的基础上加升麻8 g、藿香8 g,再服5付后上症痊愈。

[2] 胡安邦,李红. 香芩含漱液治疗口腔念珠菌病的效果[J]. 临床医学,2022,42(6):10-13.

在常规治疗基础上给予口腔念珠菌病患者香芩含漱液(含漱液药物成分:丁香10 g,青木香10 g,升麻10 g,苍术15 g,黄芩15 g,苦参10 g,陈皮10 g,薄荷10 g。使用漱口液充分含漱,使用量为每次15 mL,连续漱口3次,每次15分钟,连续使用7天)治疗,能够有效提高念珠菌清除率,促进患者临床症状得到更显著改善,提高临床疗效,降低复发率,且不会引发多种不良反应。

64. 厚朴

《神农本草经》记载,"味苦,温。主中风,伤寒,头痛,寒热,惊悸,气血痹,死肌,去三虫。"

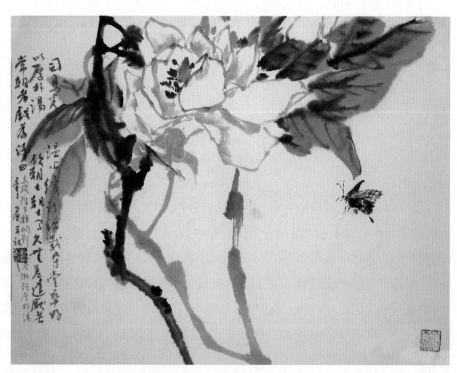

款识 宋·司马光《温公续诗话》载,守堂卒好以厚朴汤饮朝士。朝士有久无差遣,厌苦常朝者,戏为诗曰:立残阶下梧桐影,吃尽街头厚朴汤。

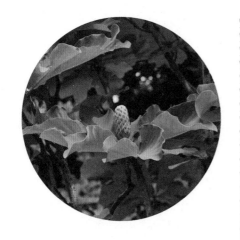

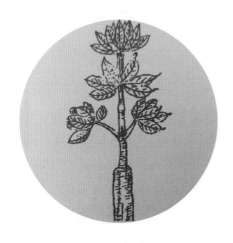

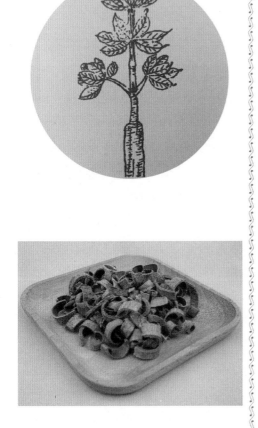

厚朴 Houpo

《神农本草经》

本品为木兰科植物厚朴(*Magnolia officinalis* Rehd. et Wils.)或凹叶厚朴(*Magnolia officinalis* Rehd. et Wils. var. *biloba* Rehd. et Wils.)的干燥干皮、根皮及枝皮。主产于四川、湖北、浙江。4～6月剥取,根皮及枝皮直接阴干,干皮置沸水中微煮后,堆置阴湿处,"发汗"至内表面变紫褐色或棕褐色时,蒸软,取出,卷成筒状,干燥,切丝,生用或姜汁炙用。

【性味归经】苦、辛,温。归脾、胃、肺、大肠经。

【功效】燥湿消痰,下气除满。

【应用例举】

(1)洁牙剂。宋代《太平圣惠方》中记载了"柳枝、槐枝、桑枝煎水熬膏入姜汁、细辛末、川芎末每用擦牙"开创了药物牙膏的先例。现代各种药物牙膏以新剂型形式出现,分别含有黄芩、田七、两面针、厚朴、人参、肿节风等药物。由于所含药物不同,或有消炎、止血,或有抗龋,或有脱敏作用,可根据个人需要,酌情选用。

(2)唇疗。本品具有燥湿、行气、消积之功,治疗唇疗,常与天南星、苍术、大黄、黄柏、白芷等药外用。

(3)复发性口腔溃疡。本品味辛苦性温,功能燥湿消痰,治疗湿热中阻、痰瘀互结所致的顽固性口腔溃疡,常与半夏、茯苓、生姜、苏叶等合用,如半夏厚朴汤。

【用法用量】煎服,3～10 g。

【使用注意】本品辛苦温燥,易耗气伤津,故气虚津亏者及孕妇当慎用。

【现代研究】

厚朴酚对革兰阳性菌、革兰阴性菌、真菌及病毒都有较强的抑制作用,能够抑制变形链球菌、黏性放线菌、牙龈卟啉单胞菌、具核梭杆菌、中间普氏菌、伴放线聚集杆菌、牙龈二氧化碳嗜纤维菌和枯草杆菌的生长。厚朴酚具有较强的清除自由基,提高总抗氧化能力,降低促炎因子和提高抗炎因子的作用,对白色念珠菌的脂质过氧化的抑制率达58%,抑制白色念珠菌生物膜。厚朴酚能调节实验性牙周炎大鼠骨保护因子和破骨细胞核因子 NF-κB 受体活化因子配体表达,从而减少骨吸收,促进骨新生。厚朴酚具有显著的镇痛作用,厚朴酚对完全弗氏佐剂诱导的机械性痛觉异常有显著的抑制作用,特别是在整个慢性炎症性疼痛模型中显著降低疼痛反应。另外,厚朴还具有抗肿瘤、抗焦虑活性,对神经系统、心血管系统及消化道都具有保护作用。

【现代文献摘录例举】

[1] 廖军辉,赵瑞红,刘和强,等. 银冬珍方治疗口腔扁平苔藓短期疗效观察[J]. 实用医学杂志,2009,25(13):2181-2182.

廖军辉等随机选取两组口腔扁平苔藓初诊患者共 90 例,分别采用银冬珍方(金银花 10 g,葫芦茶 15 g,厚朴花 5 g,淮山药 15 g,麦冬 15 g,甘草 5 g,珍珠末 1 支,上方水煎分 3 次含服,每天 1 剂,连服半个月为 1 疗程)和雷公藤多甙片(口服,每次 2 片,每日 3 次)治疗 2 个月。治疗后发现银冬珍方治疗口腔扁平苔藓糜烂型和充血型损害有效率为 84.44%。与雷公藤多甙片相比差异有显著性($P<0.05$),两者不良反应均较少。

[2] 苟建重,宋健玲,傅银兰. 防厚香漱口水治疗缘龈炎 34 例[J]. 陕西中医,1999(5):216.

苟建重等配置防厚香漱口水(由防风、厚朴、香附、细辛、甘草、尼泊金、苯甲酸等制成水剂,室温保存备用)嘱 34 例缘龈炎患者每天三餐后使用,每次 10 mL 反复含漱 3～5 分钟。1 周后复查发现总有效率为 100%,提示本方有抗菌、收敛、活血化瘀和治疗牙本质过敏的作用。

65. 砂仁

《本草经解》记载,"气温,味辛涩,无毒。主虚劳冷泻,宿食不消,赤白泄利,腹中虚痛下气。"

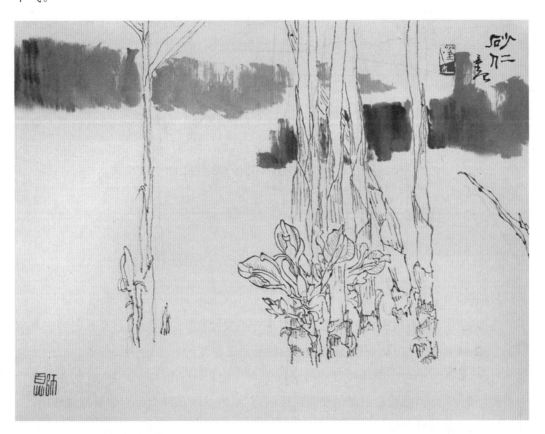

款识 砂仁为食品加工常用香料。

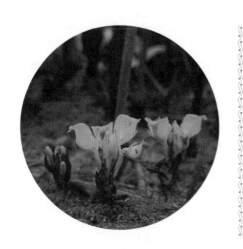

砂仁 Sharen

《药性论》

本品为姜科植物阳春砂(*Amomum uillosum* Lour.)、绿壳砂(*Amomum uillosum* Lour. var. *xanthioides* T. L. Wu et Senjen)或海南砂(*Amomumlongiligulare* T. L. Wu)的干燥成熟果实。主产于广东、广西、云南、海南。于夏、秋二季果实成熟时采收,晒干或

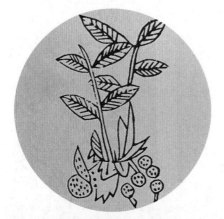

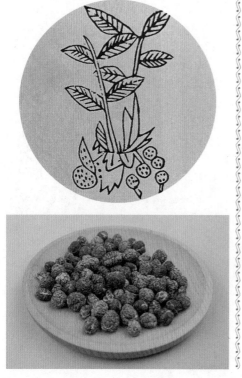

低温干燥,生用,用时打碎。

【性味归经】辛,温。归脾、胃、肾经。

【功效】化湿开胃,温脾止泻,理气安胎。

【应用例举】

(1)口腔溃疡。砂仁辛香走窜,善和五脏,故常可用于治疗虚火上炎而致口舌生疮,如封髓丹《医理真传》。

(2)牙痛。常常咀嚼砂仁可治疗牙痛《仁斋直指方》。

【用法用量】煎服3～6 g,宜后下。也可入丸、散剂。用时捣碎。

【使用注意】阴虚有热者忌用。

【现代研究】

海南砂仁挥发油具有抗炎作用,对二甲苯致小鼠肿胀和卡拉胶所致大鼠足肿胀具有抑制作用,还具有抑菌的作用,能抑制耶尔森菌和摩根变形杆菌的生长繁殖。砂仁可以镇痛抗炎,其挥发油对小鼠热板致痛的痛阈值有一定程度的提高。此外,砂仁还可作为肿瘤抑制剂,对环磷酰胺所引起的外周白细胞、红细胞、Hb 值降低都有显著抑制作用。

【现代文献摘录例举】

姬水英,吕选民.柴草瓜果篇第二十八讲砂仁[J].中国乡村医药,2017,24(19):52-54.

复发性口腔溃疡:砂仁(后下)12 g,木香 5 g,党参、白术、茯苓、甘草、黄芪、藿香、佩兰、生薏苡仁、扁豆、苦参、半夏、葛根各 15 g,升麻 10 g。水煎服,每日 1 剂,早晚分服。

66. 豆蔻

《本草经解》记载,"气大温,味辛,无毒。主积冷气,止吐逆反胃,消谷下气。"

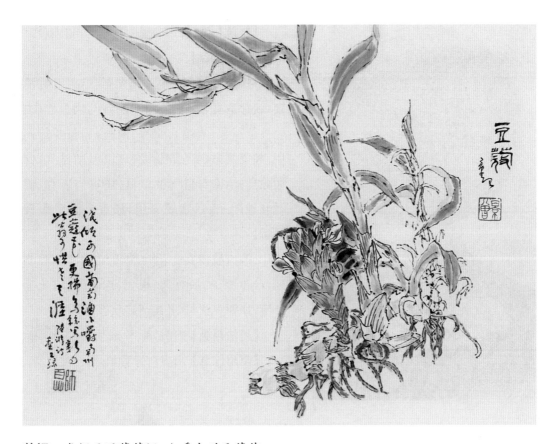

款识 浅倾西国葡萄酒,小嚼南州豆蔻花。

更拂乌丝写新句,此翁可惜老天涯。(陆游《对酒戏咏》)

豆蔻 Doukou

《名医别录》

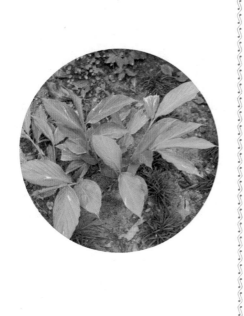

本品为姜科植物白豆蔻(*Amomum kravanh* Pierre ex Gagnep.)或爪哇白豆蔻(*Amomum compactum* Soland ex Maton)的干燥成熟果实。又名白豆蔻。按产地不同分为"原豆蔻"和"印尼白蔻"。原豆蔻主产于泰国、柬埔寨;印尼白蔻主产于印度尼西亚爪哇,我国云南、广东、广西等地亦有栽培。于秋季果实由绿色转成黄绿色时采收,晒干,生用,用时捣碎。

【性味归经】辛,温。归肺、脾、胃经。

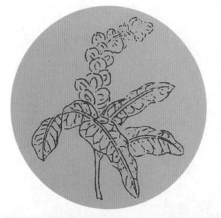

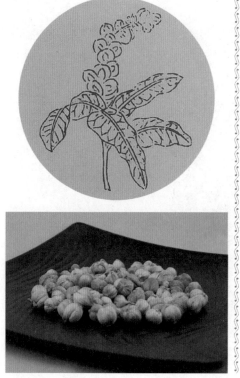

【功效】化湿行气,温中止呕,开胃消食。

【应用例举】

(1)口臭。本品温中化湿行气,可开胃消食,治疗口臭,常与细辛同用;或与肉豆蔻(去壳)、草豆蔻(去皮)、丁香、肉桂、赤茯苓等同用,如豆蔻散(《圣济总录》),以温中益气,辟秽除臭;治遍身臭气及口臭,还可与丁香、藿香叶香附子、白芷等同用,如香身丸(《串雅外编》)。

(2)口腔溃疡。治疗脾胃湿热型口腔溃疡,常与栀子、淡豆豉、枳壳、连翘、锦鸡儿等合用,如四三饮《李孔定研经实践录》。

【用法用量】煎服,3~6 g,后下。

【使用注意】阴虚血燥者慎用。

【现代研究】

白豆蔻总黄酮具有抗氧化活性,豆蔻对金黄色葡萄球菌、志贺菌属及大肠埃希菌有抑制作用。豆蔻挥发油能促进胃液分泌,增进胃肠蠕动,祛除胃肠积气,故有良好的芳香健胃作用,并能止呕。其挥发油对豚鼠实验性结核,能增强小剂量链霉素作用。

【现代文献摘录例举】

[1] 左渝陵,曾琴,黄文强,等.三仁汤在复发性阿弗他溃疡初期的应用[J].长春中医药大学学报,2013,29(05):900-901.

左渝陵等选择在临床上符合中医辨证为湿热蕴脾、寒湿蕴脾、脾肾不足夹湿、肝肾不足夹湿型的复发性阿弗他溃疡初期78例,给予中药三仁汤加减治疗,均处以三仁汤基础方:杏仁10 g、白豆蔻10 g、薏苡仁10 g、厚朴10 g、通草5 g、淡竹叶10 g、法半夏10 g、茯苓20 g,湿热蕴脾舌质红者加金银花10 g、连翘10 g、滑石10 g、苍术15 g、藿香20 g;寒湿蕴脾者加羌活5 g、防风10 g;脾虚湿蕴者加白术15 g、苍术15 g、藿香20 g;脾肾不足夹湿者加白术20 g、补骨脂15 g、苍术15 g、藿香15 g;肝肾不足夹湿苔微腻者加山茱萸10 g、熟地黄10 g,共5剂水煎服,每日1剂,分3次温服。治愈则停服。结果显示,78例患者中,显效率为28.2%,有效率为69.2%,无效率为2.6%,总有效率为97.4%。

[2] 马文红.甘露消毒丹治疗儿科诸疾验案[J].中医儿科杂志,2008(06):35-37.

伍某,男,3岁半,2008年6月26日初诊。其父代述:2天前患儿出现低热、流涎、拒食,昨日发现口腔有疱疹,遂来医院求治。查体:体温37.8℃,口腔硬腭、颊部、齿龈及舌部多处小溃疡、疼痛,手足掌心部、臀部、腿部有米粒至绿豆大小的疱疹,分布稀疏,疹色红润,疹液明亮,小便短赤,大便干燥,舌质红、苔黄腻、脉浮数。诊为手足口病。治以疏风解毒清热化湿。方用甘露消毒丹加减。处方:薄荷6g、荆芥6g、连翘10g、黄芩6g、藿香10g、茵陈10g、白豆蔻3g、石菖蒲3g、滑石12g、木通3g、赤芍6g、制大黄3g、板蓝根10g。服药1剂后热退,口腔溃疡缩小,手、足、臀、腿部疱疹明显减退。小便清利,大便微溏。在上方的基础上减木通、石菖蒲、制大黄、荆芥加淡竹叶9g,再服2剂而告愈。

第七章　利水渗湿药

凡以通利水道、渗泄水湿为主要功效,常用以治疗水湿内停病证的药物,称利水渗湿药。

本章主要介绍湿邪外侵,所导致迁延难愈、反复发作的口腔慢性疾病。利水渗湿类药物味多甘淡或苦,主归膀胱、小肠、肾、脾经,作用趋向偏于下行,淡能渗利,苦能降泄。本章主要介绍药物有茯苓、薏苡仁、泽泻、滑石等。临床上可根据不同的病症选取以下相应的药物进行辨证论治、组方遣药。

67. 茯苓

《神农本草经》记载,"气味甘、平,无毒。主胸胁逆气,忧恚惊邪恐悸,心下结痛,寒热烦满咳逆,口焦舌干,利小便。久服安魂养神,不饥延年。"

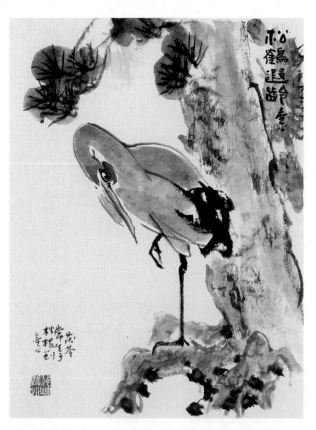

款识 茯苓常生于松根处。苏轼诗:我来徙倚长松下,欲掘茯苓亲洗晒。

故此画名松鹤遐龄,以志长寿。

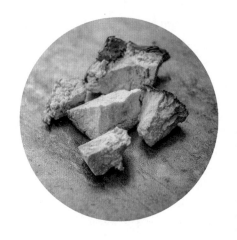

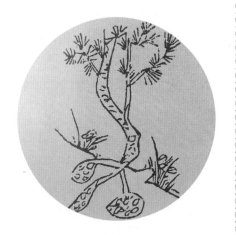

茯苓 Fuling

《神农本草经》

本品为多孔菌科真菌茯苓[*Poriacocos* (Schw.) Wolf]的干燥菌核。主产于安徽、云南、湖北。多于7～9月采挖。挖出后除去泥沙,堆置"发汗"后,摊开晾至表面干燥,再"发汗",反复数次至现皱纹、内部水分大部散失后,阴干,称为"茯苓个";或将鲜茯苓按不同部位切制,阴干,分别称为"茯苓块"和"茯苓片",生用。

【性味归经】甘、淡,平。归心、肺、脾、肾经。

【功效】利水渗湿,健脾,宁心安神。

【应用例举】

(1)慢性唇炎。本品甘,淡,平,入脾经,功能利水渗湿,健脾,治疗脾虚血燥型唇风,常与生地黄、当归、荆芥等同用以养血熄风,健脾润燥,如四物消风饮(《医宗金鉴》);治疗湿热毒盛型唇疽,常与金银花、玄参、当归、甘草、连翘、黄柏等同用,如四妙勇安汤(《验方新编》)、托里透脓汤(《医宗金鉴》)等。

(2)复发性口腔溃疡。本品利水渗湿,健脾,宁心。治疗脾胃虚弱、虚火上炎所致的口腔溃疡,常与人参、山药、白扁豆、白术、泽泻等合用,如参苓白术散(《太平惠民和剂局方》)。

【用法用量】煎服,10～15 g。

【现代研究】

茯苓多糖有增强免疫功能的作用,强化细胞免疫和体液免疫能力,且具有一定骨髓保护的功效。茯苓对急、慢性炎症均有良好的抗炎效果。茯苓多糖可有效抗滤泡性口腔炎病毒及单纯疱疹病毒活性。茯苓有抗肿瘤的作用,茯苓酸可抑制舌鳞状细胞癌细胞增殖,诱导细胞凋亡,阻滞细胞周期。此外,本品还具有利尿、镇静、延缓衰老、抗辐射、增加心肌收缩力、护肝、降血糖、抗胃溃疡等作用。

【现代文献摘录例举】

[1] 王付. 运用经方合方辨治小儿口腔溃疡[J]. 中医药通报,2017,16(2):10-13.

茯苓四逆汤与百合滑石汤合方辨治阳虚夹湿口腔溃疡案例举偶:朱某,男,4岁。其母代诉:经常口腔溃疡,半年来反复发作不愈,静脉用药即加重,口服中西药可效果不明显,近因口腔溃疡加重前来医院诊治。刻诊:口腔溃烂中心苍白,周围呈淡红色,口流涎水,手足不温,舌质淡,苔薄白,脉沉弱。辨为阳虚夹湿证,治当温阳益气,兼以利湿,予茯苓四逆汤与百合滑石汤合方。药用:茯苓12 g,红参3 g,生川乌5 g,滑石10 g,干姜5 g,百合15 g,炙甘草6 g。6剂,第1次煎35分钟,第2次煎30分钟,合并药液,每日1剂,每次服25 mL,每天服10次。二诊:口腔溃疡基本痊愈,以前方6剂。三诊:诸症基本消除,以前方6剂。四诊:为了防止病症复发,以前方3剂。随访1年,一切尚好。

[2] 汤艳丽,郭红霞,邵丽黎. 建中茯苓汤治疗老年人口干燥症临床观察[J]. 中医学报,2013,28(2):275-276.

汤艳丽等通过观察建中茯苓汤治疗35例老年人口干燥症的临床疗效发现,服药4周后有效率为82.85%,服药8周后有效率为85.71%。35位患者均口服建中茯苓汤。方药组成:桂枝12 g,白芍20 g,山药20 g,茯苓20 g,牡丹皮12 g,赤芍15 g,桃仁10 g,生地黄12 g,玉竹15 g,太子参12 g,黄芪30 g,每日1剂,水煎分早、晚2次温服。4周为1个疗程,共治疗2个疗程。

68. 薏苡仁

《神农本草经》记载,"味甘,微寒。主筋急,拘挛不可屈伸,风湿痹,下气。久服轻身益气。其根下三虫。"

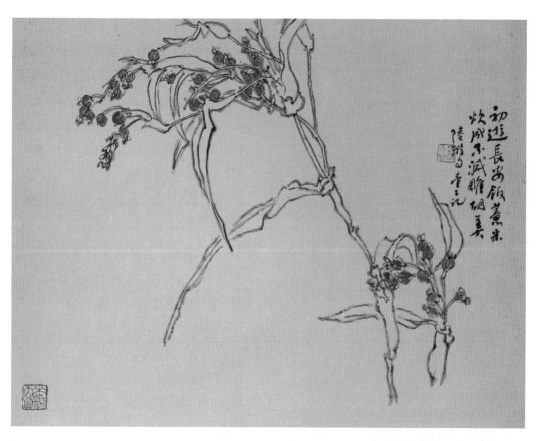

款识 初游唐安饭薏米,炊成不减雕胡美。(陆游句)雕胡,指菰米,可食用。

薏苡仁 Yiyiren

《神农本草经》

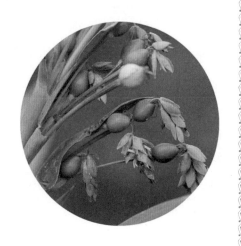

本品为禾本科植物薏苡[*Coix lacryma-jobi* L. var. ma-yuen(Roman.)Stapf]的干燥成熟种仁。主产于福建、河北、辽宁。秋季果实成熟时采割植株,晒干,打下果实,再晒干,除去外壳、黄褐色种皮和杂质,收集种仁,生用或炒用。

【**性味归经**】甘、淡,凉。归脾、胃、肺经。

【**功效**】利水渗湿,健脾止泻,除痹,排脓,解毒散结。

【**应用例举**】

(1)唇炎。本品性凉,味甘、淡,归脾、胃、

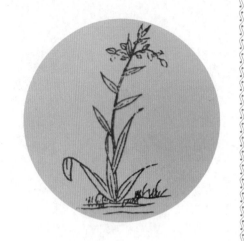

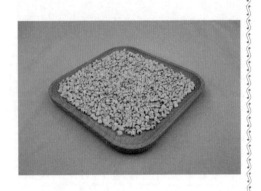

肺、大肠经,具健脾渗湿而不伤阴,清热消肿之功。唇风病位在脾,多由脾胃湿热,熏灼唇部,灼伤阴津,口唇失养而致病。湿性致病迁延难愈,常反复发作。对于口唇红肿、糜烂、痒痛,反复结痂、干裂、脱皮,伴食欲不振,口干便秘者,可重用薏苡仁,同时合用甘露饮,以达健脾化湿且滋阴之功。

(2)牙周炎。本品清肺肠之热,排脓消痈。在治疗牙周炎过程中也常佐用薏苡仁,以清热、消肿、排脓。牙周炎含漱液:朱砂、当归、炒薏苡仁、生甘草、薄荷各 10 g,蜈蚣 2条,虎杖、白花蛇舌草、黄柏、黄芪各 30 g,白及 5 g,煎汤含漱,每日含漱 4～5 次,每次 4～5 分钟。

(3)口腔扁平苔藓,口腔溃疡,天疱疮。本品淡渗甘补,健脾除湿。尤宜治疗复发性口腔溃疡、口腔扁平苔藓、天疱疮等见脾虚湿盛症者,常与人参、茯苓、白术等合用,如参苓白术散(《太平圣惠和剂局方》)。

(4)口腔癌肿。本品解毒散结,临床亦可用于口腔癌,常配伍白花蛇舌草、夏枯草、甘草等同用。

(5)唇部血管神经性水肿。本品健脾利水渗湿,常与当归、川芎、生姜、桂枝、羌活、独活、防风、白术、甘草等同用,治疗唇部血管神经性水肿,如薏苡仁汤(《类证治裁》)。

【用法用量】煎服,9～30 g。

【使用注意】本品性质滑利,孕妇慎用。

【现代研究】

薏苡仁煎剂、醇及丙酮提取物对癌细胞有明显抑制作用,可抑制人口腔鳞状细胞癌细胞增殖、迁移和侵袭。薏苡多糖对羟基自由基、超氧阴离子自由基及 DPPH 自由基的清除能力,具有抗氧化活性,提高免疫球蛋白水平、调节免疫活性等作用。薏苡仁油可改善小鼠的肠道菌群失衡,并抑制肠道炎症因子表达。此外,薏苡仁还具有抗炎镇痛、降血糖、调节血脂代谢、解热、镇静等作用。

【现代文献摘录例举】

[1] 蒋萃. 傅元谋教授薏苡附子败酱散的临床运用举隅[J]. 四川中医,2013,31(5):119-120.

薏苡附子败酱散治疗口腔溃疡。处方:制附片 5 g,法半夏 10 g,薏苡仁 20 g,败酱草 10 g,黄连 4 g,白芍 10 g,生白术 10 g,茯苓 20 g,干姜 8 g,淡竹叶 5 g。3 剂后复诊,诸症好转。

薏苡附子败酱散治疗口臭。处方:制附片 8 g,薏苡仁 30 g,败酱草 10 g,桂枝 20 g,白芍 40 g,炮姜 15 g,炙甘草 15 g,佩兰 20 g,厚朴 20 g,槟榔 10 g,枳椇子 20 g,郁李仁 20 g。6 剂,1 日 3 次。

[2] 杨步流. 健脾渗湿法治疗唇黏膜病医案 2 则[J]. 中医文献杂志,2022,40(2):77-78.

盘状红斑狼疮:选参苓白术散加减,参苓白术丸巩固疗效,患者双唇糜烂未再复发。

[3] 郭振华. 苡仁药膳抗癌症[N]. 医药养生保健报,2009-05-04(007).

苡仁莲子藕粉羹:薏苡仁 50 g,莲子 30 g,共研成细末,入锅加水煮成糊状后,调入藕粉 20 g 及冰糖 10 g,搅拌成羹。有滋阴养肺、健脾抗癌之功效,适用于鼻咽癌、口腔癌等肿瘤病人体质虚弱者。

69. 泽泻

《神农本草经》记载,"气味甘、寒,无毒。主风寒湿痹,乳难,养五脏,益气力,肥健,消水。久服耳目聪明,不饥,延年,轻身,面生光,能行水上。"

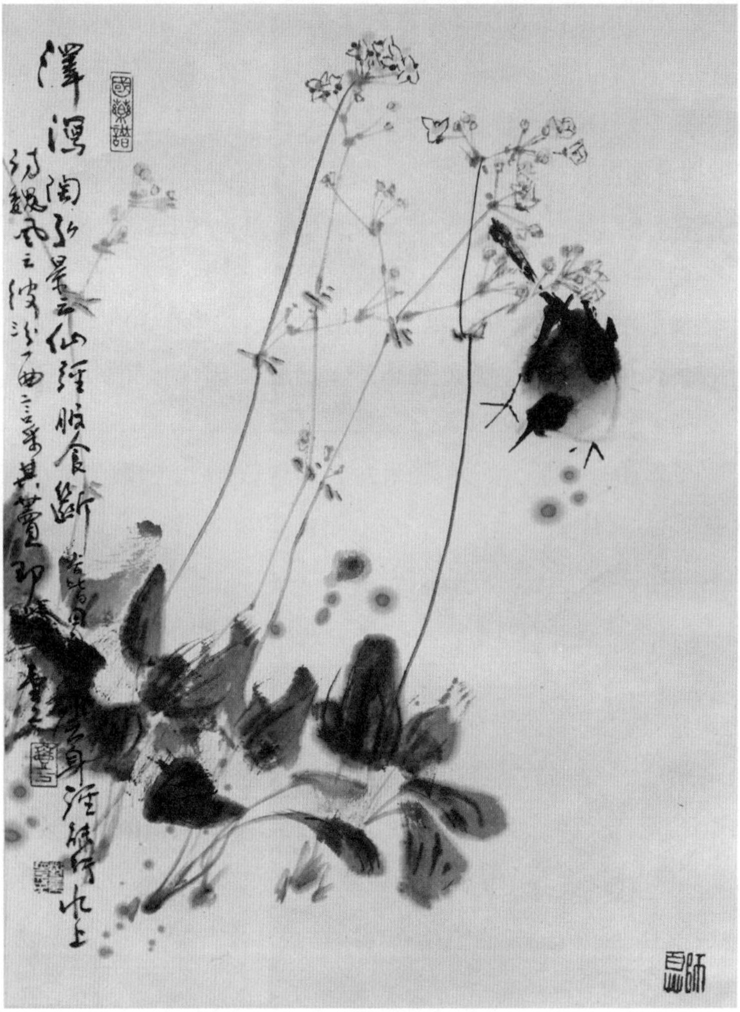

款识 陶弘景云：仙经服食断谷皆用之，亦云神轻，能步行水上。即此，按：藚（《诗经》），即今泽泻。

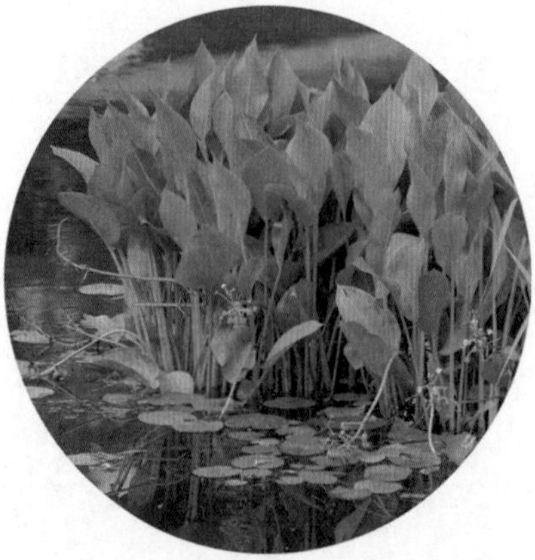

泽泻 Zexie

《神农本草经》

本品为泽泻科植物泽泻[*Alisma orientale* (Sam.) Juzep.]的干燥块茎。主产于福建、四川。冬季茎叶开始枯萎时采挖，洗净，干燥，除去须根和粗皮，切厚片，晒干，生用或盐水炙用。

【性味归经】 甘、淡，寒。归肾、膀胱经。

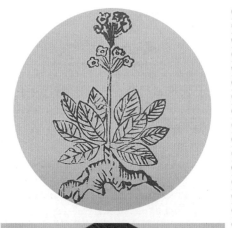

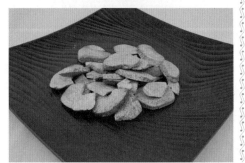

【功效】利水渗湿,泄热,化浊降脂。

【应用例举】

复发性口腔溃疡。本品甘、淡,寒。归肾、膀胱经。具有利水渗湿、泄热、化浊降脂的功效。治疗阴虚火旺所致的复发性口腔溃疡,与熟地黄、山萸肉、丹皮、山药、茯苓等合用,如六味地黄丸(《中国中医药科技》)。

【用法用量】煎服,6～10 g。

【现代研究】

泽泻本品对金黄色葡萄球菌、肺炎双球菌、结核杆菌有抑制作用,且具有抗炎活性。泽泻醇化合物具有抗肿瘤活性。泽泻多糖具有较好的清除自由基和抗自由基损伤作用。泽泻醇B还可减少黑色素的产生,抑制破骨细胞形成。另外,泽泻有利尿作用,能增加尿素与氯化物的排泄,还有降压、降血糖及抗脂肪肝作用。

【现代文献摘录例举】

马次欣,王秋雁. 滋阴清热与活血养血法治疗慢性复发性口腔溃疡42例[J]. 云南中医中药杂志,2015,36(02):25.

马次欣等采用滋阴清热与活血养血法治疗慢性复发性口腔溃疡42例,方选知柏地黄汤合四物汤加减治疗。处方:知母10 g,黄柏10 g,生地15 g,山药15 g,泽泻15 g,山萸肉15 g,茯苓15 g,丹皮15 g,川芎15 g 当归10 g,白芍15 g,熟地15 g,每2天服1剂,水煎服,每日服3次,5剂为1个疗程,一般用药2～3个疗程。服药期间,忌辛辣刺激性饮食,保持口腔卫生,加强体育锻炼,劳逸结合。观察发现治愈36例,好转4例,未愈2例,总有效率为95.2%。

70. 滑石

《神农本草经》记载，"味甘，寒。主身热泄澼，女子乳难，癃闭。利小便，荡胃中积聚寒热，益精气。久服，轻身，耐饥，长年。"

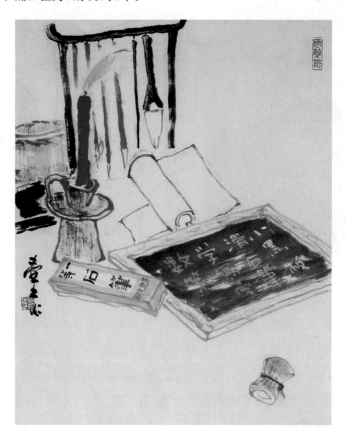

款识　儿歌：小黑板、滑石笔，学写字、数第一。

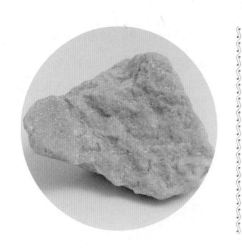

滑石 Huashi

《神农本草经》

本品为硅酸盐类矿物滑石族滑石，主含含水硅酸镁[$Mg_3 \cdot (Si_4O_{10}) \cdot (OH)_2$]。主产于山东、辽宁、广西。采挖后，除去泥沙及杂石，洗净，砸成碎块，粉碎成细粉用，或水飞晾干用。

【性味归经】甘、淡，寒。归膀胱、肺、胃经。

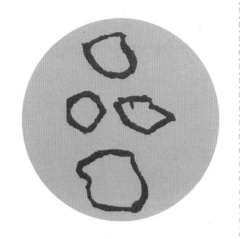

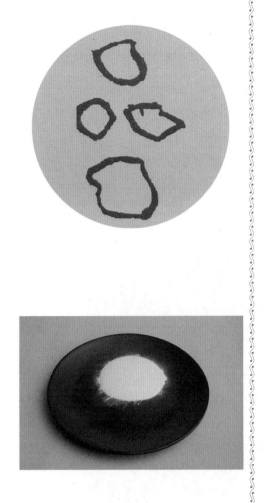

【功效】利尿通淋，清热解暑；外用祛湿敛疮。

【应用例举】

（1）湿疮，湿疹，痱子。本品外用有清热收湿敛疮作用。治疗湿疮、湿疹，可单用或与枯矾、黄柏为末，撒布患处；治痱子，可与薄荷、甘草等配合制成痱子粉外用。

（2）口臭，口疮，急性唇炎。本品具有清热之功，治疗胃热火盛型口臭，兼有牙龈红肿疼痛，口舌糜烂等症，常与黄连、黄芩、栀子、石膏、生地黄、连翘、石斛等药同用，以清胃泻火，如清胃饮（《简明医彀》）；治疗口疮，急性唇炎，常与五倍子、黄柏等药同用，以清热敛疮，如赴筵散（《三因极一病证方论》）。

（3）唇周皮炎。本品甘、淡、寒，具有利尿通淋、清热解暑、祛湿敛疮的功效。治疗外感风邪，内有蕴热所致的儿童舔口皮炎，常与麻黄、荆芥穗、防风、等合用，如防风通圣丸。

【用法用量】煎服，10～20 g；滑石块先煎，滑石粉包煎。外用适量。

【使用注意】脾虚、热病伤津及孕妇慎用。

【现代研究】

滑石粉有外用能吸附大量化学刺激物或毒物，可有一定的保护作用保护创面，吸收分泌物，促进结痂的作用。在体外，10％滑石粉对伤寒杆菌、甲型副伤寒杆菌有抑制作用。滑石有利水作用，还有吸附和收敛作用，内服能保护肠壁。另有研究表明，滑石在直肠、阴道或创面等处可引起肉芽肿，滑石粉在动物实验中表现出引起炎症及癌变等作用。

【现代文献摘录例举】

王付. 运用经方合方辨治小儿口腔溃疡[J]. 中医药通报，2017，16(2)：10-13.

百合滑石汤与泻心导赤散合方辨治湿热证口腔溃疡案例举偶：曹某，女，2岁，河南省郑州市人。其母代诉，从7个月大至今经常口腔溃疡，近因病证加重前来诊治。刻诊：口腔溃疡，舌尖红肿溃烂，涎多，小便黄赤，舌质红，苔黄略腻，指纹紫红。辨为湿热证，治当清心泻热,凉血利湿,予百合滑石汤与泻心导赤散合方。药用:生地黄 10 g,木通 10 g,黄连 10 g,生甘草梢 10 g,百合 15 g,滑石 10 g。6 剂,第 1 次煎 35 分钟,第 2 次煎 30 分钟,合并药液,每日 1 剂,每次服 10 mL,每天服 15 次。二诊:口涎明显减少,口腔溃疡基本消除,以前方 6 剂。三诊:病情稳定,未有明显不适,以前方 6 剂。四诊:诸证消除,为了巩固治疗效果,以前方 6 剂,每 2 天 1 剂。随访 1 年,一切正常。

71. 虎杖

《神农本草经》记载,"味苦温,生山谷。主心痛,寒热,结气,积聚,伏梁,伤筋,痿,拘缓,利水道。"

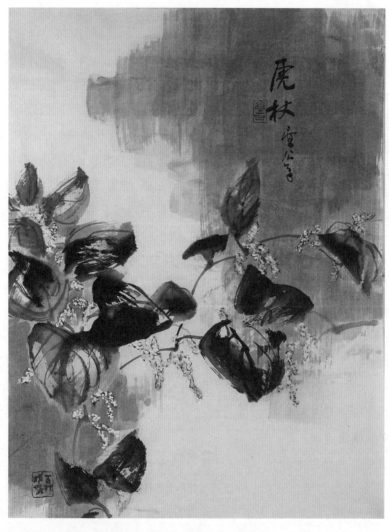

款识　相传药王孙思邈用此药为老虎治好腿疾,故名虎杖。

虎杖 Huzhang

《名医别录》

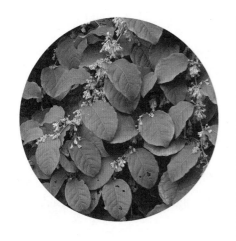

本品为蓼科植物虎杖（*Polygonum cuspidatum* Sieb. et Zucc.,）的干燥根茎和根。春、秋二季采挖,除去须根,洗净,趁鲜切短段或厚片,晒干。多生于山谷、溪旁或岸边。分布于我国中部及南部。产于江苏、浙江、江西、福建、山东、河南、陕西、湖北、云南、四川、贵州等地。

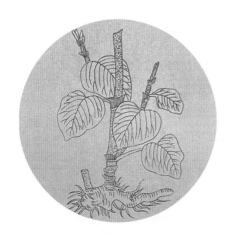

【性味归经】微苦,微寒。归肝、胆、肺经。

【功效】利湿退黄,清热解毒,散瘀止痛,止咳化痰。

【应用例举】

（1）牙痛。本品有散瘀止痛之功,治疗咽痛,取虎杖 25 g,生甘草 5 g,75％酒精 500 mL,共合一起装瓶内,密封,放在干燥处,半月后滤去药渣,备用。涂擦患牙牙床上每日 3 次。

（2）伤口感染。本品能清热解毒,可用于伤口感染。取虎杖 100 g,枯矾 10 g,冰片 5 g,加蒸馏水 1 L 煎汤,得到的药液过滤之后以备用。

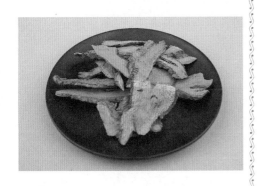

（3）口腔扁平苔藓。本品微苦,微寒。具有祛风利湿、散瘀定痛、止咳化痰的功效。治疗湿热内阻、气滞血瘀所致的口腔扁平苔藓,与绞股蓝、大黄、山楂、刺五加叶等合用,如复方绞股蓝胶囊。

【用法用量】煎服,9～15 g。外用适量,制成煎液或油膏涂敷。

【使用注意】孕妇慎用。

【现代研究】

虎杖中主要含有蒽醌类、二苯乙烯类、黄酮类、香豆素类以及一些脂肪酸类化合物,具有多种药理作用,包括抗炎、抗病毒、抗菌、调血脂、抗血栓、改变血流变、扩张血管、保护心肌、抗氧化、抗肿瘤,改善阿尔茨海默病及预防艾滋病等。

【现代文献摘录例举】

[1] 蒋岩,王红霞,鲍作义,朱关福.用鼠艾滋病模型评价虎杖水提液的抗病毒作用[J].中国病毒学,1998(4):27-32.

蒋岩等以脾指数、病毒抗原阳性细胞、血清 IgG 和脾细胞对刀豆蛋白 A 的刺激应答为指标,用 LPBMC57BL/6 鼠艾滋病模型验证了虎杖水提液具有抗病毒、抗癌作用。

[2] 王新国.榆及虎杖散治疗复发性口腔溃疡 36 例[J].中国民间疗法,2004,12(2):26-27.

王新国用榆及虎杖散(组成:地榆、白及、虎杖、栀子等)治疗复发性口腔溃疡 36 例,治疗组 36 例均于开始治疗 5 日内痊愈。多数患者首次用药后疼痛明显减轻,平均愈合时间为 3.2 天。对照组 36 例均于开始治疗 10 日内痊愈,多数患者用药 3 天后疼痛才明显减轻,平均愈合时间 4.8 天。二组比较 4 天内愈合率及平均愈合时间均有显著性差异($P<0.01$)。

[3] Bang T H, Park B S, Kang H M, Kim J H, Kim I R. Polydatin, a glycoside of resveratrol, induces apoptosis and inhibits metastasis oral squamous cell carcinoma cells in vitro. Pharmaceuticals (Basel). 2021 Sep 5;14(9):902.

虎杖苷是虎杖的提取物,又名白藜芦醇苷,是白藜芦醇的天然前体。Bang T H 等研究发现,白藜芦醇能降低 CAL27 和 Ca9-22 细胞的存活率和增殖率,诱导细胞凋亡相关因子细胞色素 c 的释放,procaspase-3 和 PARP 的裂解。此外,研究还发现白藜芦素能抑制细胞迁移和侵袭,并已被证明是通过增加 EMT 相关因子 E-cadherin 的表达,以及降低 N-cadherin、Slug 和 Snail 蛋白和基因的表达发生的。这些结果表明,白藜芦醇是一种潜在的口腔癌治疗方法。

第八章　温里药

凡以温里祛寒为主要功效,常用以治疗里寒证的药物,称温里药,又名祛寒药。

本类药物味辛而性温热,辛能散、行,温能通,善走脏腑而能温里祛寒,温经止痛,故可用治里寒证,尤以里寒实证为主。本章主要介绍寒邪侵袭或脏腑虚寒,导致寒凝经脉、虚火上炎之口腔病症,如牙痛、口疮等。本章主要介绍药物有吴茱萸、荜茇等,临床上可根据不同的病症选取以下相应的药物进行辨证论治、组方遣药。

72. 附子

《神农本草经》记载,"味辛温,生山谷。主风寒咳逆邪气,温中,金创,破症坚积聚,血瘕,寒温。"

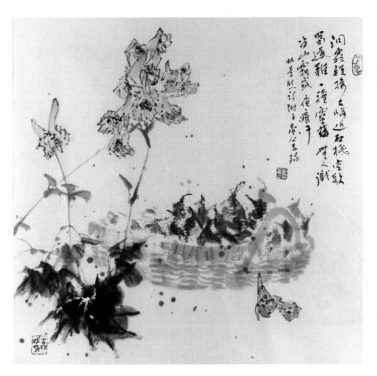

款识　洞霞疑接台峰近,石栈空歌蜀道难。一种灵苗人不识,半山霜露夜痕干。(林景熙诗《附子》)

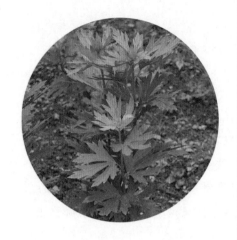

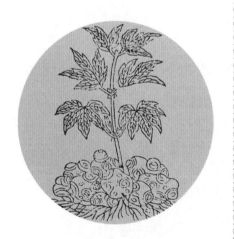

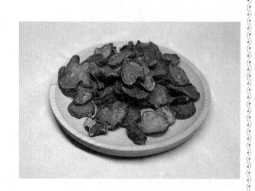

附子 Fuzi

《神农本草经》

本品为毛茛科植物乌头（*Aconitum car-michaeli* Debx.）的子根的加工品。主产于四川。6月下旬至8月上旬采挖，除去母根、须根及泥沙，习称"泥附子"，加工制成盐附子、黑附片（黑顺片）、白附片。

【性味归经】辛、甘，大热；有毒。归心、肾、脾经。

【功效】回阳救逆，补火助阳，散寒止痛。

【应用例举】

（1）复发性口腔溃疡。本品辛、甘，大热，具有回阳救逆，补火助阳，散寒止痛的功效。治疗脾肾阳虚所致的复发性口疮，与人参（去芦）、干姜（炮）、甘草（炙）、白术等合用，如附子理中汤《丹溪心法》。或应用附桂八味丸加减治疗（《中西医结合口腔科学》）。

（2）口腔白斑。其证候为白斑色泽淡，周围黏膜色淡无津，扪诊感觉僵硬，多见皱纹纸状或斑块状白斑。应用右归丸合归脾汤，右归丸中附子起温补肾阳之效（《中西医结合口腔科学》）。

【用法用量】煎服，3～15 g；先煎，久煎，口尝至无麻辣感为度。

【使用注意】本品辛热燥烈，孕妇慎用，阴虚阳亢者忌用。不宜与半夏、瓜蒌、瓜蒌皮、瓜蒌子、天花粉、川贝母、浙贝母、平贝母、伊贝母、湖北贝母、白蔹、白及同用。生品外用，内服须经炮制。若内服过量，或炮制、煎煮方法不当，可引起中毒。

【现代研究】

附子的主要活性和毒性成分是双酯型生物碱。附子煎剂、水溶性部分等对蛙、蟾蜍及温血动物心脏均有明显的强心作用；附子水溶性部分能增加股动脉血流量，降低血管压力，对冠状血管有轻度扩大作用，其正丁醇提取物、乙醇提取物及水提物对氯仿所致小鼠室颤有预防作用；乌头属类生物碱能扩张四肢血管，因此对血压有双向影响；附子煎剂可减弱动物血压降低、心率减慢、心收缩力减弱等变化，而显著延长休克动物生存时间；附子煎剂有抑制凝血和抗血栓形成的作用；附子有抗炎、镇痛作用。附子能增强免疫与机体抗氧化能力，并具有抗衰老作用。

【不良反应】

附子中含多种乌头碱类化合物，具有较强的毒性，尤其表现为心脏的毒性。但经水解后形成的乌头碱，毒性则大大降低。乌头碱类结构属二萜类生物碱，具有箭毒样作用，即阻断神经肌肉接头传异，还具有乌头碱样作用，表现为心律紊乱、血压下降、体温降低、呼吸抑制、肌肉麻痹和中枢神经功能紊乱等。附子大剂量粗制生物碱可导致多种动物全身性及呼吸麻痹症状，症状表现为呼吸停止先于循环紊乱。附子中毒原因主要是误食或用药不慎（如剂量过大、煎煮不当、配伍失宜等）或个体差异等，严重者可致死亡。

【现代文献摘录】

许勇，苟小军，陈晓勤. 经方治疗复发性口腔溃疡的经验体会[J]. 中医临床研究，2018，36(10)：51-53.

许勇用桂枝加附子汤治疗阳虚型口腔溃疡而兼太阳中风证，桂枝加附子汤是标本兼治之方，辅以细辛、牡蛎等引火归原之品，可迅速改善口腔溃疡与感冒身痛两个方面症状。历代医家中使用附子理中汤治疗虚寒性口腔溃疡的论述并不少见。如清代尤在泾《金匮翼》曰："口舌生疮……一者胃虚食少，肾水之气逆而承之，则为寒中。脾胃虚衰之火，被迫上炎，作为口疮。其症饮食少思，大便不实，或手足逆冷，肚腹作痛。经曰岁金不及，炎火乃行，复则寒雨暴至，厥阴乃格，阳反上行，民病口疮是也。宜附子理中汤，参、术、甘草补其中，干姜、附子散其寒，使土温则火自敛也。"

73. 吴茱萸

《神农本草经》记载，"味辛温，生山谷。主温中下气，止痛，咳逆，寒热，除湿血痹，逐风邪。"

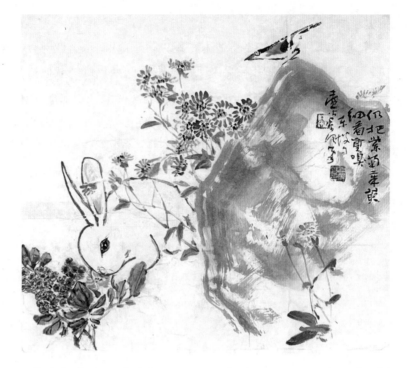

款识　遥知兄弟登高处,遍插茱萸少一人。(王维《九月九日忆山东兄弟》诗句)

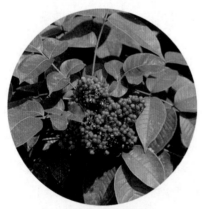

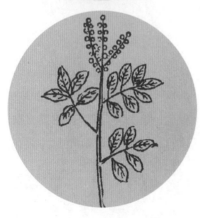

吴茱萸 Wuzhuyu

《神农本草经》

本品为芸香科植物吴茱萸[*Evodia rutaecarpa* (Juss.) Benth.]、石虎[*E. rutaecarpa* (Juss.) Benth. Var. *officinalis* (Dode) Huang]或疏毛吴茱萸[*E. rutaecarpa* (Juss.) Benth. Var. *bodinieri* (Dode) Huang]的干燥近成熟果实。主产于贵州、湖南、四川、云南、陕西。8～11月果实尚未开裂时,剪下果枝,晒干或低温干燥,除去枝、叶、果梗等杂质,生用,或用甘草汤制过用。

【性味归经】辛、苦,热;有小毒。归肝、脾、胃、肾经。

【功效】散寒止痛,降逆止呕,助阳止泻。

【应用例举】

(1)口疮,牙龈炎。本品为末,醋调敷足

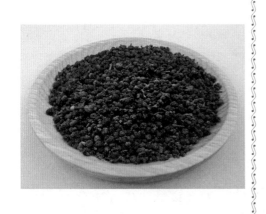

心(涌泉穴),包扎固定,每日1换。现代临床亦用于治疗高血压。

(2)口臭。本品入脾胃经,以吴茱萸、炒地龙末,取适量,用醋调贴脚心,每日1换(《谵轩方》)。

【用法用量】煎服,2～5 g。外用适量。

【使用注意】本品辛热燥烈,易耗气动火,故不宜多用、久服。阴虚有热者忌用。孕妇慎用。

【现代研究】

本品具有抗炎、镇痛等作用。吴茱萸碱可通过抑制炎症反应和维持线粒体抗氧化功能来改善紫杉醇诱导的神经性疼痛,吴茱萸中含有多种抗炎成分,可显著下调促炎细胞因子和炎症介质。吴茱萸对口腔白色念珠菌有体外抑制作用。吴茱萸具有抗肿瘤活性,可抑制舌鳞癌细胞Tca-8113裸鼠移植瘤的生长。本品还有抗动物实验性胃溃疡、修复肠道黏膜损伤的作用。此外,吴茱萸具有强心、保护心肌、调节心律、抗动脉粥样硬化、降血脂、降血糖、抗失眠、抗抑郁、改善学习记忆、预防卵巢早衰等作用。

【不良反应】

吴茱萸含有多种生物碱,如吴茱萸碱、吴茱萸次碱、异吴茱萸碱等,对中枢神经有兴奋作用,大量服用可致神经错觉、视力障碍等。中毒后主要表现为强烈的腹痛、腹泻、视力模糊、错觉、脱发、胸闷、头疼、眩晕或猩红热样药疹。吴茱萸中毒的原因主要是用量过大或使用生品。

【现代文献摘录例举】

解昱,史鹏翼,罗冬青.吴茱萸贴敷涌泉穴治疗复发性阿弗它性口腔溃疡[J].北京中医药大学学报,2011,34(6):424-425,429.

解昱等选取161例复发性阿弗他溃疡病患者,随机分为治疗组83例,对照组78例,结果显示,相比于对照组,治疗组的平均溃疡期缩短,治疗前后疼痛指数明显下降,差异均有统计学意义。本方法治疗复发性阿弗他溃疡证属阴虚火旺的患者总有效率达到了68.8%,较仅口服口炎清冲剂的患者明显有所提高。

74. 丁香

《神农本草经》记载,"味苦、性寒。主肠胃,去肠胃中结气,饮食积聚,寒热邪气。久服,养胃、明目、益精。"

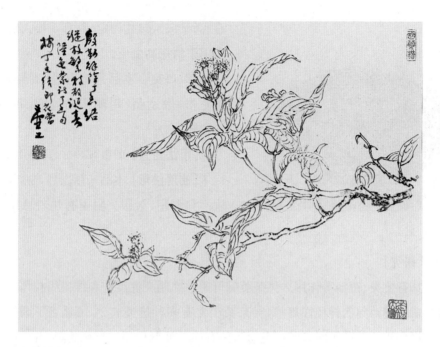

款识　殷勤解却丁香结，纵放繁枝散诞春。（唐·陆龟蒙《丁香》诗句）

　　　按：丁香结，即花蕾。

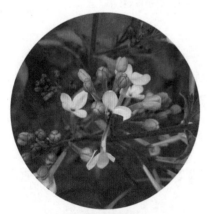

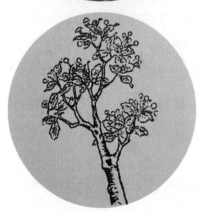

丁香 Dingxiang

《雷公炮炙论》

　　本品为桃金娘科植物丁香（*Eugenia caryophyllata* Thunb.）的干燥花蕾。习称公丁香。主产于桑给巴尔、马达加斯加、斯里兰卡、印度尼西亚，我国广东、海南也产。当花蕾由绿转红时采摘，晒干，生用。

　　【性味归经】辛，温。归脾、胃、肾经。

　　【功效】温中降逆，散寒止痛，温肾助阳。

　　【应用例举】

　　（1）口臭。本品气味芳香浓烈，入脾、胃经，可治口臭。常配伍川芎、白芷、炙甘草，如丁香丸（《严氏济生方》）。亦可配伍沉香、木香、麝香等，如五香丸（《圣济总录》）。

　　（2）牙痛、坏死性龈口炎。本品止痛效佳，又因其味辛、温，入太阴脾经，可温脾以达

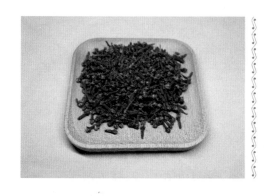

清解阳明燥湿之功,如丁香膏(《圣济总录》)。"齿疳,阳明湿热生虫也。"本品与黄蜡、沉香、麝香等制膏贴于牙面,治疗坏死性龈口炎。

【用法用量】煎服,1～3 g,或研末外敷。

【使用注意】不宜与郁金同用。

【现代研究】

本品内服能促进胃液分泌,增强消化力,减轻恶心呕吐,缓解腹部气胀,为芳香健胃剂;其水提物、醚提物均有镇痛抗炎作用;丁香酚有抗惊厥作用;其煎剂对葡萄球菌、链球菌及白喉、变形、绿脓、大肠、痢疾、伤寒等杆菌均有抑制作用,并有较好的杀螨作用;另有抗血小板聚集、抗凝、抗血栓形成、抗腹泻、利胆和抗缺氧等作用。

丁香中毒的主要原因是过量服用丁香或丁香油,控制剂量可以预防中毒。丁香的中毒症状表现为呼吸抑制、昏睡、下肢麻痹、呕吐、尿失禁并常有血尿,严重时可致死亡。

【现代文献摘录】

[1] 美丽,朱懿敏,罗晶. 丁香化学成分、药效及临床应用研究进展[J]. 中国实验方剂学杂志,2019,15(25):222-227.

丁香在口腔科的应用越来越得到临床的肯定与证实。在口腔领域中,丁香油可作为暂时固定剂降低患者的牙体预备时引起牙釉质损伤疼痛。药理研究发现,丁香具有良好的抗菌消炎、解热镇痛等作用。申崇光等发现丁香酚对牙龈炎的降低作用较为显著。李春茹等临床观察显示,采用清热止痛中药联合丁香挥发油治疗可复性急性牙髓炎患者治疗效果显著。章力洪研究发现在乳牙牙髓炎的临床治疗上,氧化锌丁香油糊剂根管充填术的治疗成功率高达92%,且患儿复诊次数少。

[2] 朱金段,袁德俊,林新颖. 丁香的药理研究现状及临床应用[J]. 药物研究,2013,40(1):32-35.

丁香酚具有抗炎杀菌、解热镇痛等功效,其在口腔科中的应用也非常普遍。顾辉通过临床疗效的观察发现,碘甲丁香油氧化锌糊剂治疗干槽症(局限性牙槽骨髓炎)能快速止痛,缩短消炎时间,且操作简便(一次上药),不影响口腔正常生理活动,是一种较好的治疗方案,值得在临床上推广应用。刘友林等用荜茇提取物、丁香油及冰片经滴制法制成的牙痛定滴丸治疗牙周炎及牙髓炎等疾病,96%的患者在2分钟内疼痛得到缓解,并且未发现其他不良反应。

[3] 翟华强,王双艳,张硕峰,高明超,马长华. 寒热中药外用治疗口腔溃疡的文献回

顾与思考[J]. 中国实验方剂学杂志,2011,17(22):264-268.

药理研究发现:公丁香能够外用治疗口腔溃疡,与其消炎止痛及抗病毒等作用密切相关。

75. 荜茇

《本草择要纲目》记载,"辛大温无毒。阳也,浮也。入手足阳明经,然辛热耗散,能动脾肺之火,多用令人目昏。"

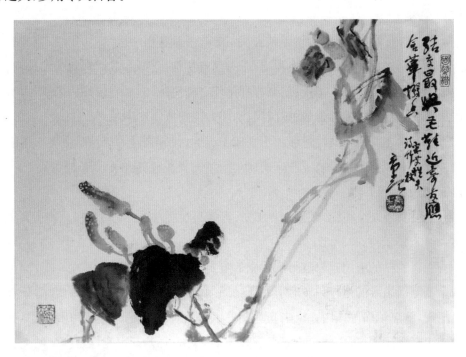

款识　结交最与芒鞋密,寄友应含荜拨香。(宋·艾性夫诗《竹杖》)

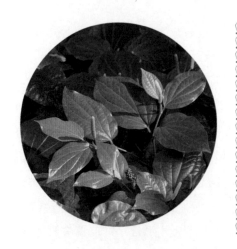

荜茇 Biba

《新修本草》

本品为胡椒科植物荜茇(*Piper longum* L.)的干燥近成熟或成熟果穗。国内主产于云南、广东,国外主产于印度尼西亚、菲律宾、越南。果穗由绿变黑时采收,除去杂质,晒干,生用。

【性味归经】辛,热。归胃、大肠经。

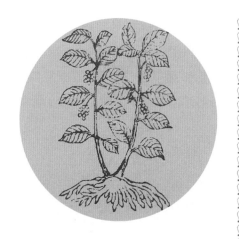

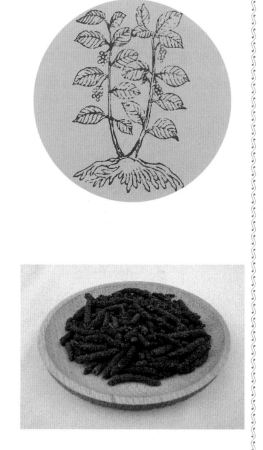

【功效】温中散寒，下气止痛。

【应用例举】

（1）牙痛。本品辛散温通，功能散寒止痛。《本草纲目》："荜茇……牙痛要药……取其辛热能入阳明散浮热也。"治疗龋齿疼痛，以本品配胡椒研末，填塞龋齿孔中，如荜茇散（《御药院方》），治疗牙齿疼痛。与高良姜、草乌、蝎梢等同用。

（2）牙本质过敏。本品辛散温通，治风冷齿痛型牙本质过敏，常与当归、川芎、细辛、白芷、藁本、露蜂房等药同用，如温风散（《医方选要》）。

（3）慢性牙髓炎。本品辛散温通，散风止痛，以之揩牙、盐汤漱之，主治慢性牙髓炎、牙痛，常与胡椒、川椒、荆芥穗、川芎、白芷、防风、羌活、蜂房等药同用，如羌活散（《类编朱氏集验医方》）。

【用法用量】煎服，1～3 g。外用适量，研末塞龋齿孔中。

【现代研究】

荜茇具有抗肿瘤活性，荜茇酰胺能够诱导口腔鳞癌细胞发生自噬，进而抑制肿瘤细胞增殖。荜茇果实提取物具有抗口腔真菌活性，其中白念珠菌对提取物最为敏感。其胡椒碱具有免疫调节作用，能改善小鼠的细胞凋亡和免疫功能抑制。本品还具有抗氧化、抗炎、抗抑郁、降脂、镇静、镇痛、解热等作用。

【现代文献摘录例举】

刘晓锦，刘沛，毛兰萍，石爱梅. 荜茇乌贼骨治疗牙本质过敏症 30 例临床疗效观察[J]. 中国老年学杂志，2010，30（04）；545-546.

刘晓锦通过自身对照法观察 30 例牙本质过敏症患者，共 240 颗患牙，其中，后牙牙合面磨耗 20 例，共 160 颗；牙颈根暴露 10 例，共 80 颗；所有患牙均无牙髓炎症状。治疗方法为长期（0.5～1 年）用不含药物牙膏（中华牙膏）的无效患者，再改用中药加牙膏刷牙法（即：荜茇 100 g、乌贼骨 100 g，共研细粉，装入干净玻璃瓶备用，将不含任何药物的中华牙膏挤到牙刷头上,在其表面蘸取一层中药粉刷牙用,每天两次,早晚各 1 次,每次刷牙 3 分钟,敏感区刷 60 下)。结果显示,240 颗患牙在使用中药膏 1、2、3、4 周后有效率分别为 62.5%(显效 71 颗,有效 79 颗)、75.4%(显效 109 颗,有效 72 颗)、84.1%(显效 147 颗,有效 55 颗)、90.4%(显效 172 颗,有效 45 颗)。各时期的有效率两两相比均有显著性差异($P<0.05$)。

76. 辣椒

《全国中草药汇编》记载,"果:辛、热。温中散寒,健胃消食。用于胃寒疼痛,胃肠胀气,消化不良;外用治冻疮,风湿痛,腰肌痛。根:活血消肿。外用治冻疮。"

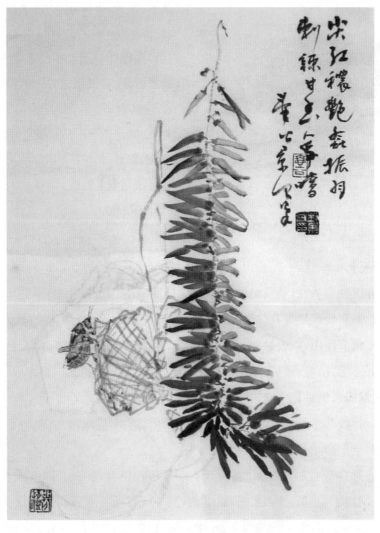

款识 尖红禳艳盦振羽,剌辣甘香人事尝。(《咏辣椒》俚句)

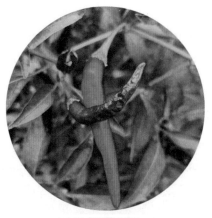

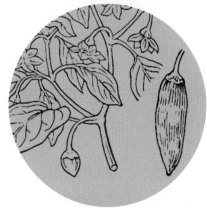

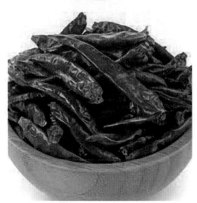

辣椒 Lajiao

《全国中草药汇编》

为茄科辣椒属植物辣椒［*Capsicum frutescens* L. (C. annuum L.)］，以果实、根和茎枝入药。6～7 月果红时采收，晒干。我国大部分地区均有栽培。

【性味归经】辛、热。归心、脾经。

【功效】温中散寒，开胃消食。

【应用例举】

（1）腮腺炎、蜂窝织炎、多发性疖肿。取老红辣椒焙焦研末，撒于患处，每日 1 次；或用油调成糊剂外敷，每日 1～2 次。

（2）带状疱疹后遗神经痛。本品味辛，性苦大热，能祛风行血，散寒解郁，导滞止泻，擦癣。可治疗带状疱疹后遗神经痛。

【用法用量】内服：入丸、散，1～3 g。外用：适量，煎水熏洗或捣敷。

【使用注意】阴虚火旺及患咳嗽、目疾者忌服。

【现代研究】

辣椒中的辣味成分是辣椒素类物质，此类物质是具有辛辣刺激性的香草胺合成衍生物，主要成分之一是辣椒素。天然辣椒素由辣椒素、二氢辣椒素、降二氢辣椒素、高二氢辣椒素和高辣椒素等系列同类物族所组成。研究发现，辣椒素具有多种药理作用，如镇痛、止痒、抗炎、抗氧化、调节血压和抗肿瘤作用等。

【现代文献摘录例举】

[1] 谭建强,刘强,郑宝森,刘靖芷,李清敏,史可梅,马文庭. 复方辣椒素贴片治疗带状疱疹后遗神经痛的疗效观察[J]. 临床麻醉学杂志,2005(5):334-335.

谭建强等用复方辣椒素贴对 49 例带状疱疹神经痛(PHN)患者临床对比治疗观察,用复方辣椒素贴片治疗带状疱疹患者后其睡眠、疼痛评分和用镇痛药情况都优于其他组。结果显示,复方辣椒素贴片对 PHN 具有镇痛效果好、安全、方便等特点,且有比较好的局部镇痛作用。

[2] Kim M S,Park C K,Yeon K Y. Involvement of transient receptor potential vanilloid-1 in calcium current inhibition by capsaicin [J]. Eur J Pharmacol,2006,530(1-2):144-151.

Kim 等运用三叉神经中的中心神经元和不同的表达系统研究表明,辣椒素能对高压活性钙起抑制作用(Lnhibition of high-voltage-activated calcium,ICa),从而达到止痛的作用,以治疗三叉神经痛。

[3] Mosqueda-Solís A,Lafuente-Ibáñez de Mendoza I,Aguirre-Urizar J M,Mosqueda-Taylor A. Capsaicin intake and oral carcinogenesis:A systematic review. Med Oral Patol Oral Cir Bucal,2021,26(2):261-268.

Mosqueda-Solís A 等通过在 PubMed、Scopus 和 WebofScience 数据库中进行文献检索,最终纳入了 7 项实验研究进行系统评价,已有的研究证明,辣椒素通过其抗氧化和抗炎作用,通过阻断几种信号转导途径,起到抑制癌症发生发展的作用。

第九章　理气药

凡以疏理气机为主要功效,常用以治疗气机失调之气滞、气逆证的药物,称为理气药,又称行气药。

本类药物性味多辛苦温而芳香,主归脾、胃、肝、肺经。辛香行散、味苦能泄、温能通行,故有疏理气机的作用,并可通过调畅气机而达到止痛、散结、降逆之效。本章主要介绍气机失调所致脉络不畅而出现的口腔病症,如舌痛、舌生核等。临床上可根据不同的病症选取以下相应的药物进行辨证论治、组方遣药。此类药物有陈皮、枳实、木香、香附等。

77. 陈皮

《神农本草经》记载,"味辛,温。主胸中瘕热逆气,利水谷。久服去臭,下气,通神。"

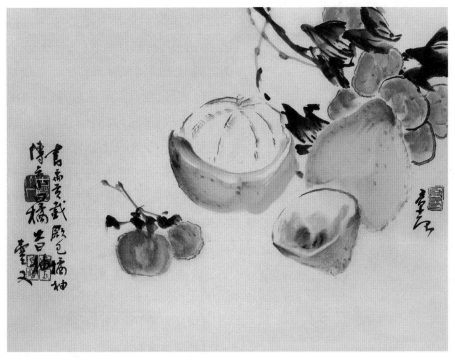

款识　书,禹贡载厥包橘柚。传云,小曰橘大曰柚。

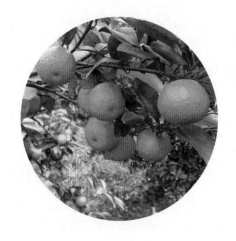

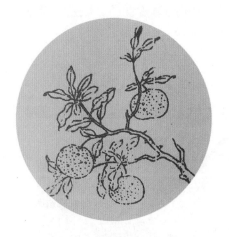

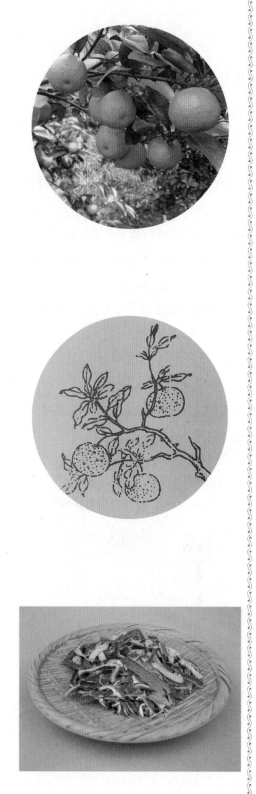

陈皮 Chenpi

《神农本草经》

本品为芸香科植物橘（*Citrus reticulata* Blanco）及其栽培变种的干燥成熟果皮。主产于广东、广西、福建、四川、江西。采摘成熟果实，剥取果皮，晒干或低温干燥，切丝，生用。

【性味归经】苦、辛，温。归脾、肺经。

【功效】理气健脾，燥湿化痰。

【应用例举】

（1）口舌生疮。本品入脾胃经，具有理气健脾之功，治疗中气虚热所致的口舌生疮，可与人参、白术、茯苓、半夏、砂仁等合用，如香砂六君子汤；治疗脾胃虚弱所致的口舌生疮，可与茯苓、半夏、甘草合用，如二陈汤（《口齿类要》）。

（2）口臭。本品辛香走窜，温通苦燥，为行气、燥湿之佳品。明代李时珍云："口臭是胃火、食郁。"对于食郁口臭者，可配伍山楂、神曲等，如保和丸（《丹溪心法》）；治中焦郁热，湿热上蒸而致口臭者，可与茯苓、青蒿、黄芩等同用，如蒿芩清胆汤。

（3）舌生核。本品苦温，长于燥湿化痰。若舌上生核、疼痛，兼纳呆、口干、脘腹胀满、大便秘结者，多因素体脾胃虚弱，津亏血少，加情绪不畅，肝气郁结，郁而化火，痰热内生，结于舌体所致。可用加味二陈汤加丹参、降香、砂仁、积壳、厚朴花以清热燥湿，行气活血。

（4）流涎症。本品入脾胃经，具有健脾和胃之功，治疗脾胃虚寒所致的涎症，可与党参、白术、茯苓、半夏等合用，如六君子汤。

【用法用量】煎服，3～10 g。

【使用注意】本品辛散苦燥，温能助热，故内有实热、舌赤少津者慎用。

【现代研究】

陈皮水煎液对唾液淀粉酶活性有明显的促进作用;对离体、在体胃及肠运动均有直接抑制作用。其挥发油能松弛豚鼠离体支气管平滑肌,具有平喘、镇咳的作用。本品还有升高血压、抗血小板聚集、抗氧化、抗衰老、强心、抗休克、抗过敏、抗肿瘤、抑菌、避孕、抗紫外线辐射、杀虫等作用。

【现代文献摘录例举】

[1] 杜卫华.醒脾汤治疗复发性口腔溃疡 120 例[J].长春中医药大学学报,2011,27(1):125.

120 例门诊病人:男 78 例,女 42 例;年龄 5~66 岁;病程为 6 个月至 7 年;发生于舌体部溃疡 40 例,口腔黏膜溃疡 39 例,混合型 41 例。内服醒脾汤:半夏 9 g,陈皮 12 g,土茯苓 9 g,甘草 6 g,山药 12 g,生山楂 9 g,鸡内金 9 g,当归 15 g。加减:若溃疡面周围黏膜红肿,充血明显,其色鲜红,溃疡凹陷不深,舌红苔黄为胃火亢盛,加黄柏 9 g,生石膏 12 g;若黏膜色淡,有散在点状、片状溃疡,舌苔薄白或厚腻为脾虚湿盛,加乌贼骨 9 g;若病变局部色紫兼舌下青筋怒张为气血瘀滞,加血竭 6 g,生蒲黄 9 g;若局部腐膜厚积,黏膜充血,伴秽臭之气为热毒较甚,加生大黄 6 g;妇女月经期前后发病者加鸡血藤 15 g,白芍 15 g。水煎服,每日 1 剂,10 剂为 1 个疗程。最多服用 3 个疗程。疼痛明显者外敷桂林西瓜霜喷剂。结果:痊愈 95 例,占 79.16%;有效 21 例,占 17.5%;无效 4 例,占 3.33%;总有效率 96.70%。

[2] 黎小霞,李巧萍,欧阳艳菲.陈皮水用于骨科术后患者口腔护理[J].护理学杂志,2016,31(12):58-59.

黎小霞将 100 例骨科手术患者随机分成两组各 50 例,分别采用生理盐水(对照组)和自制陈皮水(观察组)进行口腔护理。采用改良 Beck 口腔护理评估表评估患者的口腔状况,包括口唇、口腔黏膜、舌苔、唾液、气味等 10 项内容。结果:口腔护理后,观察组口腔状况显著优于对照组($P<0.01$)。结论:陈皮水用于骨科全麻术后患者口腔护理,能有效提高口腔护理效果。

78. 枳实

《神农本草经》记载,"味甘平,生池泽。主心腹膀胱寒热,利小便,止血,消淤血。久服,轻身益气力,延年神仙。"

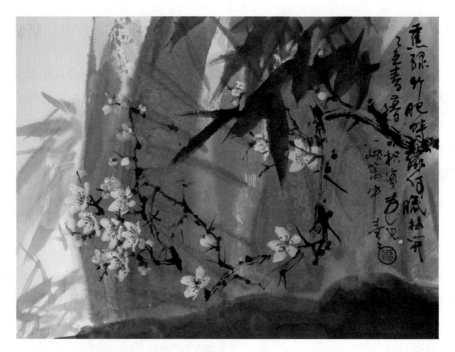

款识　蕉绿竹肥时，缘何腊梅开。

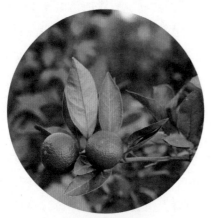

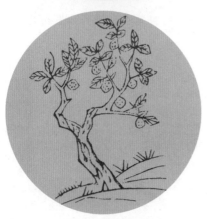

积实 Zhishi

《神农本草经》

本品为芸香科植物酸橙（*Citrus aurantium* L.）及其栽培变种或甜橙（*Citrus sinensis* Osbeck）的干燥幼果。主产于四川、江西、湖南、湖北、江苏。5～6 月间收集自落的果实，除去杂质，自中部横切为两半，晒干或低温干燥，较小者直接晒干或低温干燥。切薄片，生用或麸炒用。

【**性味归经**】苦、辛、酸，微寒。归脾、胃经。

【**功效**】破气消积，化痰散痞。

【**应用例举**】

复发性口腔溃疡。本品苦辛，有破气消积之功，治疗脾胃积热型复发性口腔溃疡，表现为口热口臭，烦渴多饮，喜冷饮，多食善饥，

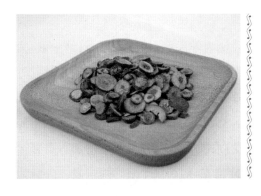

身热、口、唇、舌及齿龈多处生疮,周围红肿,甚则疼痛影响进食,溃疡大小不等,便秘,溲黄等,常与生石膏、知母、栀子、黄芩、赤芍、怀牛膝、竹叶、炙甘草、大黄等同用。

【用法用量】煎服,3~10 g。

【使用注意】孕妇慎用。

【现代研究】

枳实调节胃肠运动,微量枳实煎剂可明显降低肠平滑肌的活动,小量对肠平滑肌有抑制作用;能缓解乙酰胆碱或氯化钡所致小肠痉挛;对胃肠道平滑肌又有兴奋作用,可使胃底平滑肌的张力明显升高,有促进胃运动、加速胃排空的作用。其中黄酮苷对大鼠离体肠平滑肌的收缩呈抑制作用,挥发油则呈先兴奋、后抑制作用。本品还具有抗溃疡作用、抗氧化作用等。此外,本品尚有调节子宫功能、升高血压、强心、抗菌、镇痛、护肝、利胆、降血糖、降血脂、抗血栓、抗休克、利尿、抗过敏等作用。

【现代文献摘录例举】

[1] 白晓菊,耿刚. 枳实导滞汤治疗三叉神经痛11例[J]. 内蒙古中医药,1993(03):44.

枳实导滞汤基本方:枳实12 g,大黄(后入)15 g,茯苓15 g,黄芩10 g,黄连10 g,白术15 g,泽泻15 g,川芎15 g,地龙6 g,水煎服,每日2剂,早、晚分2次服。热象明显、大便秘结者加重大黄用量;阴虚象明显加生地;病久者加活血化瘀之品如桃仁、红花。结果:痊愈6例,显效4例,无效1例。服药6剂后疼痛减轻3例,6剂以上者8例,有少数病例出现轻度腹泻,余无不良反应。

[2] 黄书慧,颜乾麟. 难治性三叉神经痛治验1则[J]. 上海中医药杂志,2008(06):14-15.

初诊:左侧偏头痛,连及牙齿面颊,痛为闪电火灼样;伴有心烦易怒,大便干结;舌尖边红、苔薄黄,脉弦。辨其证,当因肝风肝火上冒,久痛不已,势必使气血痰火郁结清窍,不通则痛;治宜辛以散郁、凉以泄火。一诊处方:香附10 g,山栀3 g,苍术、白术各10 g,川芎20 g,柴胡10 g,黄芩6 g,苦丁茶6 g,蔓荆子10 g,决明子30 g,夏枯草15 g,制川乌3 g,枳实10 g,当归10 g,桑叶6 g,白菊花6 g,炙甘草5 g。

二诊:进上方后闪电样剧痛及左侧面部麻木均减轻,但局部肌肉跳动不已;大便干结,每日1次,胃纳一般,口苦;舌红、苔薄黄且干,脉弦而小数。辨证为肝火动风、肝阴暗伤。处方:香附10 g,山栀3 g,川芎20 g,苍术、白术各10 g,生地黄10 g,制川乌3 g,蔓荆子10 g,枳实10 g,厚朴10 g,赤芍药、白芍药各15 g,当归10 g,白芷3 g,黄芩6 g,苦丁茶 6 g,川牛膝 6 g,生甘草 3 g。

三诊:面颊疼痛未作,唯左侧头顶部仍作痛;大便为羊屎状,难以解下,胃纳一般,入夜平安;舌红、苔薄黄且干,脉弦。辨证为肝风化火,肝木乘胃,胃浊不降,郁而上达。处方:香附 10 g,苍术、白术、山栀各 3 g,川芎 10 g,细辛 3 g,生地黄 15 g,制川乌 3 g,枳实 10 g,厚朴 10 g,当归 10 g,赤芍药、白芍药各 30 g,熟大黄 6 g,陈皮 6 g,黄柏 5 g,川牛膝 15 g,生甘草 3 g。7 剂药后,西药已停用,疼痛未发,大便日解,成形,胃纳增加。嘱守上方去大黄,隔日服 1 剂以资巩固。14 剂后停药,诸症均安,随访 3 个月疼痛未发。

79. 木香

《神农本草经》记载,"味辛,生山谷。主邪气,辟毒疫温鬼,强志,主淋露。"

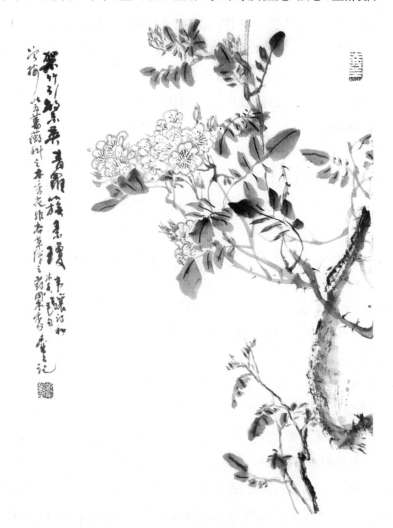

款识　架竹引繁英,青罗簇素琼。(宋·韦骧《木香花》诗句)

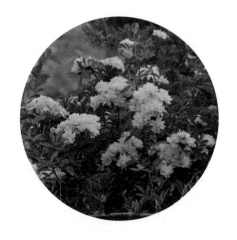

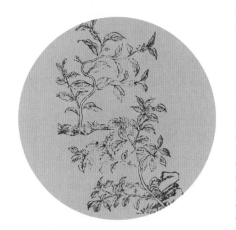

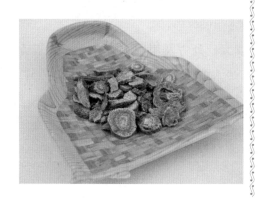

木香 Muxiang

《神农本草经》

本品为菊科植物木香(*Aucklandia lappa* Decne.)的干燥根。原产于印度、缅甸、巴基斯坦,从广州进口,称为广木香。国内云南引种者,名"云木香"。秋、冬二季采挖,除去泥沙及须根,切段,大的再纵剖成瓣,干燥后撞去粗皮,切厚片,生用或煨用。

【性味归经】辛、苦,温。归脾、胃、大肠、三焦、胆经。

【功效】行气止痛,健脾消食。

【应用例举】

(1)舌痛。本品芳香醒脾开胃,在补益方剂中用之,能减轻补益药的腻胃和滞气之弊,如治疗舌痛兼多思善虑,失眠健忘,舌质淡,脉细弱的常用方归脾汤(《济生方》)。此方健脾养心,益气补血;方中配伍木香,可理气醒脾,使补而不滞。

(2)口臭、口酸。本品味苦能泄,芳香气烈,走三焦和胆经,既能疏理肝胆和三焦之气机,又可健脾消食。治疗口酸、口臭,常配伍鸡内金、槟榔等以消食导滞、理气和胃,如枳实导滞丸。

【用法用量】煎服,3~6 g。

【使用注意】本品辛温香燥,凡阴虚火旺者慎用。

【现代研究】

木香超临界提取物对急、慢性胃溃疡具有显著的抑制作用,超临界提取液及水煎物对健康人胃能促进生长抑素的分泌,水煎液能促进胃肠运动。煨木香具有显著的抗腹泻作用。木香挥发油、乙醇提物、乙醚提取物有抑菌作用;醇提物有抗炎作用。此外,还有抗肿瘤、扩张血管、抑制血小板聚集等作用。

【现代文献摘录例举】

[1] 徐杨阳. 黄雅慧教授治疗复发性口腔溃疡用药经验[J]. 河北中医,2015,37(5):648-650.

治疗复发性口腔溃疡脾胃湿热型药物组成:生薏苡仁 30 g,白豆蔻 10 g,杏仁 10 g,姜半夏 12 g,淡竹叶 12 g,车前草 15 g,厚朴 9 g。全方畅三焦、通二便,引热下行,是治疗口腔溃疡的关键。此外,因体质差异,在主方基础上,大便黏滞不畅加木香、秦皮行气导滞,大便秘结加枳实、瓜蒌仁润肠通便,口干加生地黄、麦门冬、知母养阴生津。诚如薛生白所言,"太阴内伤,湿饮停聚,客邪再致,内外相引,故病湿热。"

胃阴不足型药物组成:北沙参 15 g,麦门冬 15 g,生地黄 30 g,玉竹 15 g,川牛膝 10 g,知母 15 g,牡丹皮 15 g。胃之阴津不足,上不能濡润口窍,下不能濡润大肠,患者多有口干、大便干结不畅,故方中生地黄、麦门冬、知母味甘性寒,养阴清热,生津润燥,又有滋阴润肠之效;北沙参、玉竹养阴生津,以加强生地黄、麦门冬益胃养阴之功;加川牛膝引热下行,牡丹皮清透阴分伏热,肠道津亏严重可加入增液汤以增水行舟,病情较顽固者,可适当添加滋补肾阴的药物,因其为一身元阴之本。

脾胃虚弱型常用六君子汤加减:陈皮 12 g,白术 15 g,太子参 15 g,半夏 12 g,茯苓 20 g,木香 6 g,砂仁 6 g,甘草 6 g。全方以燥湿运脾、理气和中为主,方中太子参、白术健脾益气;陈皮、半夏、砂仁、木香理气和胃,燥湿醒脾,以助太子参、白术之力;茯苓健脾,淡渗利湿;甘草调和诸药,益气健脾和中,在此基础上常配以黄芪补气健脾,桂枝通阳以助升散津液。

[2] 张桂宝. 三香汤治疗口臭[J]. 云南中医杂志,1984(6):60.

张桂宝自拟三香汤漱口治疗口臭 6 例,疗效满意。处方及用法:木香 10 g,公丁香 6 g,藿香 12 g,粉葛根 30 g,白芷 12 g。每日一剂,冷水煎汤代水分多次漱口,不宜久煎。疗效:6 例中服 1~2 剂口臭消失者 4 例,服 3 剂消失者 2 例。

80. 香附

《神农本草经读》记载,"气味甘、微寒,无毒。除胸中热,充皮毛。久服令人益气,长须眉。"

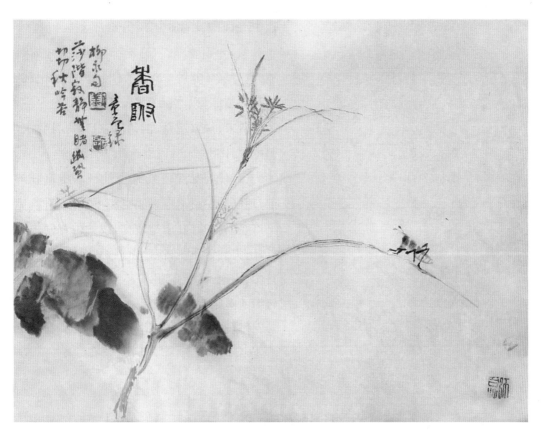

款识 莎阶寂静无睹。幽蛩切切秋吟苦。（宋·柳永《女冠子·大石调》中句）

香附 Xiangfu

《名医别录》

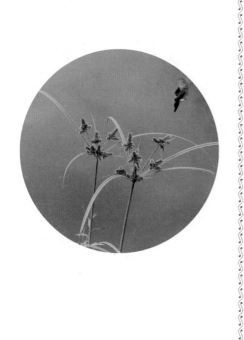

本品为莎草科植物莎草（*Cyperus rotundus* L.）的干燥根茎。主产于山东、浙江、福建、湖南。秋季采挖，燎去毛须，置沸水中略煮或蒸透后晒干，或燎后直接晒干，生用，或醋炙用。用时碾碎。

【性味归经】辛、微苦、微甘，平。归肝、脾、三焦经。

【功效】疏肝解郁，理气宽中，调经止痛。

【应用例举】

（1）牙周炎。本品疏肝解郁，理气宽中，可治疗阴虚火旺型牙周炎。取香附60 g、青

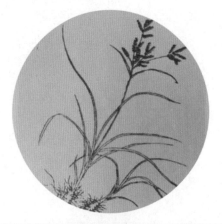

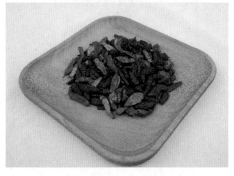

盐 15 g,研末,酌加生姜汁,每日涂擦牙齿。

(2)牙周萎缩。《证治准绳》有关牙周萎缩为"有病牙非肿非疼,虚不能嚼食"的记载。治牙周萎缩,以本品适量,用姜汁浸泡一晚,晾干研末,加水适量,混匀后漱口,每日数次,坚持数月。

(3)口腔黏膜下纤维变性。本品疏肝解郁,理气宽中。治疗口腔黏膜下纤维变性,症见口腔黏膜苍白,质地较韧,或见舌背变薄光滑,乏力。舌质淡,苔薄白,脉细缓,八珍汤加丹参、香附、黄芪等进行补益气血,调和营卫(《中西医结合口腔医学》)。

【用法用量】煎服,6～10 g。

【现代研究】

香附挥发油有雌激素样作用;香附水煎剂可明显增加胆汁流量、促进胆汁分泌,并对肝细胞有保护作用;其挥发油、丙酮提取物、α-香附酮、水煎剂有抑制肠管收缩作用;其总生物碱、苷类、黄酮类及酚类化合物的水溶液有强心、减慢心律及降低血压的作用;香附醇提物、挥发油、三萜类成分有解热作用,α-香附酮有镇痛作用,挥发油有安定作用。此外,本品还有抗菌、抗炎、抗肿瘤等作用。

【现代文献摘录例举】

[1] 李元聪,谭劲,文倩,罗茫,唐颖. 口腔黏膜下纤维化中医临床诊疗方案[J]. 实用口腔医学杂志,2018,34(6):838-840.

气滞血瘀证(口腔黏膜下纤维化)。治宜理气活血,化瘀软坚。方选桃红四物汤加味:桃仁 10 g,红花 10 g,生地黄 15 g,当归 10 g,赤芍 10 g,丹参 20 g,川芎 10 g,昆布 10 g,海藻 10 g,夏枯草 15 g,制香附 10 g。日一剂,每日 2 次,水煎服,共 21 剂。二诊:服药后口内紧张感较前明显缓解,检查见张口已有二指,舌运动较前灵活,口腔黏膜灰白色有明显改善。原方去昆布、海藻,加浙贝母 10 g,牡蛎 10 g,甘草 5 g,每日一剂,21 剂续服之。三诊:患者诉经治后口腔已无明显不适,检查张口已达 2 指半,口腔黏膜泛红,予原方加石斛 10 g,麦冬 10 g,每日一剂,21 剂续服。随访 8 年,病情稳定。

痰毒蕴结证(口腔黏膜下纤维化)。治宜理气化痰,软坚散结。方选二陈汤加味:法半夏 10 g,陈皮 10 g,土茯苓 15 g,薏苡仁 10 g,甘草 5 g,浙贝母 10 g,制香附 10 g,桔梗 10 g,牡丹皮 10 g,黄芩 10 g,金银花 15 g,竹叶 10 g,夏枯草 15 g。每日一剂,2 次/日,水煎服,共 15 期剂。二诊:服药后症状明显改善,软腭水疱体积缩小,个数也减少,现仅 2 个粟粒大小水疱。原方去土茯苓、竹叶,加生地黄 15 g,麦冬 15 g,每日一剂,15 剂续服之。服药后口腔内水疱消失,嘱其口服补中益气丸和参苓白术丸以调理善后。随诊 5 年未见复发。

气血亏虚证(口腔黏膜下纤维化)。治宜补气益血,调和营卫。方选八珍汤加减:熟地黄 15 g,白术 10 g,当归 10 g,白芍 10 g,茯苓 10 g,炙甘草 5 g,生地黄 15 g,玄参 10 g,丹参 20 g,石斛 10 g,大枣 10 g。每日一剂,一日两次,水煎服,30 剂。二诊:诉服药后症状较前明显改善,辛辣刺激不适感较前明显缓解。查:原白色病损区域黏膜泛红,双舌侧缘可见新生乳头。原方加薏苡仁 15 g,天冬 10 g,麦冬 10 g,每日一剂,续服 30 剂。三诊:诉服药后已无口干及其他不适感,饮食恢复正常,嘱其口服知柏地黄丸 2 个月调理善后。随诊 4 年,病情稳定。

[2] 薛新民,贺晓慧,罗彦慧,李菲. 回医香药在治疗口腔黏膜病方面的应用[J]. 山西中医学院学报,2010,11(6):69-71.

香附为莎草科多年生草本莎草的干燥根茎,具有止痛、抗炎、镇静、解热的功效。利用香附的抗菌消炎作用治疗口腔黏膜病。

[3] 张立贵,刘爱珍. 中草药外治口腔炎及口腔溃疡[J]. 中国保健营养,1996,(7):24.

口腔炎及口腔溃疡的治疗方法:取吴茱萸、香附、白芷各等份研细面、用陈醋调匀,外敷双足涌泉穴,每次用药 2 g 左右,每天晚上睡前外敷,用胶布固定,次日早上取下,每次用药时间 12 小时,5 天为一疗程。从 50 例患儿观察,治愈率为 80%、有效率达 100%,口腔炎用药最短时间 1~2 次痊愈,口腔溃疡最长者为 2 个疗程可痊愈。

第十章　消食药

凡以消化食积为主要功效，常用以治疗饮食积滞的药物，称为消食药。

本类药具有消食化积，以及健胃、和中之功，使食积得消，食滞得化，脾胃之气得以恢复。此外，部分消食药又兼有行气、活血、祛痰等功效。本章主要介绍因宿食停留，饮食不消，或素体脾胃虚弱，消化不良，宿食积滞于胃肠，积而化热，火热上蒸于口所致的口腔疾病，同时可伴有脘腹胀满、嗳腐吞酸、恶心呕吐、不思饮食、大便失常等。临床上可根据不同的病症选取以下相应的药物进行辨证论治、组方遣药。

消食药多味甘性平，主归脾、胃二经，本章主要介绍的药物有山楂、神曲、麦芽、鸡内金等。

81. 山楂

《本草新编》记载，"山楂，味甘辛，气平，无毒。入脾、胃二经。消宿食，除儿枕痛，去滞血，理疮疡，行结气，疗疝，健脾胃，祛膨胀。"

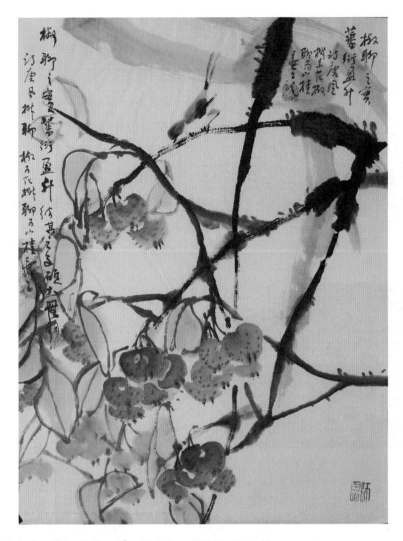

款识　椒聊之实，蕃衍盈升。诗，唐风句。按：聊，即山楂。

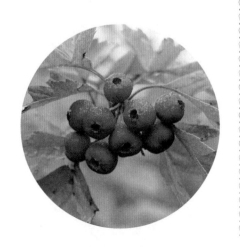

山楂 Shanzha

《本草经集注》

本品为蔷薇科植物山里红（*Crataegus pinnatifida* Bge. var. major N. E. Br.）或山楂（*Crataegus pinnatifida* Bge.）的干燥成熟果实。主产于山东、河南、河北、辽宁。秋季果实成熟时采收。切片，干燥，生用或炒黄、炒焦用。

【**性味归经**】酸、甘，微温。归脾、胃、

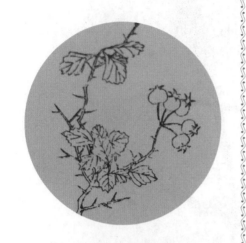

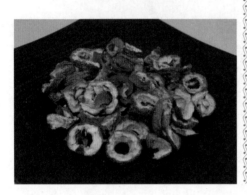

肝经。

【功效】消食健胃，行气散瘀，化浊降脂。

【应用例举】

（1）口臭。本品性味酸甘，有消食健胃、行气散瘀之功，治疗因消化系统疾病所引起的口臭，其理"亦犹阴湿留垢之臭"，常与陈皮、甘草同用，煎汤代茶饮。

（2）小儿流涎。本品性味酸甘，有消食健胃化浊之功，治疗小儿流涎，取生山楂与薏苡仁同用，煎汤服用。

（3）小儿口疮。本品有消食健胃之功，治疗小儿口疮，常与竹叶、大青叶、金银花、生石膏、黄连、薄荷、甘草等同用，并用犀黄散吹患处。

【用法用量】煎服，9～12 g。

【使用注意】脾胃虚弱而无积滞、胃酸分泌过多者慎用。

【现代研究】

本品所含脂肪酸能促进脂肪消化，并增加胃消化酶的分泌，且对胃肠功能有一定调整作用。山楂酸等可提高蛋白分解酶的活性。山楂中解脂酶可促进脂肪分解。其提取物能扩张冠状动脉，增加冠脉血流量，保护缺血缺氧的心肌，并可强心、降血压及抗心律失常；又能降血脂，抗动脉粥样硬化。其降低血清胆固醇及甘油三酯，可能是通过提高血清中高密度胆固醇及其亚组分浓度，增加胆固醇的排泄而实现的。另外，本品能抗血小板聚集、抗氧化、增强免疫、收缩子宫、抑菌等。

【现代文献摘录例举】

[1] 孙旗星，张俊芳. 养阴清心汤治疗舌炎 35 例[J]. 陕西中医，1998(5)：220.

基本方：沙参 25 g，麦冬、生地、茯苓、山药各 15 g，玉竹、竹叶、木通、生甘草、黄连各 10 g。加减：镜面舌、舌不知味者，加炒山楂、玄参、石斛各 10 g；舌质红、苔黄腻，食不知味者，去生地、玉竹，加厚朴、半夏、陈皮、龙胆草各 10 g；伴有口腔溃疡者反复发作，加白术、当归、生甘草 15 g，连翘各 10 g；大便秘结者，加桃仁、枳壳各 10 g，玄参 15 g。上述药物每日 1 剂，水煎 300 mL 分早晚服、分服。治疗结果：35 例患者均全部治愈。疗效最短者

8剂,最长者30剂,一般为10~15剂。

[2] 口腔溃疡的"自然疗法"[J]. 农村科学实验,2011(10):45.

取白木耳、黑木耳、山楂各10 g,水煎、喝汤吃木耳,每日1~2次,可治疗口腔溃疡。

82. 六神曲

《得配本草》记载,"味甘、辛、温。入足阳明经。调中和胃,化水谷,消积滞。治痰逆,霍乱腹痛,泄痢胀满,症结,及产后回乳。得吴萸,治暴泄不止。"

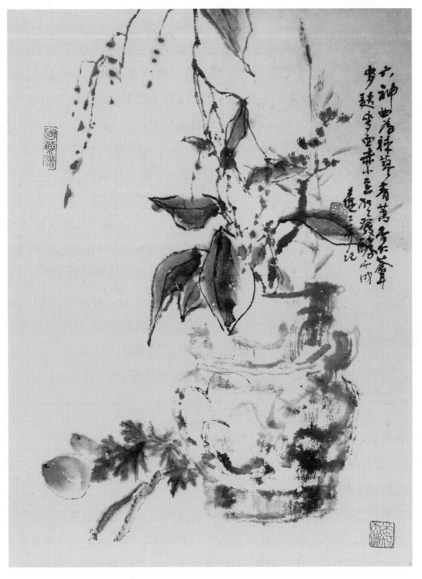

款识　六神曲为辣蓼、青蒿、杏仁、苍耳、麦麸及面、赤小豆,加工发酵而成。

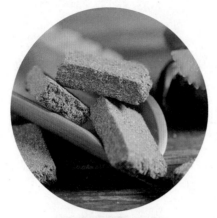

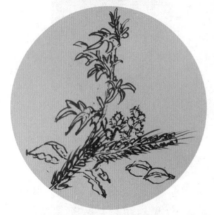

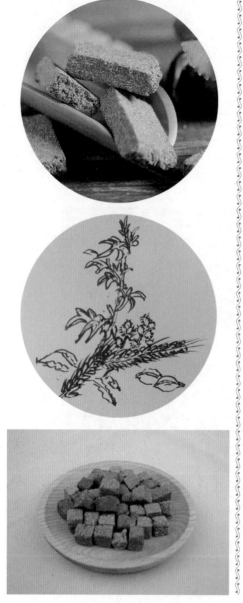

六神曲 Liushenqu

《药性论》

本品为辣蓼、青蒿、杏仁等药加入面粉混合后经发酵而成的曲剂。全国各地均有生产,生用或炒用。

【性味归经】甘、辛,温。归脾、胃经。

【功效】消食和胃。

【应用例举】

(1)饮食积滞。本品辛以行散消食,甘温健胃和中。用治食积停滞,脘腹胀满,食少纳呆,肠鸣腹泻者,常与山楂、麦芽、莱菔子等同用。又因本品略能解表退热,故尤宜食滞兼外感表证者。

(2)小儿流涎。本品辛以行散消食,甘温健胃和中,治小儿流涎,常与生姜同用,放糖少许,煎水代茶饮。

(3)口臭、口酸。本品消食和胃,治疗食滞留垢型口臭,常与山楂、茯苓、陈皮、连翘、莱菔子等同用以消食导滞、理气和胃,如保和丸(《丹溪心法》)。肝热则口酸,治疗口酸常与莱菔子同用解食郁,并配伍黄连、龙胆以消肝热(《证治准绳》)。

【用法用量】煎服,6～15 g。

【现代研究】

六神曲因含有多量酵母菌和复合维生素 B,故有增进食欲、维持正常消化功能等作用。

【现代文献摘录例举】

韩莹,李新民. 李新民教授辨证施治小儿口疮 1 例[J]. 广西中医药,2016,39(1):48-49.

复发性口腔溃疡,辨证为脾胃积热证,治以清泻脾胃伏火。方予泻黄散加减:广藿香 10 g,防风 6 g,炒栀子 10 g,生石膏 10 g,甘草 6 g,知母 6 g,制大黄 6 g。5 剂,水煎服,每日 1 剂,分 3 次温服,并嘱患者清淡饮食,保持口腔清洁。二诊,疮面减少,便质软,尚可见少许新发溃疡,家属诉患儿嗜吃甜食,睡眠差。舌尖红,苔白微腻,脉细小滑,辨其体内有湿邪未除,治拟清脾胃、除湿热,遂处方泻黄散合三仁汤加减:白豆蔻 10 g,炒薏苡仁 10 g,炒杏仁 10 g,小通草 5 g,姜厚朴 10 g,清半夏 10 g,六一散 15 g,茵陈蒿 10 g,芦根 20 g,广藿香 10 g,防风 6 g,炒栀子 10 g,生石膏 10 g,甘草 6 g。医嘱:少食甜食,按时睡觉。4 剂,水煎服,每日 1 剂,分 3 次温服。三诊,口腔内仅余两点溃疡,纳、眠可,二便调。舌暗,苔根稍腻,脉细弦。既已见效,继以上方加焦六神曲、炒莱菔子。遂处方:白豆蔻 10 g,炒薏苡仁 10 g,炒杏仁 10 g,升麻 10 g,黄连 5 g,六一散 15 g,茵陈蒿 10 g,砂仁 4 g,广藿香 10 g,防风 6 g,炒栀子 10 g,生石膏 10 g,甘草 6 g,焦六神曲 10 g,炒莱菔子 10 g。4 剂,水煎服,每日 1 剂,分 3 次温服。四诊,病情平稳,舌苔已薄,再无新发溃疡。继以上方口服 4 剂,药后诸恙均安。之后随访,患儿近 4 月未见口腔溃疡复发。

83. 麦芽

《本草新编》记载,"名大麦芽,味咸,气温,无毒。入脾、胃二经。尤化米食,消痰亦效。"

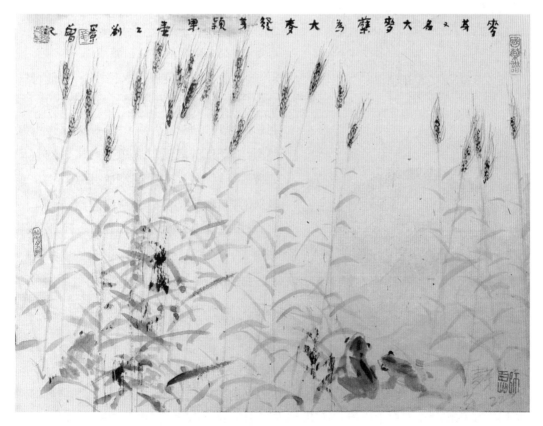

款识 麦芽又名大麦蘖,为大麦发芽颖果。

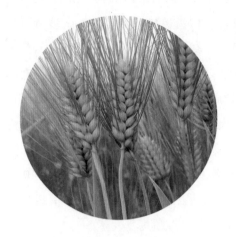

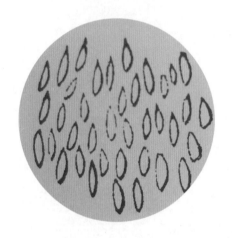

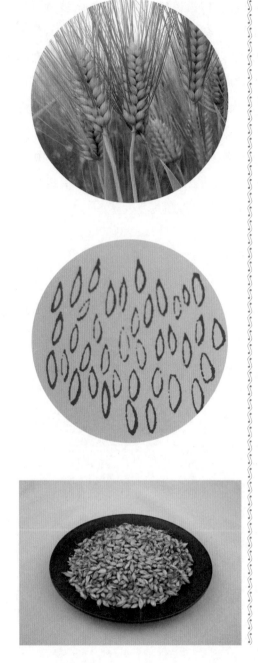

麦芽 Maiya

《药性论》

本品为禾本科植物大麦（*Hordeum vulgare* L.）的成熟果实经发芽干燥的炮制加工品。全国大部分地区均产。将麦粒用水浸泡后，保持适宜温、湿度，待幼芽长至约 5 mm 时，晒干或低温干燥，生用、炒黄或炒焦用。

【性味归经】甘，平。归脾、胃。

【功效】行气消食，健脾开胃，回乳消胀。

【应用例举】

（1）复发性口腔溃疡。本品甘平，功能行气消食、健脾开胃。可与金银花、连翘、淡竹叶、生石膏、牛蒡子、鸡内金等同用治疗心火上扰型复发性口腔溃疡。另可与炙甘草、黄芩、黄连、干姜、鸡内金、半夏等同用治疗中气不足，虚实夹杂型复发性口腔溃疡。

（2）盘状红斑狼疮。本品甘平，功能行气消食、健脾开胃，常与黄芩、连翘、金银花、天花粉、当归、龙胆草等药同用，可治疗脾胃湿热型红斑狼疮，症见口唇患部肿胀、疼痛，日久破溃糜烂，有渗出液或渗血，经久不愈，或鼻部两颧部发红，纳差，胃脘胀满，乏力等。

【用法用量】煎服，10～15 g；回乳炒用60 g。

【使用注意】授乳期妇女不宜使用。

【现代研究】

麦芽煎剂能轻度促进胃酸及胃蛋白酶的分泌，水煎提取的胰淀粉酶可助消化。生麦芽可扩张母鼠乳腺泡及增加乳汁充盈度，炮制后则作用减弱；麦芽具有回乳和催乳的双向作用，其作用关键不在于生用或炒用，而在于剂量的大小，即小剂量催乳，大剂量回乳；

麦芽有类似溴隐亭类物质作用,能抑制泌乳素分泌。此外,本品还有降血糖、抗真菌等作用。

【现代文献摘录例举】

[1] 胡佑志.黄芪建中汤治口舌热痛[J].农村百事通,2017,(23):46.

运用加味黄芪建中汤治疗口灼综合征,可取得较好疗效。取黄芪、紫苏叶、大枣、神曲、枳壳、白术、炒麦芽各 15 g,党参、桂枝、白芍、干姜、炙甘草、制附片、茯苓、砂仁各 10 g,葛根 20 g,连翘、藿香、柴胡、槟榔各 9 g。水煎,分 3 次服,每日 1 剂,连服 4 周。服药期间忌食生冷、刺激性食物,适当运动,多喝温开水。服药 1 个月后,若睡眠稍差,小便频,大便时干时稀,舌淡,苔薄白,脉细者,前方去砂仁、槟榔、紫苏叶、连翘,再继续服用 1 个月。

[2] 寇冠军,陈大权.复发性阿弗他溃疡治验 2 则[J].吉林中医,2012,32(5):529-530.

[病例 1] 辨证属心火上扰,治以清心泻火。予银翘散加味:金银花 15 g,连翘 15 g,淡竹叶 10 g,生石膏 10 g,通草 9 g,牛蒡子 10 g,淡豆豉 10 g,枳壳 10 g,生麦芽 10 g,鸡内金 10 g,生黄芪 20 g,生甘草 6 g,5 剂,每日 1 剂,水煎分服。二诊:口腔溃疡疼痛大减,溃疡大小稍减,上方加天花粉 15 g,肉桂 3 g,继服 5 剂。[病例 2] 辨证属中气不足,寒热夹杂。治拟补中益气,寒热平调,甘草泻心汤加味。方予:炙甘草 30 g,黄芩 10 g,黄连 10 g,干姜 9 g,清水半夏 15 g,党参 15 g,生白术 15 g,生麦芽 20 g,鸡内金 10 g,枳壳 10 g,厚朴 10 g,7 剂,水煎分服,每日 1 剂。二诊:患者口疮面大减,已基本愈合。但仍纳少,于上方加莱菔子 10 g,继服 7 剂。

84. 鸡内金

《得配本草》记载,"味甘,平。健脾开胃。祛肠风,治泄痢,消水谷,除酒积。"

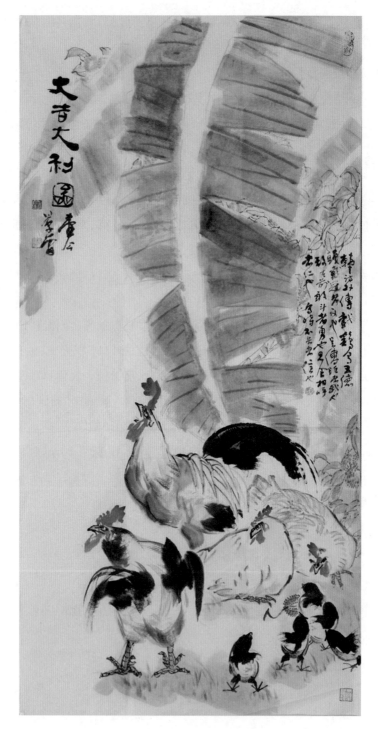

款识　大吉大利图

《韩诗外传》载，"鸡有五德，首戴冠者，文也；足搏距者，武也；敌在前敢斗者，勇也；得食相告，仁也；守夜不失时，信也。"

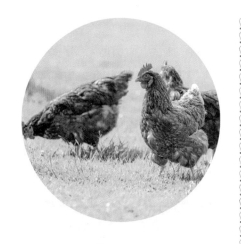

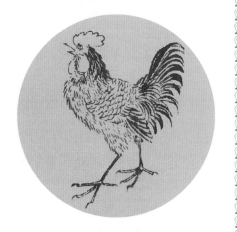

鸡内金 Jineijin

《神农本草经》

本品为雉科动物家鸡（*Gallus gallusdomesticus* Brisson）的干燥沙囊内壁。全国各地均产。杀鸡后，取出鸡肫，立即剥下内壁，洗净，干燥，生用、炒用或醋炙用。

【性味归经】 甘，平。归脾、胃、小肠、膀胱经。

【功效】 健胃消食，涩精止遗，通淋化石。

【应用例举】

（1）小儿流涎。本品味甘性平，归脾胃经，具有健胃消食之功，可用于治疗小儿流涎。

（2）牙周炎，牙周脓肿。本品味甘性平，具有健胃消食之功。治疗牙周炎并穿腮肿毒，常与牛黄、玄明粉、黄柏、珍珠、黄连、冰片、五倍子、雄黄、麝香等药同用，如窦氏秘方（《疡医大全》）。治疗牙周脓肿、臭烂不止，常与胡黄连、胆矾、儿茶、麝香、绿矾、滑石、青黛、冰片、葶苈子、雄黄等药同用，如消疳丹（《外科传薪集》）。

【用法用量】 煎服，3～10 g。

【使用注意】 脾虚无积滞者慎用。

【现代研究】

口服鸡内金粉剂后，胃液分泌量、酸度和消化力均见提高，胃运动功能明显增强，胃排空速率加快。体外实验证明本品能增强胃蛋白酶、胰脂肪酶活性。动物实验证明本品可加强膀胱括约肌收缩能力，减少尿量，提高醒觉质量。

【现代文献摘录例举】

[1] 王玉平，崔德芝. 崔德芝教授从脾论治口腔溃疡的用药规律探讨[J]. 世界最新医

学信息文摘,2017,17(40):166-167.

崔德芝教授认为口腔溃疡多因脾虚湿盛,湿热内蕴,阴血亏虚而引起,治疗上从脾论治,以健脾祛湿为原则,兼以清热解毒,养血活血。收集门诊病例 60 例,有效方剂 65 首。在 65 首方剂涉及的 96 味中药中,使用次数在 20 次以上者共有 20 味。由高到低分别为茯苓、白术、甘草、黄连、党参、蒲公英、麦冬、栀子、山药、半夏、淡竹叶、鸡内金、知母、石斛、牡丹皮、牛膝、荷叶、葛根、陈皮、莲子心。补虚药、清热药、化痰药、活血化瘀药、理气药、利水渗湿药、解表药、安神药、消食药九类药物的累计频率达到 92.6%。补虚药使用最多的依次是白术、甘草、党参、麦冬、山药、石斛;清热药使用最多的依次是黄连、蒲公英、栀子、淡竹叶、知母、牡丹皮;化痰药使用最多的是半夏;活血化瘀药使用最多的是牛膝;理气药使用最多的是陈皮;利水渗湿药使用最多的是茯苓、荷叶;解表药使用最多的是葛根;安神药使用最多的是莲子心、远志;消食药使用最多的是鸡内金。

[2] 潘德强,李红,孟兆慧. 以鸡内金为例探讨中药选用方法[J]. 光明中医,2015,30(7):1571-1572.

《本草纲目》:主喉闭乳蛾,一切口疮,牙疳诸疮。《本草经疏》:今世又以之治诸疳疮多效。古代应用。《经验方》:鸡内金、枯矾研搽,治走马牙疳。《活幼新书》:鸡内金烧灰,治一切口疮。《青囊杂纂》:鸡肫烧末,治喉闭乳蛾。《本草纲目》:用鸡肫黄皮绵絮焙末搽之,治发背已溃。《医宗金鉴》:轻乳生肌散中加炙鸡内金治疗溃疡不收口者。《疡科选粹》:以鸡金散(鸡内金、绿豆粉、轻粉、冰片)治疗下疳。现代应用:苑氏以鸡内金粉外敷治疗放、化疗后引起的口腔溃疡,取得良好效果,一般治疗 7 天,溃疡面明显缩小,疼痛减轻,继续治疗 7 天可愈。使用标准。病:口腔溃疡、疮疡恢复期。症:黏膜破损不易愈合。证:虚证,疮口不闭合。注意:鸡内金治疗黏膜破损,一要药至病所,即炙鸡内金粉要直接接触、覆盖伤口,所以须用粉剂而不入煎;二要配合它药,鸡内金性平,可于寒热药整体治疗之外,兼用之。

[3] 刘宏伟. 清热消积法治疗复发性口腔溃疡 30 例[J]. 陕西中医,1999,(2):90.

治疗方法:竹叶 18 g,生地 15 g,木通、栀子、丹皮各 10 g,大黄 4 g,麦冬、鸡内金各 12 g,甘草 6 g。加减:溃疡面在口唇上方加石膏 15 g,知母 10 g;溃疡面在舌面上方加肉桂 6 g。治疗结果:30 例均治疗 5～7 天,随访无复发,好转 3 例,随访 1 个月后复发,无效 2 例,总有效率达 93.3%。

85. 胡萝卜

《日用本草》记载,"名胡萝卜,味甘辛。健脾,化滞。治消化不良,久痢,咳嗽。"

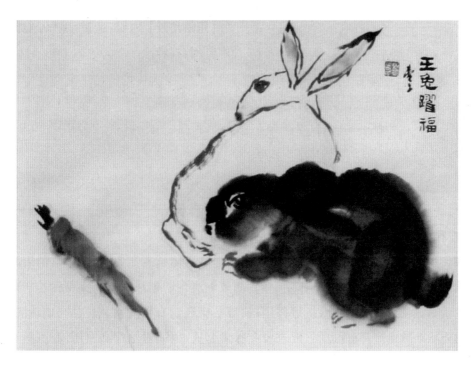

款识 玉兔曜福

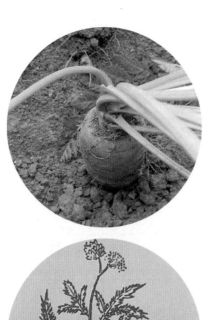

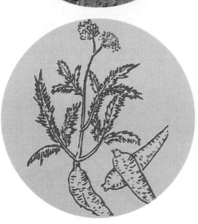

胡萝卜 Huluobo

《中药大辞典》

为伞形科草本植物胡萝卜（*Daucus carotal*. var. sativa DC.）的根。全国各地均有栽培。

【性味归经】甘,平。归肺、脾经。

【功效】健脾,化滞。

【应用例举】

（1）消化不良。本品可宽中下气,散胃中邪滞,可治疗消化不良等（《日用本草》）。

（2）口腔咽喉疼痛。我国皖北地区以本品配合芫荽、荸荠等煎汤服用,治疗口腔咽喉疼痛。

此外,本品可治疗麻疹、水痘、咳嗽,"凡出麻痘,始终以此煎水饮,能消热解毒,鲜用及晒干用均可"（《岭南采药录》）。

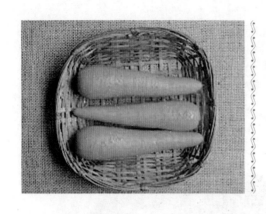

【用法用量】内服:适量,煎服、生食或捣汁。外用:捣汁涂。

【现代研究】

现代药理研究证实,胡萝卜中的木质素能提高机体抗癌能力;所含丰富的果酸有利于糖质代谢,有明显的降低血糖作用,多食胡萝卜对预防糖尿病有极大帮助。胡萝卜富含维生素 A,具有突出的防癌、抗癌作用;胡萝卜中还含有槲皮素、山奈酚、琥珀酸钾等,能增加冠状动脉血流,降低血脂,促进肾上腺素合成,因而对治疗高血压、心脏病和胃病均有一定的辅助疗效。

【现代文献摘录例举】

[1] 唐华,史云平,耿冲,孙苏平.胡萝卜冰块对放射性口腔黏膜炎的防治疗效观察[J].中国辐射卫生,2018,27(4):398-399.

唐华等采用口含胡萝卜冰块防治放射性口腔黏膜损伤 20 例,实验组病人于每次放疗前半小时口含胡萝卜冰块 20 分钟,放疗后半小时再次口含胡萝卜冰块 20 分钟,睡前 1 小时口含胡萝卜冰块 20 分钟,直至放疗结束。取得良好效果。方法:将新鲜胡萝卜打成汁后滤汁去渣,分装于数个 10 mL 容器槽中,放置冰箱冷冻备用。

[2] 邓舒之,史雪珂,王翔剑,等.口服 β-胡萝卜素对口腔扁平苔藓白纹损害的消除效果及安全性观察[C].中华口腔医学会第十三次全国口腔黏膜病学暨第十一次全国口腔中西医结合学术大会论文汇编,2021:16.

邓舒之等研究了口服 β-胡萝卜素对口腔扁平苔藓(OLP)白纹损害的消除效果和安全性,实验组采用口服 β-胡萝卜素治疗斑纹型 OLP,结果显示口服 β-胡萝卜素对 OLP 白纹面积、角化程度均有显著的改善作用。

[3] 许彦枝,王晓玲,李盛琳,章魁华,刘世正.天然胡萝卜素对地鼠颊黏膜癌癌前病变局部免疫调节作用的实验研究[J].临床口腔医学杂志,2004(1):22-24.

天然胡萝卜素对地鼠颊黏膜癌前病变具有一定的局部免疫调节作用,其确切的作用机制有待深入研究。

第十一章　止血药

　　凡以制止体内外出血为主要功效，主要用以治疗各种出血病证的药物，称为止血药。

　　止血药入血分，因心主血、肝藏血、脾统血，故本类药物以归心、肝、脾经为主，尤以归心、肝二经者为多。本章主要介绍具有出血倾向的口腔病证，所介绍的止血药因其药性有寒、散、敛之异，故药物的功效分别有凉血止血、化瘀止血、收敛止血之别。主要介绍的药物有侧伯叶、白茅根、三七、蒲黄、白及、仙鹤草，临床上可根据不同的病症选取相应的药物进行辨证论治、组方遣药。

86. 侧柏叶

　　《本草分经》记载，"苦寒燥涩，最清血分湿热，治一切血症、风湿、诸痹、历节风痛。"

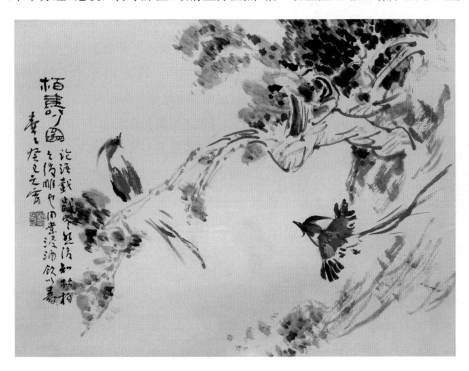

　　款识　柏寿图。《论语》载：岁寒，然后知松柏之后凋也。

　　又：用叶浸酒饮以寿。

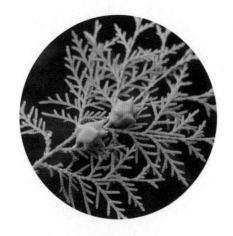

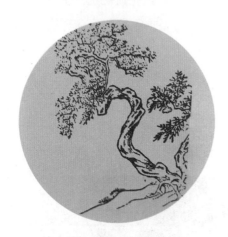

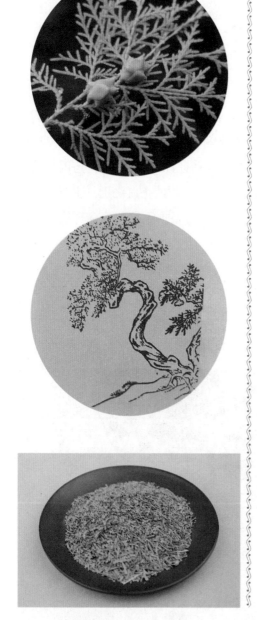

侧柏叶 Cebaiye

《名医别录》

为柏科常绿乔木植物侧柏[*Platycladus orientalis* (L.) Franco]的干燥枝梢及叶。我国大部分地区有产。多在夏、秋季节采收,阴干。炮制时将原药拣净杂枝。

【性味归经】苦,涩,微寒。归肺、肝、脾经。

【功效】凉血止血,化痰止咳,生发乌发。

【应用例举】

(1)流行性腮腺炎。取侧柏叶(鲜品)200～300 g,洗净捣烂,去除促织纤维,留下绿叶泥浆,加鸡蛋清适量调匀,涂敷患处,每日换药1～2次(《口腔病中医防治与保健》)。

(2)牙根出血。本品味苦、辛,涩,入手太阴肺经,具有凉血止血,化痰止咳之功,用于各种内外出血证。鼻衄、吐血及牙根出血可用侧柏叶 50 g、槐花 15 g,水煎服,每日 2 次(《民间偏方与中草药新用途》)。

【用法用量】煎服,10～15 g。

【使用注意】据药理实验研究,本品生用的止血作用比炒炭止血为好。

【现代研究】

侧柏叶具有抑菌、抗炎作用。侧柏叶挥发油对金黄色葡萄球菌、四联球菌、大肠杆菌和产气杆菌都有明显的抑制作用,总黄酮对大白鼠中性粒细胞花生四烯酸代谢产物合成的抑制率较高。

【现代文献摘录例举】

[1] 马林,宋少华,王晓娜,等."雄黄洗剂"治疗带状疱疹 30 例临床观察[J].黑龙江中医药,1990(5):19.

侧柏叶、黄柏、大黄、雄黄、明矾、冰片水煎外洗,5 天为 1 个疗程,治疗 30 例,1~2 个疗程痊愈 23 例,3 个疗程痊愈 6 例。

[2] 臧明仁.鲜侧柏叶外敷治疗腮腺炎[J].河北中医,1985(4):31.

鲜侧柏叶捣烂,鸡蛋清调敷,治疗 50 例,48 例经 1~3 天痊愈。

87. 白茅根

《神农本草经》记载,"一名兰根,一名茹根。味甘寒,生山谷田野。主劳伤虚羸,补中益气,除淤血,血闭寒热,利小便,其苗,主下水。"

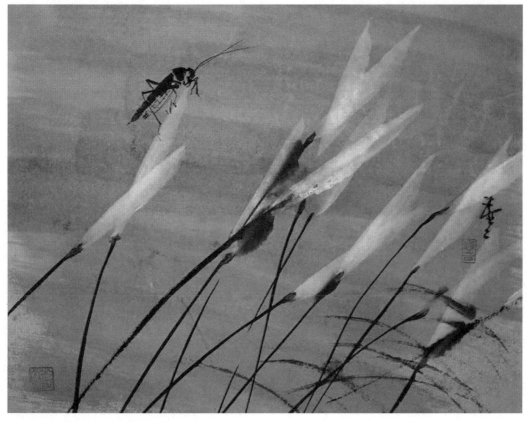

款识 《诗经·召南》"白毛包天""白毛纯来"即此。

又陶弘景云:其根如渣芹甜美。

按:此根及芽均可食用。

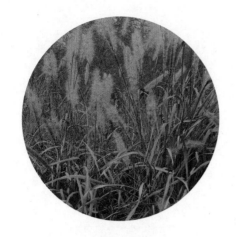

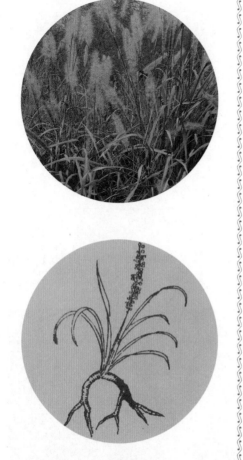

白茅根 Baimaogen

《神农本草经》

本品为禾本科植物白茅［*Imperatacylin-drica* Beauv. var. major(Nees)C. E. Hubb.］的干燥根茎。全国大部分地区均产。春、秋二季采挖，洗净，晒干，除去须根和膜质叶鞘，捆成小把。切段，生用或炒炭用。

【性味归经】甘，寒。归肺、胃、膀胱经。

【功效】凉血止血，清热利尿。

【应用例举】

(1)牙龈炎症。本品味甘性寒，具有清热凉血止血之功。治疗牙龈炎症，以鲜白茅根60 g、天花粉15 g、生石膏45 g(先煎半小时)，水煎至50 mL，每日1剂，待凉后可含漱。

(2)慢性唇炎。本品治疗慢性唇炎，常与茯苓、生薏苡仁、生地黄、黄连等药同用，每日1剂。

(3)感染性口炎。本品味甘性寒，具有清热凉血之功，治疗感染性口炎，常与薄荷、栀子、玄参等药同用。

【用法用量】煎服，9～30 g。

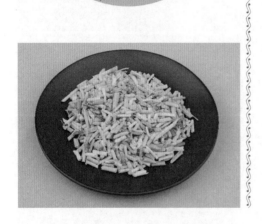

【现代研究】

本品具有止血、利尿、抗炎等作用。其水煎剂能显著缩短出血和凝血时间；增加负荷小鼠的尿量；且能抑制醋酸所致的小鼠毛细血管通透性的增高，提高小鼠吞噬细胞的吞噬率和吞噬指数。本品还有降血糖、降血压、抗肿瘤等作用。

【现代文献摘录例举】

[1] 王春,文跃强,高彩铃,吴也可,颜家渝.基于中医药传承辅助平台分析治疗口腔扁平苔藓的方剂组方用药规律[J].西部中医药,2021,34(7):64-67.

基于中医传承辅助平台(V2.5)软件分析治疗口腔扁平苔藓的方剂组方用药规律。挖掘出治疗 OLP 的潜在药对和新方分别为 21 个,其中有常用的药物组合,如陈皮—苍术—厚朴药对和新方佩兰—苍术—藿香—木通等;也有不常用的药物组合,如乌梢蛇—鳖甲—漏芦药对和新方白茅根—淡竹叶—车前草—胡黄连—徐长卿等。

[2] 柳小英.中药冰块口腔护理对舌黏膜移植术后患者的效果观察[J].西部中医药,2020,33(4):137-139.

白茅根及蒲公英中药冰块口腔护理方法,提高了游离舌黏膜行前尿道成形术后患者的依从性,降低了口腔并发症,有效地提高了患者的口腔护理结局。

[3] 王捷虹,许永攀,杜晓泉,惠建萍.沈舒文治疗复发性口腔溃疡经验[J].河南中医,2013,33(11):1869-1870.

中医诊断为口疮,辨证为胃阴不足兼心火旺盛证。治法:养胃滋阴、清心泄火。药用自拟滋阴清心汤加味:玄参 15 g,天门冬 12 g,生地黄 12 g,石斛 15 g,麦冬 10 g,知母 10 g,黄连 6 g,竹叶 10 g,白茅根 30 g,生甘草 5 g,栀子 10 g,火麻仁 30 g,7 剂,每日 1 剂,水煎服。并给予青黛 20 g,白及 10 g,冰片 2 g,1 剂,研末,适量外敷于口腔溃疡处。用药后口腔溃疡面变浅,舌痛减轻,胃脘嘈杂、口干、大便干燥明显减轻,去栀子、火麻仁,再服 7 剂,口腔溃疡痊愈,舌痛消失,余症状消失。随访 2 年未见复发。

88. 三七

《得配本草》记载,"一名山漆。味甘苦。入足厥阴经血分。止血散血,定痛,治一切血病。"

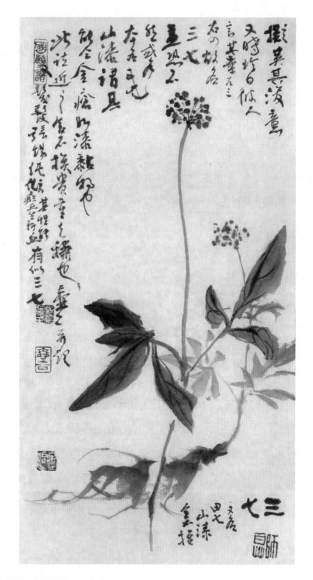

款识 三七,又名田七,山漆,金不换。

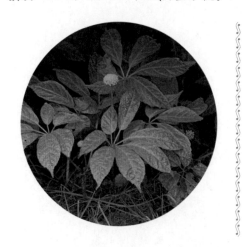

三七 Sanqi

《本草纲目》

本品为五加科植物三七[*Panax notoginseng* (Burk.) F. H. Chen]的干燥根和根茎。主产于云南、广西。秋季花开前采挖,洗净,分开主根、支根及根茎,干燥,切片,或捣碎,或碾细粉用。

【性味归经】甘、微苦,温。归肝、胃经。

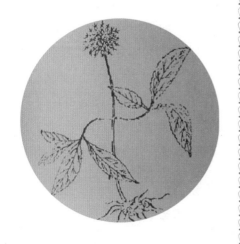

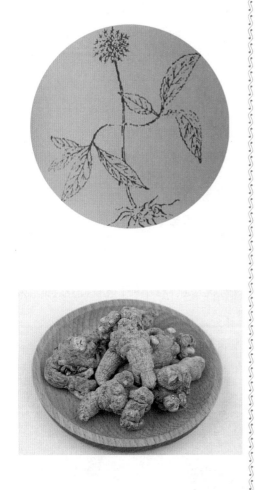

【功效】散瘀止血，消肿定痛。

【应用例举】

(1)颌面部外伤出血。本品味甘微苦性温，主入肝经血分，功善止血止痛，又能祛瘀，有"止血不留瘀、化瘀不伤正"的特点，对人体内外各种出血，无论有无瘀滞均可应用，尤以有瘀滞者为宜，单味内服外用均有良效。治疗外伤出血，可单用本品研末外掺，或与龙骨、血竭等同用。

(2)口腔痈疽肿痛。本品治疗痈疽肿痛亦有良效，如《本草纲目》治无名痈肿，疼痛不已，以本品研末，米醋调涂；治痈疽溃烂，常与乳香、没药、儿茶等同用。

(3)唇部血管瘤。本品散瘀止血，且不伤正气，对唇部小血瘤，外伤后流血不止者，可予三七、人参共为末外敷(《惠直堂经验方》)。

【用法用量】煎服，3～9 g；研粉吞服，一次 1～3 g。外用适量。

【使用注意】孕妇慎用。阴虚血热之出血不宜单用。

【现代研究】

本品能缩短出血和凝血时间，具有抗血小板聚集及溶栓作用；促进多功能造血干细胞的增殖，具有造血作用；降低血压，减慢心率，对各种药物诱发的心率失常具有保护作用；降低心肌耗氧量和氧利用率，扩张脑血管，增强脑血管流量；提高体液免疫功能。此外，本品还具有镇痛、抗炎、改善学习记忆、抗疲劳、抗衰老、抗肿瘤、调节血脂等作用。

【现代文献摘录例举】

[1] 于影.中西医结合治疗口腔扁平苔藓临床观察[J].中国中医药现代远程教育，2021,19(1):145-147.

康复新液含漱联合三七粉局部涂抹能明显改善口腔扁平苔藓，提高临床疗效。

[2] 许鸣.三七粉治疗复发性口腔溃疡 45 例疗效观察[J].浙江中医杂志，2013,48(9):696.

采用三七粉外敷治疗 45 例成人复发性口腔溃疡患者,并与单用维生素治疗 45 例对照,获得良好疗效。三七粉每次 1 g,外敷患处,每日 3 次。总有效率为 75.6%;观察组 45 例中,显效 17 例,有效 24 例,无效 4 例,总有效率达 91.1%。两组总有效率比较有显著性差异($P>0.05$)。

[3] 李树元,李凛,李晰. 三七治疗三叉神经痛[J]. 中国民间疗法,1999(11):33-34.

[病例 1] 证为素体阳虚,误服寒凉之剂,犯"虚虚之戒",致血瘀阻络作痛。予三七粉每日 3 次,每次 2 g,2 日后复诊,诉药后疼痛已基本控制,续服 5 日,恢复正常。予附子理中丸善后,随访 2 年未复发。

89. 蒲黄

《神农本草经》记载,"味甘平,生池泽。主心腹膀胱寒热,利小便,止血,消淤血。久服,轻身益气力,延年神仙。"

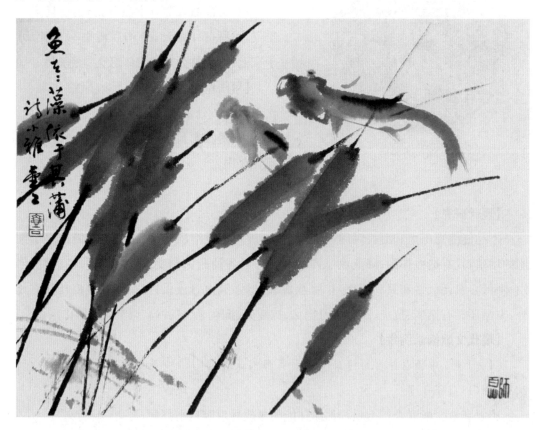

款识 "倦偎牙花理玄裳",牙子即今仙鹤草,纲目云鹤,亦有灰色苍色者。

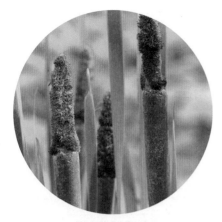

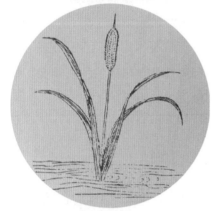

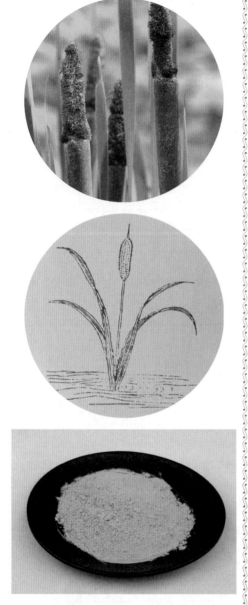

蒲黄 Puhuang

《神农本草经》

本品为香蒲科植物水烛香蒲（*Typha angustifolia* L.）、东方香蒲（*Typhaorientalis* Presl）或同属植物的干燥花粉。主产于浙江、江苏、山东、安徽、湖北。夏季采收蒲棒上部的黄色雄花序，晒干后碾轧，筛取花粉。剪取花后，晒干，成为带有雄花的花粉，即为草蒲黄，生用或炒炭用。

【性味归经】甘，平。归肝、心包经。

【功效】止血，化瘀，利尿通淋。

【应用例举】

（1）齿衄、外伤出血。本品甘平，长于收敛止血，兼有活血行瘀之功，有止血不留瘀的特点，为止血行瘀之良药，对出血证无论属寒属热，有无瘀滞，均可应用，但以属实夹瘀者尤宜。治疗外伤出血，可单用外掺伤口。治齿衄可配伍螺儿清，如必胜散（《严氏济生方》）。

（2）急性化脓性腮腺炎。本品适量，捣碎加老陈醋，调和成糊状，外敷在肿大的腮腺处，每日换药3～4次。

【用法用量】煎服，5～10 g，包煎。外用适量，敷患处。

【使用注意】孕妇慎用。

【现代研究】

本品有抗血栓形成、止血、抗心肌缺血、抗脑缺血等作用。生蒲黄能延长小鼠凝血时间，而炒蒲黄和蒲黄炭则能缩短小鼠凝血时间，无促纤溶酶活性。蒲黄可抑制大鼠动静脉环路血栓的形成，使血栓湿重降低。另外，本品还有调节血脂、抗炎、利胆、镇痛等作用。

【现代文献摘录例举】

[1] 丁仁懿. 沙利度胺联合蒲黄粉治疗糜烂型口腔扁平苔藓的临床效果研究[J]. 中国医药指南，2018，16（32）：57.

笔者随机将收治的180例糜烂性口腔扁平苔藓患者分到观察组（*n*=90例）和对照组

（$n=90$ 例）。发现在糜烂型口腔扁平苔藓患者中采用蒲黄粉与沙利度胺联合治疗，可有效改善患者的临床症状，并能有效减少患者的复发。

［2］梁晓春.蒲黄止血消炎生肌敛疮［J］.中医杂志，1994，35（10）：581

梁晓春通过跟诊观察祝谌予教授发现，祝教授在治疗口腔溃疡时，每方必用生蒲黄，认为生蒲黄具有活血消炎、生肌敛疮的作用。

［3］葛峰，匡环宝，王绍玉，等.蒲黄镇痛作用的实验研究［J］.成宁医学院学报，2000，16（2）：117.

实验结果表明，蒲黄具有镇痛作用并且比吗啡更长久。

［4］安丽，陈遂生.生蒲黄治疗口腔感染 90 例［J］.中国中医药信息杂志，2002（7）：53.

生蒲黄为香蒲之精华，性甘平，入心、肝二经，具有凉血活血、消肿止痛、祛腐生新、收敛生肌之功。用于治疗口腔疾患，古今多有记载。该药有抗炎作用，其主要原理：一是改善局部微循环，促进吸收；二是降低毛细血管通透性，同时能调整机体的免疫功能。临床观察到该药在消肿止痛、促进溃疡面愈合方面疗效明显优于对照组。

90. 白及

《神农本草经》记载，"一名甘根，一名连及草。味苦平，生川谷。主痈肿，恶创，败疽，伤阴，死肌，胃中邪气，赋风，鬼击，痱缓，不收。"

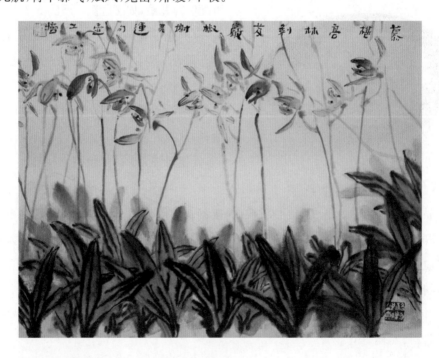

款识　慕�津高林，剥芰岩椒。（谢灵运《山居赋》）

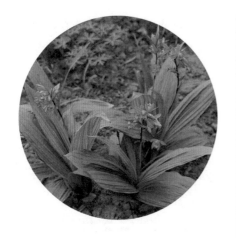

白及 Baiji

《神农本草经》

本品为兰科植物白及 [*Bletilla striata* (Thunb.) Reichb. f.]的干燥块茎。主产于贵州、四川、湖南、湖北。夏、秋二季采挖,除去须根,洗净,置沸水中煮或蒸至无白心,晒至半干,除去外皮,晒干。切薄片,生用。

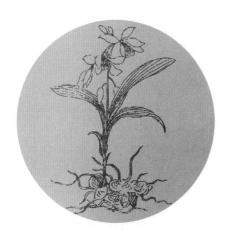

【性味归经】苦、甘、涩,微寒。归肺、胃、肝经。

【功效】收敛止血,消肿生肌。

【应用例举】

(1)吐血,外伤出血。本品味涩质黏,为收敛止血之要药,可治体内外出血诸证。治内出血证,《吉人集验方》单味研末,糯米汤调服。因其入胃经,用治吐血,可与茜草、生地黄、牛膝等煎服。用治外伤或金创出血,可单味研末外掺或水调外敷,或与白蔹、黄芩、龙骨等研细末,掺疮口上。

(2)疮疡肿毒。本品寒凉苦泄,能泄血中壅滞,味涩质黏,能敛疮生肌,为外疡消肿生肌的常用药。对于疮疡,无论是未溃还是已溃,均可应用。若疮疡初起,可单用本品研末外敷,或与金银花、皂角刺、乳香等同用,如内消散(《外科正宗》);若疮疡已溃,久不收口者,以之与黄连、浙贝母、轻粉等为末外敷,如生肌干脓散(《证治准绳》)。

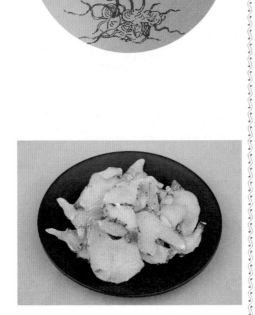

【用法用量】煎服,6~15 g,研末吞服3~6 g。外用适量。

【使用注意】不宜与川乌、制川乌、草乌、制草乌、附子同用。

【现代研究】

本品有止血、促进伤口愈合、抗胃溃疡等作用。白及煎剂可明显缩短出血和凝血时间,其止血的作用与所含胶质有关。白及粉对胃黏膜损伤有明显保护作用,对实验性犬胃及十二指肠穿孔有明显治疗作用,可迅速堵塞穿孔,阻止胃及十二指肠内容物外漏并加大大网膜的遮盖;对实验性烫伤、烧伤动物模型能促进肉芽生长,促进疮面愈合。另外,本品还有抗肿瘤、抗菌、调节免疫作用。

【现代文献摘录例举】

[1] 赵艳,王启斌,郝新才,郑涛,陈黎. 白及促创面愈合作用研究进展[J]. 中药材,2020,43(04):1027-1031.

现代医学研究表明,白及对手术后、口腔黏膜溃疡、消化道溃疡、烧烫伤、压疮、糖尿病足、宫颈等相关创面的愈合具有治疗效果,以白及为主药或原料制备的相关制剂及医用材料可在上述创面治疗中发挥止血、止痛、抗炎、抑菌及促愈合作用。

[2] 李震,宋慧平,陈贞月,等. 复方白及口腔溃疡洗剂的制备[J]. 河南中医,2017,37(10):1864-1866.

李震等以白及多糖为原料制得复方白及口腔溃疡洗剂,发现将该剂涂于口腔溃疡患处后,洗剂中乙醇可迅速挥发,白及多糖可滞留在创面形成保护膜,发挥促愈疗效。

[3] 何春桂,蔡玉兰,陈顺珍,等. 天星木根合白及汤含漱防治白血病化疗性口腔炎的效果观察[J]. 广西医学,2012,34(10):1432-1433.

何春桂等以 294 例白血病化疗患者为研究对象,分组后于化疗当天开始使用天星木根合白及汤含漱,连续 14 天,结果发现,与对照组相比,治疗组口腔炎发生率、口腔溃疡愈合时间均显著降低。

[4] 马维萍,李利军,朱万政,等. 口腔溃疡膜的制备与临床应用研究[J]. 武警医学,2006,17(8):587-589.

马维萍等以白及为主药制得口腔溃疡膜,在 612 例口腔溃疡患者人群中进行试验后,发现该药促创面愈合有效率显著高于对照组。认为白及多糖所具备的良好成膜性是其治疗口腔创面的关键优势。

91. 仙鹤草

《神农本草经》记载,"味苦寒,主邪气热气,疗瘙,恶疮,痔,去白虫。"

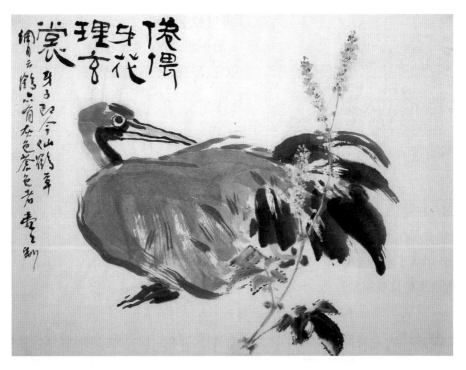

款识 倦偎牙花理玄裳。牙子,即今仙鹤草,纲目云鹤,亦有灰色苍色者。

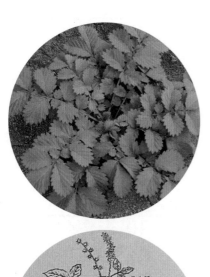

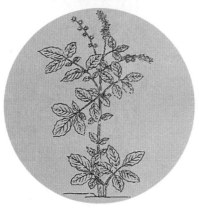

仙鹤草 Xianhecao

《神农本草经》

为蔷薇科多年生草本植物龙牙草(*Agrimonia Pilosa* Ledeb.)的干燥地上部分。主产于浙江、江苏、湖南等地。夏、秋二季茎叶茂盛未开花时采割,晒干。炮制时将原药出去残根及杂质,洗净,稍润,切段,干燥。

【性味归经】苦、涩、平。归肝,心经。

【功效】收敛止血,截疟,止痢,解毒,补虚。

【应用例举】

唇痈。本品有解毒消肿之功。可治疗疮疖痈肿等病证,以仙鹤草茎叶膏调蜜外涂,并同时口服,亦可用酒,水炖服(《闽东本草》)。

【用法用量】煎服,10～15 g。外用适量。

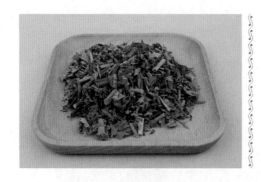

【使用注意】少数人会产生不良反应,主要有失明、呼吸困难、皮疹、头晕、面红、恶心呕吐,甚至引起过敏性休克。

【现代研究】

镇痛抗炎作用:仙鹤草乙醇提取物和水提取物均具有明显的镇痛抗炎作用,乙醇提取物的作用强于水提取物。

【现代文献摘录例举】

赵艳.仙鹤草汤治牙龈出血[J].家庭医药·就医选药,2022,(3):84.

牙龈出血是口腔疾病常见症状之一,轻者表现为仅在吮吸、刷牙、咀嚼较硬食物时唾液中带有血丝,重者在牙龈受到轻微刺激时即出血较多甚至自发性出血。牙龈出血多见于牙周炎和牙龈炎患者,推荐一个方法:仙鹤草、藕节、侧柏叶各 10 g,水煎服,每日 1 剂,可减少牙龈出血。仙鹤草性味苦涩而平,有收敛止血、补虚消肿等功效,尤其是止血作用突出,无论何处出血,均可应用。

第十二章　活血化瘀药

凡以通利血脉、促进血行、消散瘀血为主要功效,常用以治疗瘀血证的药物,称活血化瘀药,其中活血化瘀作用强者,又称破血药或逐瘀药。

本类药物多具辛味,辛散行滞,行血活血,能使血脉通畅,瘀滞消散。本章主要介绍血脉不畅、瘀血停滞所致的口腔病症,如口腔颌面部的疮疡肿物、创伤、感觉异常、疼痛等。本类药物通过活血化瘀作用而达到消痈、消癥、疗伤、祛瘀生新、止痛等功效。临床上可根据不同的病症选取以下相应的药物进行辨证论治、组方遣药。

活血化瘀药主入血分,以归心、肝两经为主。本节主要介绍的药物有川芎、郁金、乳香、没药、丹参、红花、桃仁、牛膝、骨碎补、三棱、莪术等。

92. 川芎

《本草经解》记载,"气温,味辛,无毒,主中风入脑头痛,寒痹筋挛,缓急金疮,妇人血闭无子,川芎气温,禀天春和之木气。"

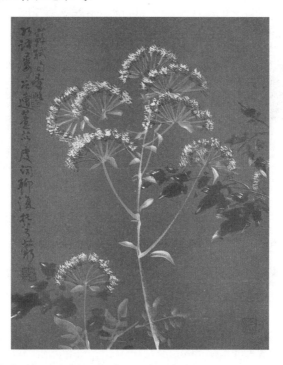

款识　巧语屡曾遭薏苡,瘦词聊复托芎䓖。(苏轼句)

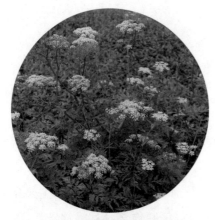

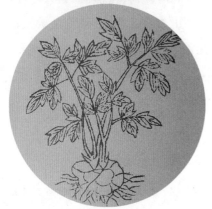

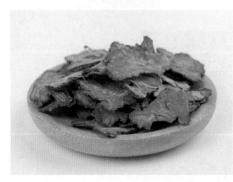

川芎 Chuanxiong

《神农本草经》

本品为伞形科植物川芎（*Ligusticum chuanxiong* Hort.）的干燥根茎。夏季当茎上的节盘显著突出，并略带紫色时采挖，除去泥沙，晒后烘干，再去须根。切片，生用。

【性味归经】辛，温。归肝、胆、心包经。

【功效】活血行气，祛风止痛。

【应用例举】

（1）牙痛。本品辛温，入肝、胆、心包经，祛风止痛。治风寒牙痛，以川芎1个，焙干，加细辛少许，共研末擦牙（《本草纲目》）。

（2）坏死性龈口炎。本品煎水，随时含漱（《本草纲目》）。

（3）唇疽。本品具有活血行气之功，治疗血脉瘀阻型唇疽，常与桃仁、红花、熟地黄、当归、芍药等同用，如桃红四物汤（《医垒元戎》，录自《玉机微义》）。

【用法用量】煎服，3～10 g。

【使用注意】本品辛温升散，凡阴虚阳亢之头痛，阴虚火旺、舌红口干、多汗、月经过多及出血性疾病，不宜使用。孕妇慎用。

【现代研究】

川芎水煎剂及其主要活性成分川芎嗪、挥发油、有机酸等可通过提高心肌细胞清除氧自由基能力、减少心肌细胞损伤及凋亡发挥保护心肌细胞作用；可通过增加冠脉血流量、减少心肌耗氧量改善心肌缺血；可通过增加脑皮质血流量而改善脑缺血、减少脑组织损伤；可通过舒张血管、减轻内皮损伤而延缓动脉粥样硬化；可通过抑制血小板、改善血液流变学发挥抗凝血、抗血栓作用。此外，本品还具有镇痛、降血压等作用。

【现代文献摘录例举】

[1] 薛新民，贺晓慧，罗彦慧，李菲.回医香药在治疗口腔黏膜病方面的应用[J].山西

中医学院学报,2010,11(6):69-71.

川芎为伞形科藁本属植物,其性温,味辛、微苦,具有活血行气、祛风止痛之功效。川芎对口腔黏膜病有镇痛作用。

[2]孟红军.王守儒教授治疗口腔扁平苔藓经验及相关现代研究[J].中国医学创新,2015,12(2):95-98.

王守儒教授结合口腔局部病损特点,在治疗上重在益气健脾固其本,活血化瘀、清热化湿治其标,自拟"苔藓方"。基本药物组成有太子参、焦白术、茯苓、当归、赤芍、丹皮、白鲜皮、苦参、蛇床子、茵陈、鸡内金、焦三仙、甘草。方中太子参、焦白术、茯苓益气健脾;当归、赤芍、丹皮活血化瘀;白鲜皮、苦参、蛇床子、茵陈清热利湿;鸡内金、焦三仙和胃消导,既助脾运化又补而不滞;甘草调和诸药。全方共奏益气活血、清热祛湿之功,使气虚得补,湿热得行,瘀血得下,标本兼顾,相得益彰。

93. 郁金

《本草经解》记载,"味辛苦。无毒,主血积,下气。生肌止血,破恶血,血淋尿血,金疮。"

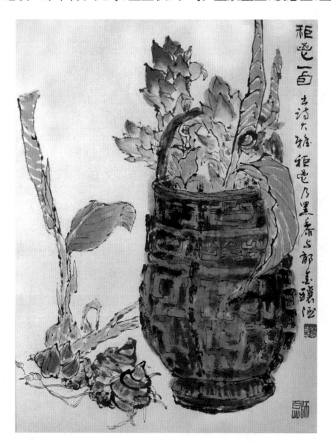

款识 "秬鬯一卣"出自《诗经·大雅》。秬鬯,乃黑黍,与郁金酿酒;卣,为盛酒的青铜器。

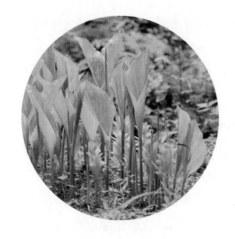

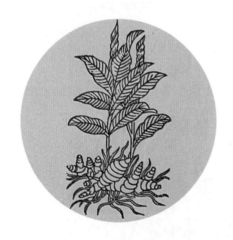

郁金 Yujin

《名医别录》

为姜科植物温郁金（*Curcuma wenyujin* Y. H. Chen et C. Ling）、姜黄（*Curcuma longa* L.）、广西莪术（*Curcuma kwangsiensis* S. G. Lee et C. F. Liang）或蓬莪术（*Curcuma phaeocaulis* Val.）的干燥块根。前两者分别习称"温郁金"和"黄丝郁金"，其余按性状不同习称"桂郁金"或"绿丝郁金"。主要产自我国南部和西南部。冬季茎叶枯萎后采挖，除去泥沙和细根，蒸或煮至透心，干燥。

【性味归经】 辛、苦，寒。归肝、心、肺经。

【功效】 活血止痛，行气解郁，清心凉血，利胆退黄。

【应用例举】

根尖周炎。本品辛甘温，入心、肺、膀胱经，具有温通经脉、助阳化气、发散风寒之功。治疗风寒上犯之根尖周炎，症见牙齿动摇、肉龈袒脱疼痛，常与藁本、白芷、苍术、升麻、当归、羌活等药同用，如羌活散（《兰室秘藏》）。

【用法用量】 煎服，3～10 g。

【使用注意】 本品辛温助热，易伤阴动血，凡外感热病、阴虚火旺、血热妄行等证，均当忌用。孕妇及月经过多者慎用。不宜与丁香、母丁香同用。

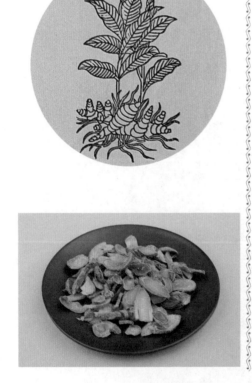

【现代研究】

郁金具有一定的抗炎止痛作用。郁金水煎剂、挥发油对多种皮肤真菌有抑制作用，对多种细菌有抑制作用。温郁金对流感病毒、腺病毒、呼吸道合胞病毒、人类免疫缺陷病毒有显著的抗病毒作用。郁金醇提物具有抗氧化应激活性，对内皮损伤具有保护作用。

姜黄素有抗抑郁及神经保护作用,温郁金中的 β-榄香烯、δ-榄香烯、蓬莪术二烯具有抗肿瘤活性。此外,郁金还具有促进胆汁分泌和排泄、保肝、刺激胃酸及十二指肠液分泌、降低全血黏度、抑制血小板聚集、抗心律失常、抗早孕等作用。

【现代文献摘录例举】

[1] 刘鹏.姜黄素防治口腔恶性肿瘤作用机制的研究进展[J].现代药物与临床,2022,37(12):2906-2910.

姜黄素是从姜黄、郁金中提取的活性成分,可以通过诱导细胞凋亡、抑制细胞增殖、降低肿瘤细胞侵袭力、诱导细胞自噬、抗氧化作用、抗炎作用、抗口腔纤维化、提高放化疗疗效等途径发挥显著的抗口腔癌作用。但由于姜黄素的药物吸收低、代谢快速、生物利用度较差,限制了其在临床治疗中的疗效,后续应进行进一步的临床试验。

[2] 陈洁,庄进飞,林海龙,等.羚角钩藤汤合菖蒲郁金汤加减治疗重症手足口病并发中枢神经系统损害的疗效[J].中药材,2016,39(3):666-668.

笔者将住院的重症手足口病并发中枢神经系统损害的 70 例患儿,随机分为观察组和对照组。对照组给予常规退热、镇静、抗病毒、降颅压、补液支持治疗。观察组在对照组基础上,加用羚角钩藤汤合菖蒲郁金汤加减。两组患儿疗程均为 10 天。对比两组患儿的临床疗效。结果:观察组治疗后发热、易惊、肢体抖动、肌无力、尿潴留、病理征、口腔溃疡和皮疹/疱疹消失时间均显著短于对照组;观察组患儿治疗后 WBC、空腹血糖、脑脊液常规(葡萄糖、蛋白)及脑电图(θ、δ 波)恢复正常时间显著短于对照组;两组患儿治疗 5、10 天脑脊液中白蛋白、NSE 含量逐渐降低,观察组治疗第 5、第 10 天脑脊液中白蛋白、NSE 含量显著低于对照组;观察组总有效率为 97.14%,显著高于对照组的 74.29%;差异均具有统计学意义。

94. 乳香

《本草从新》记载,"一名熏陆香,宣、活血舒筋,苦温,辛香善窜,入心。通行十二经,能去风伸筋,调气活血。"

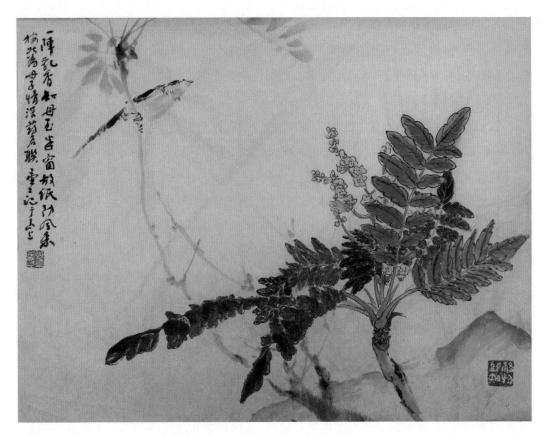

款识 一阵乳香知母至,半窗故纸防风来。

按:此为形容母子情深的药名联。

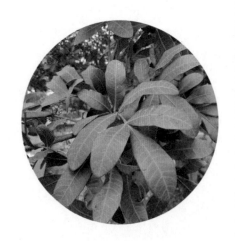

乳香 Ruxiang

《名医别录》

为橄榄科植物乳香树(*Boswellia carterii* Birdw.)及同属植物(*Boswellia bhawdajian* Birdw.)树皮渗出的树脂。产于北埃塞俄比亚、索马里以及南阿拉伯半岛苏丹、土耳其等地。以其树干皮部伤口渗出的油胶树脂入药。春、夏均可采。

【性味归经】辛、苦,温。归心、肝、脾经。

【功效】活血行气止痛,消肿生肌。

【应用例举】

(1)疔疮恶肿。取千针草(小蓟)四两,乳

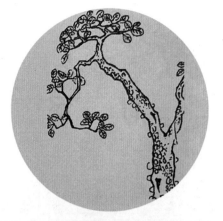

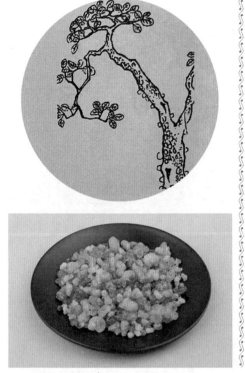

香一两,明矾五钱,为末。酒服二钱,出汗为度(《普济方》)。

(2)疮疡疼痛。乳香、没药各二钱,寒水石(煅)、滑石各四钱,冰片一分。为细末,搽患处,如乳香定痛散(《外科发挥》)。

(3)齿虫痛。嚼熏乳香咽其汁(《梅师集验方》)。

【用法用量】煎服或入丸、散,3～5 g;外用适量,研末调敷。

【使用注意】胃弱者慎服,孕妇及无瘀滞者禁服。用药期间需注意忌食寒凉、生冷食物、忌食辛辣油腻食物,忌烟酒。忌用铜、铁器煎药。

【现代研究】

乳香有抗血小板黏附、抗炎、抗溃疡、镇痛、促进伤口愈合等多种药理作用。

【现代文献摘录例举】

赵子樟,李佳昀,宿树兰,朱悦,钱大玮,段金廒. 基于网络药理学及细胞实验的乳香——没药功效成分抗炎机制研究[J]. 中国中药杂志,2021,46(21):5674-5682.

3-羰基-甘遂-8,24-二烯-21-羧酸(KTDA)是从乳香中分离得到的萜类化合物,基于网络药理学发现 KTDA 有 157 个炎症相关靶点;PPI 网络分析显示,MAPK1、AKT1、MAPK8、PIK3CA、PIK3R1、EGFR 等蛋白可能为其发挥抗炎作用的关键蛋白;KEGG 和GO-BP 富集得到 PI3K/AKT 和 MAPK 信号通路。细胞实验结果表明,KTDA 可通过抑制 NO 生成、降低 JNK、p38、AKT 蛋白的磷酸化水平、降低白细胞介素(interleukin,IL)-1β、IL-6 的 mRNA 表达发挥抗炎作用。

95. 没药

《本草从新》记载,"一名末药。宣、散瘀定痛,苦平,入十二经,散结气,通滞血,消肿定痛,生肌。"

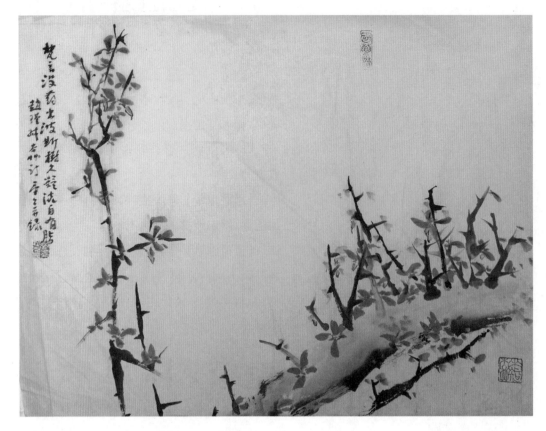

款识　梵言没药出波斯，树久凝流自有脂。（清·赵瑾叔诗句）

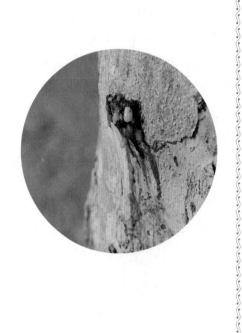

没药 Moyao

《开宝本草》

　　本品为橄榄科植物地丁树（*Commiphora myrrha* Engl.）或哈地丁树（*Comniphora molmol* Engl.）的干燥树脂。分为天然没药和胶质没药。主产于索马里、埃塞俄比亚。11月至次年2月，采集由树皮裂缝处渗出于空气中变成红棕色坚块的油胶树脂，拣去杂质，打碎，醋炙用。

　　【性味归经】味辛、苦，性平。归心、肝、脾经。

　　【功效】散瘀定痛，消肿生肌。

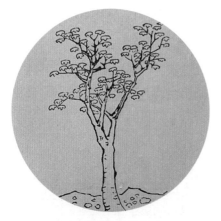

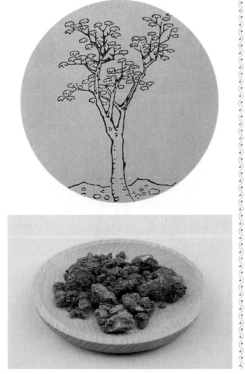

【应用例举】

(1)痈疽疮毒,去腐生新。乳香、没药各等分。安箬叶上,火炙去油,乳细搽上,以膏贴之。此药毒未尽则提脓外出,若毒已尽则收口,如海浮散(《疡医大全》)。

(2)固齿。《本草述》记载久服舒筋膜,通血脉,固齿牙,长须发。

【用法用量】3～5 g,炮制去油,多入丸散用。外用适量:研末调敷。

【使用注意】孕妇及胃弱者慎用。

【现代研究】

没药提取物及其单体化合物具有良好的抗炎、抗肿瘤和保肝活性。此外还具有抗菌、镇痛、神经保护和降血脂等活性。

【现代文献摘录例举】

[1]李洋,陈庆良,张帆. Z-没药甾酮经 ERK/MAPK 通路对糖尿病大鼠皮肤溃疡的祛腐生肌作用及机制[J]. 解放军医学杂志,2021,46(6):557-562.

Z-没药甾酮(Z-GS)可能通过激活 ERK/MAPK 通路对糖尿病大鼠皮肤溃疡发挥祛腐生肌的作用。

[2]高玲,黄诗雨,陈丽华,李瑛瑛,管咏梅,刘丽丽,朱卫丰. 乳香、没药挥发油促九分散方中生物碱类成分的 HaCaT 细胞摄取及其机制研究[J]. 中草药,2021,52(8):2357-2364.

研究发现:九分散中乳香、没药挥发油均可促进 HaCaT 细胞摄取 3 种生物碱,促进机制可能通过影响皮肤表面负电荷而改变皮肤活性表皮屏障作用,从而有利于药物透过皮肤活性表皮层,其具体机制有待进一步探明。

96. 丹参

　　《神农本草经》记载，"味苦、微寒。主心腹邪气，肠鸣幽幽如走水，寒热积聚，破癥除瘕，止烦满，益气。"

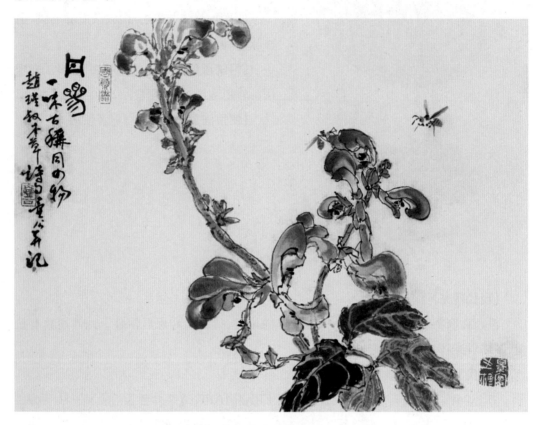

款识　丹参——一味古称同四物。（赵瑾叔本草诗句）

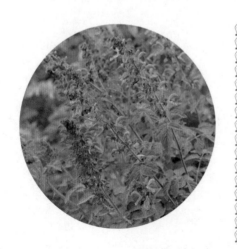

丹参 Danshen

《神农本草经》

　　本品为唇形科植物丹参（*Salvia miltior-rhiza* Bge.）的干燥根及根茎。主产于四川、山东、河北。春、秋二季采挖，除去泥沙，干燥，切厚片，生用或酒炙用。

　　【性味归经】苦，微寒。归心、肝经。

　　【功效】活血祛瘀，通经止痛，清心除烦，

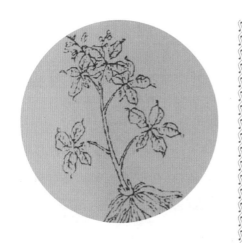

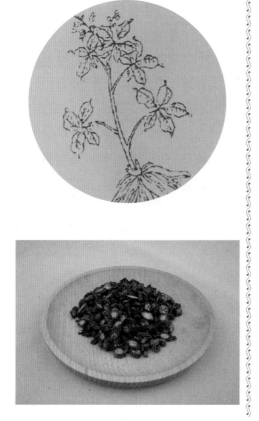

凉血消痈。

【应用例举】

（1）口腔黏膜下纤维化、口腔黏膜白斑。本品入心肝血分，性善通行，能活血化瘀，为治疗血瘀证的要药。局部注射能够改善微循环，如丹参注射液。

（2）口腔颌面部疮痈肿痛。本品性寒入血分，既能凉血活血，又能散瘀消痈，可用于热毒瘀阻所致的疮痈肿痛，常配伍金银花、连翘、紫花地丁等。

（3）灼口综合征。本品性寒入心经，有清心凉血、除烦安神之功。治心血不足之灼口综合征，症见心悸失眠者，常配伍酸枣仁、柏子仁、五味子等药，如天王补心丹（《校注妇人良方》）。

【用法用量】煎服，10～15 g。

【使用注意】不宜与藜芦同用。

【现代研究】

丹参能抗心率失常，扩张冠脉，增加冠脉血流量，调节血脂，抗动脉粥样硬化；能改善微循环，提高耐缺氧能力，保护心机；可扩张血管，降低血压；能降低血液黏度，抑制血小板聚集，对抗血栓形成；能保护肝细胞损伤，促进肝细胞再生，有抗肝纤维化作用；能改善肾功能，保护缺血性肾损伤。此外，丹参还有一定的镇静、镇痛、抗炎、抗过敏作用。脂溶性的丹参酮类物质有抗肿瘤、改善胰岛素抵抗等作用。丹参总提取物有一定的抗疲劳作用。

【现代文献摘录例举】

［1］李涛.曲安奈德联合丹参酮注射液治疗口腔黏膜下纤维化的临床效果［J］.临床医学研究与实践，2022，7（15）：42-45.

曲安奈德联合丹参酮注射液治疗口腔黏膜下纤维化的效果显著优于单用曲安奈德，其能减轻患者的疼痛程度，改善口腔健康状况，减小黏膜病损面积，增大最大张口度，改善生化指标及血流变学指标水平，值得在临床上推广。

[2]罗雪晴,周文伟.复方丹参滴丸治疗口腔扁平苔藓临床观察[J].实用中医药杂志,2021,37(11):1943-1944.

复方丹参滴丸治疗口腔扁平苔藓效果较好。复方丹参滴丸主要成分为丹参、三七、冰片。丹参性微寒,功效以祛瘀止痛、凉血消痈以及除烦安神为主,现代药理研究显示,丹参具有修复内皮功能、改善微循环、抗炎以及调节脂代谢等作用。三七具有化瘀止血、活血止痛功效,现代药理研究显示,三七可有抗血栓、降血脂、增强免疫力、抗炎以及清除氧自由基抗氧化的作用。冰片是由樟脑、松节油原料合成,具有开窍醒神、清热止痛的效果,现代药理研究显示,冰片有抗炎止痛、去翳明目及抗心肌缺血等作用。诸药合用,有活血化瘀、理气止痛之效。

97. 红花

《本草分经》记载,"辛甘苦温,入肝经,破瘀活血,润燥消肿,过用能使血行不止。虚而血滞者用之最宜。"

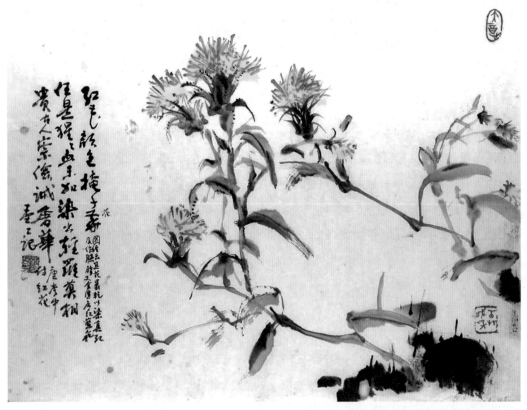

款识　红花颜色掩千花,任是猩猩血未加。染出轻罗莫相贵,古人崇俭诚奢华。

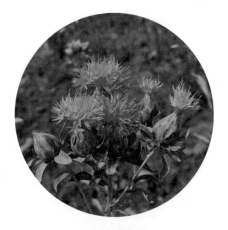

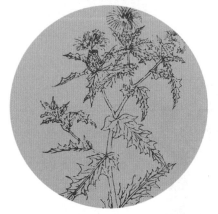

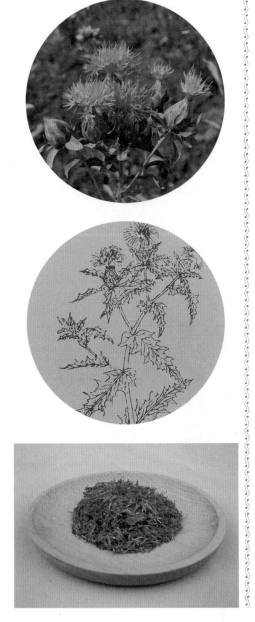

红花 Honghua

《新修本草》

本品为菊科植物红花（*Carthamus tinctorius* L.）的干燥花。主产于河南、新疆、四川。夏季花由黄变红时采摘，阴干或晒干，生用。

【性味归经】辛，温。归心、肝经。

【功效】活血通经，散瘀止痛。

【应用例举】

(1)三叉神经痛。本品具有活血通经，散瘀止痛之功，治疗三叉神经痛，常与当归、川芎、细辛、乳香、没药、丹参等药同用，涂敷患处。

(2)颞下颌关节功能紊乱综合征（咀嚼肌痉挛型）。本品辛温，具有活血通经、散瘀止痛之功，用于治疗咀嚼肌痉挛型颞下颌关节功能紊乱综合征，常与乳香、没药、川芎、细辛、当归、白芷、香附、丝瓜络等药同用，水煎后热敷于关节区。

【用法用量】煎服，3～10 g。

【使用注意】孕妇慎用；有出血倾向者不宜多用。

【现代研究】

红花及其黄酮类活性成分具有显著抗凝血、抗血栓作用；可保护血管内皮细胞；具有抗炎、镇痛、双向调节子宫的作用。此外，本品还具有抗糖尿病肾病、抗肿瘤、降血脂等作用。

【现代文献摘录例举】

郭成庆,李荣堂,王丽红,屈红卫,安国花.三联疗法治疗复发性口腔溃疡68例的临床观察[J].滨州医学院学报,2011,34(6):467-468.

研究表明,使用角菜酸酯、红花、重组牛碱性纤维细胞生长因子治疗轻型复发性口腔溃疡,5天总有效率达95%左右,具有疗效确切、易于接受、安全等优点,值得在临床推广应用。

98. 桃仁

《神农本草经》记载,"苦、平。主瘀血、血闭、癥瘕,邪气。杀小虫。"

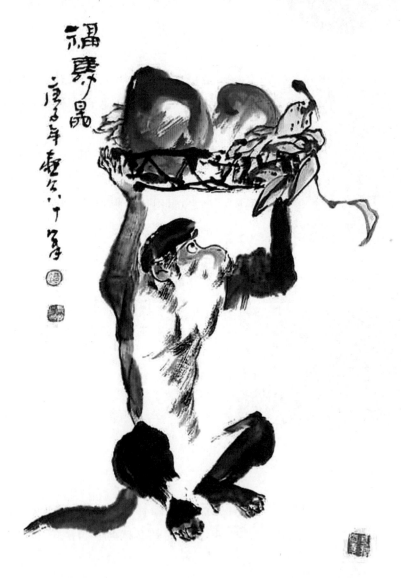

款识 桃之夭夭,有蕡其实。之子于归,宜其家室。(摘自《诗经·国风·周南》)诗周南桃夭。

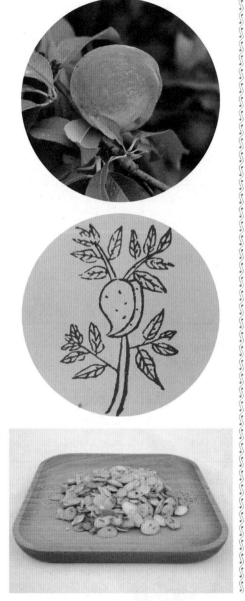

桃仁 Taoren

《神农本草经》

本品为蔷薇科植物桃［*Prunus persica* (L.) Batsch］或山桃［*Prunus davidiana* (Carr.) Franch.］的干燥成熟种子。主产于北京、山东、陕西、河南、辽宁。果实成熟后采收,除去果肉和核壳,取出种子,晒干,生用,或照法去皮用、炒黄用,用时捣碎。

【性味归经】苦,甘,平。归心、肝、大肠、肺经。

【功效】活血祛瘀,润肠通便,止咳平喘。

【应用例举】

(1)瘀血牙痛。本品苦甘平,具有活血化瘀之功,治疗瘀血牙痛,症见牙痛如锥刺,昼轻夜重,牙龈紫黑或肿起血泡、血瘤或血痣,触之剧痛,或蛀孔变黑有臭秽等,与大黄、桂枝、甘草、芒硝等同用,如桃仁承气汤(《伤寒论》)。

(2)口腔颌面部肿块硬结。本品活血化瘀,用于治疗瘀血结聚所致口腔颌面部肿块硬结,常与红花、当归、丹参等配伍(《李元聪口腔疾病中医诊疗心得》)。

【用法用量】煎服,5～10 g。

【使用注意】孕妇及便溏者慎用。

【现代研究】

桃仁及其活性成分可改善血流动力学、抗凝血、抑制血小板聚集、抗血栓,并可抗组织纤维化、镇咳平喘。此外,本品还具有调节子宫、抗炎、抗菌、抗氧化、镇痛、调节免疫、抗肿瘤、保护神经、促进黑色素合成等作用。

【现代文献摘录例举】

[1] 翦新春. 口腔黏膜病实用处方选萃[J]. 中国社区医师,2009,25(1):16-17.

口腔黏膜瘙痒症,为一种少见而治疗方法有限的病症。笔者曾诊治 5 例,经口腔检查局部黏膜无明显改变。血府逐瘀汤加减:丹参 12 g,红花 5 g,杏仁 9 g,当归 10 g,橘红

7 g,桔梗 7 g,枳壳 9 g,桂枝 7 g,茯苓 10 g,桃仁 10 g,赤芍 9 g,柴胡 6 g,川芎 7 g,白芍 9 g。20 剂,每日 1 剂,煎服。

[2] 马纯清. 血府逐瘀汤临床应用举隅[J]. 实用中医药杂志,2008(10):667.

复发性口腔溃疡,治以疏肝理气,活血化瘀兼泻肝火。方用血府逐瘀汤加味。桃仁 12 g,红花、当归、生地黄、牛膝、龙胆草、黄芩各 10 g,赤芍、枳壳、泽泻各 9 g,川芎、桔梗各 6 g,柴胡、甘草各 3 g,每日 1 剂。服药 5 剂。两胁疼痛、心烦口渴、便秘已消,溃疡面缩小。上方去龙胆草,每日 1 剂,继服 10 剂。溃疡愈合。随访半年未复发。

99. 牛膝

《神农本草经百种录》记载,"一名地文,一名水玉。味辛平,生川谷。主伤寒,寒热,心下坚,下气,喉咽肿痛,头眩胸张,咳逆肠鸣,止汗。"

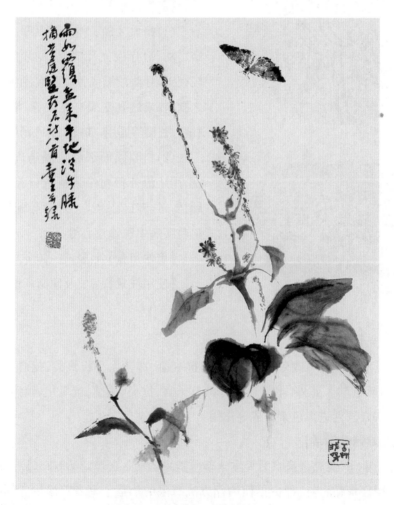

款识　雨如覆盆来,平地没牛膝。(摘自黄庭坚药名诗八首)

牛膝 Niuxi

《神农本草经》

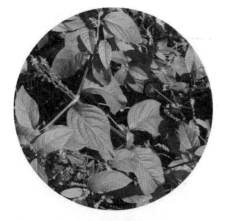

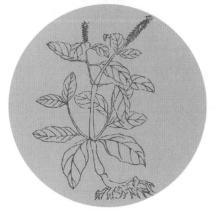

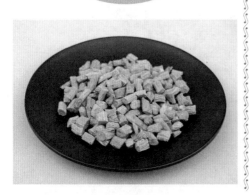

本品为苋科植物牛膝（怀牛膝）(*Achyranthes bidentata* Bl.)的干燥根,主产于河南。冬季茎叶枯萎时采挖,除去须根和泥沙,捆成小把,晒至干皱后,将顶端切齐,晒干,切段,生用或酒炙用。

【性味归经】苦、甘、酸,平。归肝、肾经。

【功效】逐瘀通经,补肝肾,强筋骨,利尿通淋,引血下行。

【应用例举】

(1)牙痛,口疮。本品酸苦降泄,能导热下泄,引血下行,常用于气火上逆、火热上攻之证。治胃火上炎之齿龈肿痛、口舌生疮,常配伍地黄、石膏、知母等,如玉女煎(《景岳全书》)。

(2)龋齿(痛)。本品苦泻清火,引血下行。治龋齿疼痛,以牛膝 50 g,烧灰,研细末,每取少许,置于牙洞内,含之。

(3)牙龈萎缩。牛膝适量,烧灰,取 15 g,加生细辛末 15 g,共捣罗为散,于乳钵中细研,取适量敷于宣露处,每日 3～5 次(《圣济总录》)。

【用法用量】煎服,5～12 g。

【使用注意】孕妇慎用。

【现代研究】

牛膝及其活性成分对血液及心血管系统具有抗凝血、改善血液流变学、抗动脉粥样硬化以及降血压作用;对骨骼系统具有抗骨质疏松的作用;对生殖系统具有收缩子宫平滑肌、抗着床、抗早孕作用;对内分泌系统具有降血糖并改善并发症的作用。此外,本品还具有抗炎、镇痛、调节免疫、抗肿瘤、增强记忆等作用。

【现代文献摘录例举】

[1] 孙红颖,聂莉芳.聂莉芳教授辨治疑难杂症的经验研究[J].中国中西医结合肾病杂志,2022,23(2):98-100.

口腔溃疡案。中医辨证:气阴两虚偏于阴虚,兼挟内热。拟益气养阴清热法,方选玉女煎加味:生黄芪、知母、连翘、黄芩各 12 g,生地黄、怀牛膝各 15 g,续断、板蓝根各 20 g,牛蒡子、麦冬各 10 g,生石膏 40 g。服上方 7 剂后,口干渴即消失,口腔溃疡亦逐渐好转,进食后已无明显疼痛感觉,服用 2 周后,溃疡彻底消失,之后未再发作。

[2] 周改兰,李晓庆. 中蒙医结合治疗反复性口腔溃疡 45 例[J]. 中国民族医药杂志,2018,24(5):28-29.

45 例复发性口腔溃疡病人,男 20 例,女 25 例;病程最长为 9 年,最短为 7 天。中药玉女煎加减治疗。玉女煎组方(熟地 20 g、石膏 30 g、麦冬 10 g、知母 10 g、牛膝 10 g)。服法:水煎服,每日 1 剂,每剂早、晚饭后各服 1 次,7 剂为 1 疗程,最长 3 个疗程后观察结果。蒙药治疗嘎木朱尔,局部外用。用药方法:用药前先用淡盐水嗽口,清洁口腔,用棉签擦干局部病损黏膜,用棉签蘸上药粉涂于患部约 3 mm 厚,范围略大于溃疡面,涂药后禁食水 30 分钟,每日涂药 3 次,持续用 7 天。结果:45 例中,治愈 30 例(66.7%),有效 12 例(26.7%),无效 3 例(6.6%),总有效率为 93.4%。

100. 鸡血藤

《本草纲目拾遗》记载,"味温,活血,暖腰膝,已风瘫。"

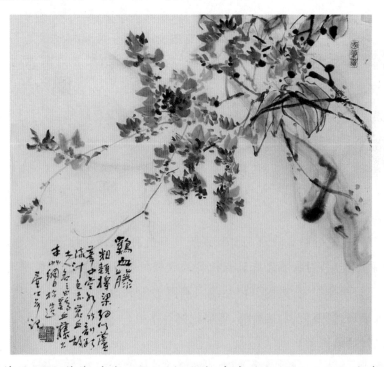

款识 粗类桴梁,细似芦苇,中空如竹,剖断流汁,色赤若血,故土人名之为鸡血藤。(《本草纲目拾遗》)

鸡血藤 Jixueteng

《本草纲目拾遗》

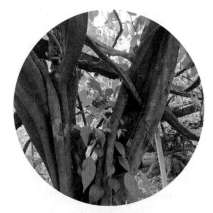

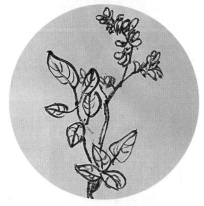

本品为豆科植物密花豆(*Spatholobus suberectus* Dunn)的干燥藤茎。主产于广西。秋、冬二季采收,除去枝叶,切片,晒干,生用。

【性味归经】苦、甘,温。归肝、肾经。

【功效】活血补血,调经止痛,舒筋活络。

【应用例举】

(1)风湿痹痛。本品既能活血通络止痛,又能养血荣筋,为治疗经脉不畅、络脉不和病证的常用药。鸡血藤胶善治风痛湿痹,还有"患在上部,饱食后服"之说(《本草纲目拾遗》)。

(2)口腔扁平苔藓。本品苦泄甘缓,温而不烈,性质和缓,祛瘀生新,乃行血药中之补品。黏膜角化呈乳白或灰白色,黏膜局部气血滞涩,运行不畅则形成斑纹、疼痛,血瘀则血虚,局部失于濡养,黏膜则粗糙、萎缩或增厚,常配伍丹参、当归等活血养血。

【用法用量】煎服,9~15 g。

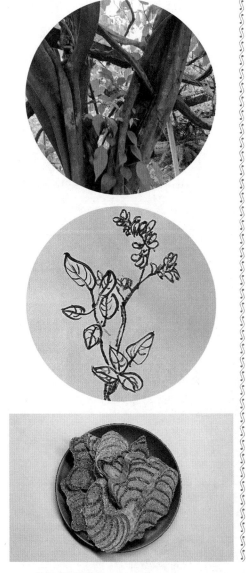

【现代研究】

鸡血藤总黄酮和鸡血藤中的儿茶素类化合物有一定的造血功能。鸡血藤水提醇沉液能增加实验动物股动脉血流量,降低血管阻力,抑制血小板聚集。鸡血藤水煎剂可降低动物胆固醇,对抗动脉粥样硬化病变;鸡血藤水提物及酊剂有明显的抗炎、抗病毒作用,并对免疫系统有双向调节功能;鸡血藤酊剂有一定的镇静催眠作用。鸡血藤提取物能抗白血病、宫颈癌、胃癌、黑色素瘤等肿瘤。

【现代文献摘录】

曹洋,张苍,蔡念宁.赵炳南治疗口腔扁平苔藓经验探析[J].中华中医药杂志,2010,6(25):879-881.

病案举例:患者某,男,40岁,1976年9月23日初诊。口颊部、舌部破溃疼痛半年。

查：双颊黏膜及舌部局限性糜烂白斑。六脉寸关缓尺沉细,舌质红苔白微黄。诊为口糜（西医诊断为口腔扁平苔藓）。证属阴阳不调,气血失和。治以调和阴阳,中和气血。予天仙藤 15 g,首乌藤 15 g,鸡血藤 15 g,钩藤 12 g,金莲花 9 g,金果榄 6 g,金雀花 9 g,二冬各 15 g,石斛 15 g,绿萼梅 6 g,竹茹 9 g,莲子心 9 g。酌服日 2 次。并以五倍子 9 g,麝香 0.5 g,梅花冰片 1 g,共研细末喷涂患处。10 月 6 日二诊,药后疼痛减轻,糜烂面减小,六脉寸关缓迟,双尺沉细,舌质红苔白。前方去二冬、莲子心、金果榄,加枸杞子 12 g,狗脊 9 g,淫羊藿 6 g,玉竹 12 g,继服。另金莲花片口含。11 月 20 日三诊,病情明显好转,不痛,六脉弦缓,舌质微红苔白。治以养肾阴清心火,防糜烂泛发,南北沙参 30 g,石斛 12 g,二冬各 12 g,枸杞子 12 g,女贞子 12 g,金莲花 12 g,化橘红 9 g,双花炭 9 g,莲子心 9 g,石蕊 9 g,生甘草 9 g。本例患者在治疗 2 个月后,口腔内皮损显著改善,随后仍继续服药巩固治疗。

101. 骨碎补

《本草便读》记载,"苦能坚肾,温可补虚,行瘀血以理劳伤,长须发并除风气。"

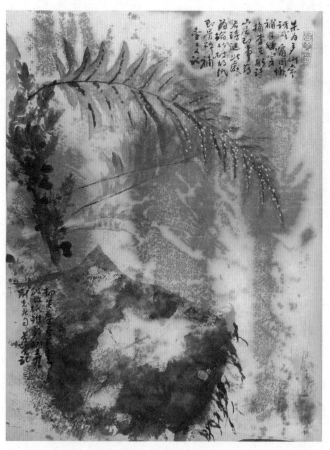

款识　却笑尊拳忒重。破故纸、谁教翻弄。（刘克庄《贺新郎·谪下神清洞》）

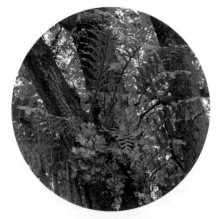

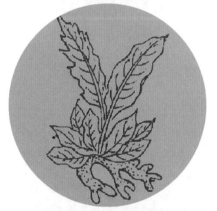

骨碎补 Gusuibu

《药性论》

本品为水龙骨科植物槲蕨[*Drynaria fortunei*(Kunze)J. Sm.]的干燥根茎。主产于湖北、江西、四川。全年均可采挖，除去泥沙，干燥，或再燎去茸毛（鳞片）。切厚片，生用或砂烫用。

【性味归经】苦，温。归肝、肾经。

【功效】疗伤止痛，补肾强骨；外用消风祛斑。

【应用例举】

肾虚牙痛，牙齿松动，牙周炎，根尖周病。本品苦温性燥，入肾经，能温补肾阳，强筋健骨，治疗肾虚牙齿松动、牙痛、耳鸣、耳聋等，配伍熟地黄、山茱萸等；治疗肾阴亏虚型牙周炎，配伍旱莲草、青盐等；治疗早期根尖周病（牙痛），配伍地骨皮、野菊花、薄荷叶、黄蜀葵花等。

【用法用量】煎服，3～9 g。

【使用注意】孕妇及阴虚火旺、血虚风燥者慎用。

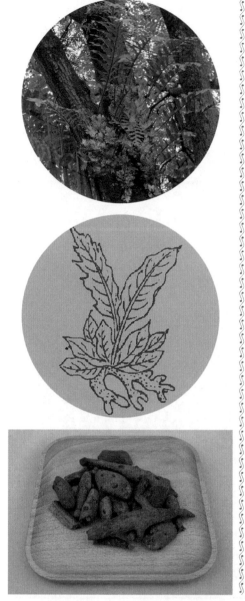

【现代研究】

骨碎补水煎醇沉液能调节血脂、防止主动脉粥样硬化斑块形成；骨碎补多糖和骨碎补双氢黄酮苷能降血脂和抗动脉硬化；能促进骨对钙的吸收，提高血钙和血磷水平，有利于骨折的愈合；改善软骨细胞，推迟骨细胞的退行性病变。此外，骨碎补双氢黄酮苷有明显的镇静、镇痛作用。

【现代文献摘录例举】

[1] 罗冠，魏楠，洪玮，王海燕. 补肾药治疗牙周炎的研究进展[J]. 广州医科大学学报，2022，50(2)：109-115.

补肾药属补益药,是一类具有补益肾之精气功效的药物。目前研究报道较多的补肾药有淫羊藿、骨碎补、杜仲、补骨脂、何首乌等。补肾药可通过抑菌作用、调节机体免疫功能、促进牙周组织修复等途径防治牙周炎,且具有安全无毒、不良反应小等特点。因此,补肾药在牙周炎预防和治疗中具有潜在的应用前景。

[2] 王小娟,郭秀榕,郑大双,卢仲仁,吴晓音. 中草药漱口水治疗复发性口腔溃疡的疗效观察[J]. 福建医药杂志,2018,40(4):55-57.

中草药漱口水(方剂组成:石膏、地骨皮、龙舌草、紫花地丁、骨碎补、蒲公英、苍术、白术、白茅根、黄芪、甘草)治疗复发性口腔溃疡疗效较好,值得临床推广应用。

102. 莪术

《本草分经》记载,"味辛苦温,主一切气,能通肝经聚血,破血行气,攻积通经。"

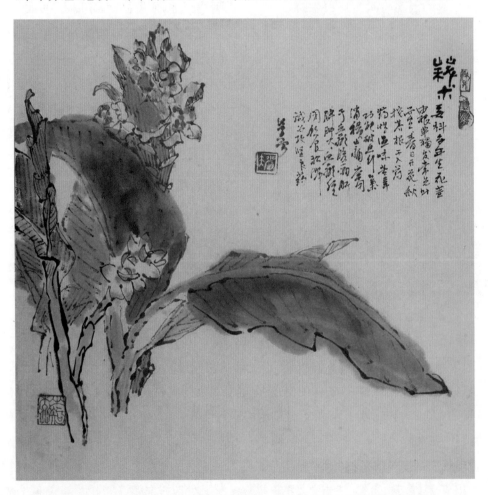

款识 莪术,姜科多年生,花茎由根单独发,常先叶而生,春日开花,秋挖基根。

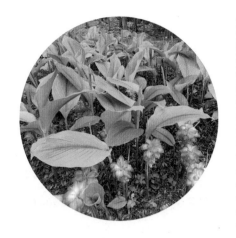

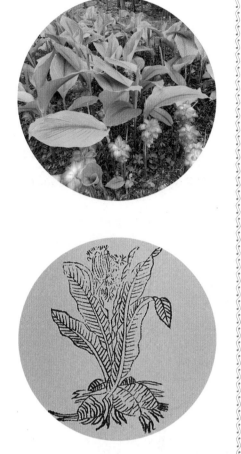

莪术 Ezhu

《本草图经》

本品为姜科植物蓬莪术（*Curcuma phae-ocaulis* Val.）、广西莪术（*Curcuma. kwang-siensis* S. lee et C. F. Liang）或温郁金（*Curcuma. wenyujin* Y. H. Chen et C. Ling）的干燥根茎。后者习称"温莪术"。主产于四川、广西、浙江。冬季茎叶枯萎后采挖，洗净，蒸或煮至透心，晒干或低温干燥后除去须根和杂质。切厚片，生用或醋制用。

【性味归经】味辛、苦，性温。归肝、脾经。

【功效】行气破血，消积止痛。

【应用例举】

（1）口腔癌。本品辛散苦泄温通，能破血行气，散瘀消癥，消积止痛，适用于气滞血瘀、食积日久而成的癥瘕积聚，常与三棱相须为用。对于体虚而久瘀不消的口腔癌患者，还常配伍黄芪、党参等治疗，以达消补兼施之功。

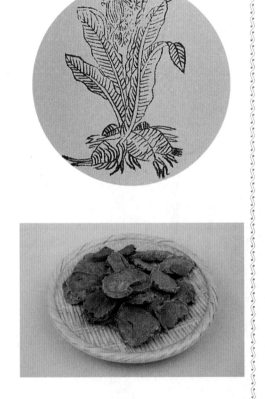

（2）小儿手足口病。有报道称，莪术油注射液（由姜科姜黄植物莪术的干燥根茎中提取的挥发油精制而成）治疗手足口病疗效显著，可能对柯萨奇病毒也有抑制作用，治疗期间未发现明显的毒副反应。

【用法用量】煎服，6～9 g；或入丸、散。外用适量，煎汤洗或研末调敷。

【使用注意】月经过多者及孕妇禁服。

【现代研究】

莪术有抗肿瘤、抗早孕、抗菌、抗炎作用。莪术可增加股动脉血流量，使用莪术油注射液静脉滴注治疗血栓闭塞性脉管炎的血瘀患者，随着病人临床症状的好转，肢体血流图也见到明显改善。

【现代文献摘录例举】

[1] 王中会，闫平慧，晁旭. 莪术醇抗肿瘤作用机制研究进展[J]. 长春中医药大学学

报,2022,38(6):703-708.

莪术醇通过抑制肿瘤细胞的生长、增殖、侵袭迁移,诱导细胞凋亡、周期阻滞,降低肿瘤细胞耐药性等途径来实现抗肿瘤作用。莪术醇可被制成纳米结构脂质载体和新型衍生物,靶向杀死肿瘤细胞。

[2] 陆康佑. 莪术油葡萄糖注射液合六神丸治疗腮腺炎[J]. 山西中医,2013,29(1):29.

流行性腮腺炎中医称痄腮,其病因为机体感受风温邪毒、壅阻少阳经脉所致,邪毒充盛,壅而不散,逆于腮部而漫肿疼痛。莪术油葡萄糖注射液是一种新型抗病毒药物,对多种病毒有抑制和杀灭作用。经临床观察,莪术油葡萄糖注射液配合六神丸治疗流行性腮腺炎疗效好,无毒副作用。

103. 三棱

《开宝本草》记载,"味苦,平,无毒。主老癖癥瘕结块。"

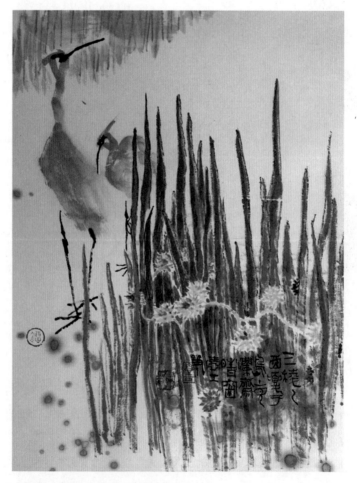

款识　三棱　乙酉夏于岛上见澜斋晴窗壶工笔。

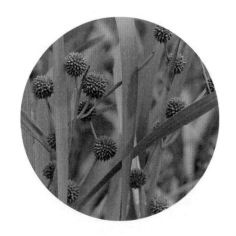

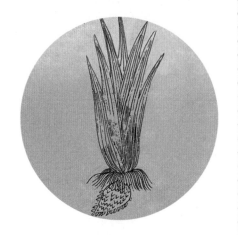

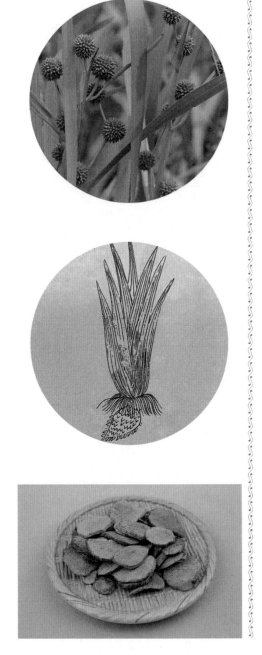

三棱 Sanleng

《中国药典》

本品为黑三棱科植物黑三棱(*Spargani-um stoloniferum* Buch. -Ham)的干燥块茎。主产江苏、河南、山东、江西。冬季至次年春采挖,洗净,削去外皮,晒干。

【性味归经】味辛、苦,性平。归肝、脾经。

【功效】破血行气,消积止痛。

【应用例举】

(1)肝脾肿大。取三棱 9 g,红花 9 g,莪术 6 g,赤芍 12 g,香附 12 g。水煎服(《全国中草药汇编》)。

(2)癥瘕积聚,破血,下气。如三棱草煎(《千金翼方》),三棱草(切)一石,以水五石,煮取一石,去渣,更煎取三斗,于铜器中重釜煎如稠糖,出纳密器中,且以酒一盏服一匕,日二服,每服常令酒气相续。又如三棱丸(《医学切问》),大黄(煨)、硼砂、三棱(煨热,切)、干漆(炒烟尽)、巴豆(去皮、油)各一两。上为末,醋煮糊为丸,如绿豆大,每服三丸,或五丸、七丸,量人虚实加减服,空心米汤下。

【用法用量】煎服,5～10 g,可醋制。

【使用注意】孕妇及月经过多者禁用;不宜与芒硝、玄明粉同用。

【现代研究】

三棱水提物可使凝血酶对纤维蛋白的凝聚时间显著延长;有抗体外血栓形成的作用;水煎剂对离体兔子宫平滑肌呈兴奋作用;抗肿瘤;对心脏有降低心肌细胞耗氧量、减少冠脉阻力、增加冠脉流量、改善心肌缺氧耐受力等作用。

【现代文献摘录例举】

吕金仓,白亚平.吕氏三郁汤治疗口腔干燥症[J].新中医,2010,42(7):108.

笔者以家传经验方吕氏三郁汤治疗口腔干燥症,取得较好疗效,介绍如下。方药组成与用法:三棱、莪术、郁金各 6~100 g,栀子 3~15 g,炒麦芽 30 g。水煎服,每日 1 剂。苔白腻者加苍术 30 g;苔黄腻者加竹茹 10 g,芦根 30 g;舌面干燥无津者加玄参、天花粉各 30 g;舌淡嫩者加太子参、党参各 30 g;舌暗淡者加附子 6~30 g;舌下脉络瘀紫者加赤芍、丹参各 30 g;病程日久者加淫羊藿、枸杞子各 30 g。

第十三章　化痰药

凡以祛痰或消痰为主要功效,常用以治疗痰证的药物,称为化痰药。

化痰药味多苦、辛,苦可泄、燥,辛能散、行。痰,常由外感六淫、饮食不节、七情或劳倦内伤,使肺、脾、肾及三焦功能失调,水液代谢障碍,凝聚而成。它既是病理产物,又是致病因素,往往随气运行,无处不到,致病范围广泛,更有"百病皆由痰作祟"之说。本章主要介绍因痰所致的口腔病症,如口腔颌面部的瘰疬、痰核、肿胀感、麻木感等。本类药物性温而燥者,可温化寒痰,燥化湿痰;性偏寒凉者,能清化热痰;兼味甘质润者,能润燥化痰;兼味咸者,可化痰软坚散结;部分化痰药还兼有散结消肿功效。临床上可根据不同的病症选取以下相应的药物进行辨证论治、组方遣药。

化痰药主入脾、胃、肺、肾经。本节主要介绍的药物有半夏、胆南星、皂角刺、浙贝母、桔梗、海藻、昆布等。

104. 半夏

《神农本草经》记载,"味辛,平。主伤寒,寒热,心下坚,下气,喉咽肿痛,头眩胸胀,咳逆肠鸣,止汗。"

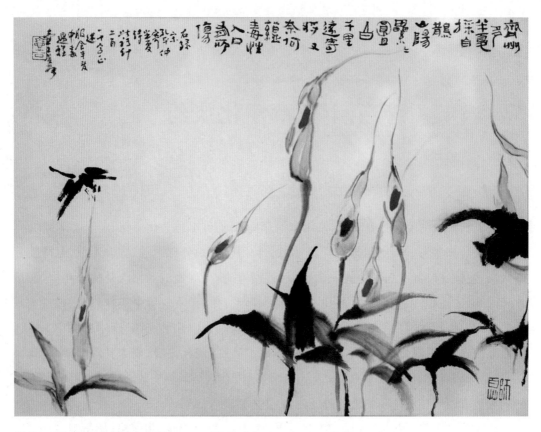

款识 齐州多半夏,采自鹊山阳。累累圆且白,千里远寄将。

……奈何蕴毒性,入口有所伤。

(右录宋代孔平仲《常父寄半夏》诗)

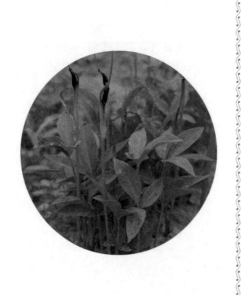

半夏 Banxia

《神农本草经》

本品为天南星科植物半夏[*Pinellia ternata*(Thunb.)Breit.]的干燥块茎。主产于四川、湖北、河南、安徽、贵州。夏、秋二季采挖,洗净,除去外皮和须根,晒干,捣碎生用,或用生石灰、甘草制成法半夏,用生姜、白矾制成姜半夏,用白矾制成清半夏。

【性味归经】辛,温;有毒。归脾、胃、肺经。

【功效】燥湿化痰,降逆止呕,消痞散结。

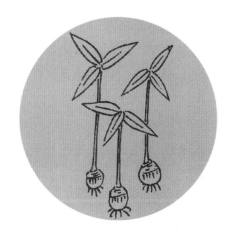

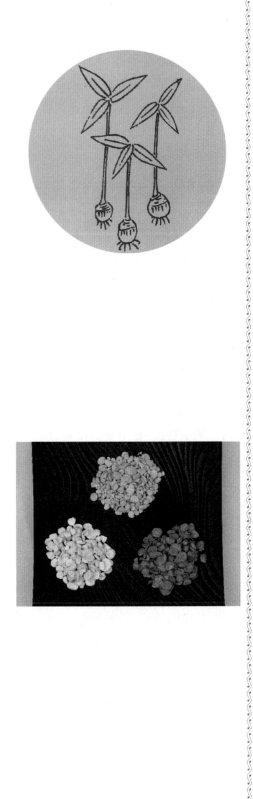

【应用例举】

（1）口酸。本品入脾胃经，辛开散结，可助脾胃运化，化痰消痞。治中焦失和，气机不利，心下痞满，饮食积滞，胃酸反流而口酸者，多采用中医之"和法"，常使半夏与干姜、黄连、黄芩等配伍，如半夏泻心汤（《伤寒论》）。

（2）复发性口腔溃疡。肝郁气滞，脾胃升降失常，火邪上炎，口腔溃疡复发者，可选用半夏泻心汤。若因寒邪外闭阳热之气不得发越，郁蒸于内，熏灼黏膜发为溃疡者，可取半夏散发散郁热，全方制半夏 8 g、桂枝 6 g、炙甘草 6 g，共研粗末，水煎 10 余分钟，去滓，日服 3 次。

（3）口臭。半夏可和胃降逆，对于脾胃失和，清浊难辨，腑气不降的口臭患者，常配伍茯苓、陈皮、太子参、山楂、枳壳等健脾燥湿，理气和胃，调节脾胃功能，正如叶天士所言"脾宜升则健，胃宜降则和"。

（4）痈疽肿毒，瘰疬痰核。本品内服能化痰消痞散结，外用能散结消肿止痛。治瘿瘤痰核，常与海藻、香附、青皮等同用，共奏行气化痰软坚之效；治痈疽初起，《肘后方》单用本品研末，鸡子白调涂；或本品用水磨敷，有散结、消肿、止痛之效。

【用法用量】内服一般炮制后使用，煎服，3～9 g。外用适量，磨汁涂或研末以酒调敷患处。

【使用注意】本品性温燥，阴虚燥咳、血证、热痰、燥痰应慎用。不宜与川乌、制川乌、草乌、制草乌、附子同用。生品多外用，内服宜慎。临床常用的有由生石灰、甘草制成的半夏，用生姜、白矾制成的姜半夏，用白矾制成的清半夏。

【现代研究】

具有明显的止咳、祛痰作用。可抑制呕吐中枢而发挥镇吐作用,能显著抑制胃液分泌,水煎醇沉液对多原因所致的胃溃疡有显著的预防和治疗作用。能升高肝脏内酪氨酸转氨酶的活性,还有促进胆汁分泌作用。此外,还具有抗肿瘤、对抗室性心律失常和室性期前收缩、降低眼内压、镇静催眠、降血脂等作用。有研究表明,半夏泻心汤也具有促进黏膜细胞再生修复的作用。

【现代文献摘录例举】

[1] 韩春雯,张丽娜,汪梅姣,张祎,高燕,李海昌,谢志军.半夏泻心汤治疗复发性口腔溃疡的 Meta 分析及分子机制探讨[J].云南中医学院学报,2022,45(2):75-82.

系统评价以半夏泻心汤为基础方治疗复发性口腔溃疡的有效性及复发率。运用网络药理学方法初步研究半夏泻心汤治疗复发性口腔溃疡的作用机制。半夏泻心汤治疗复发性口腔溃疡是多靶点、多通路的复杂过程,其机制研究还需更多的实验数据支撑。

[2] 岳太绘.《伤寒论》半夏泻心汤加减治疗多种疑难杂症体会[J].中国医药科学,2020,10(15):71-77,99.

中医诊断:口疮脾胃虚弱、寒热错杂型。治宜清上温下。方宗半夏泻心汤原方加减。方药如下:法半夏 6 g 打碎,黄芩 10 g,黄连 10 g,干姜 6 g,党参 12 g,茯苓 10 g,炙甘草 6 g。7 剂,每日 1 剂,水煎服。二诊,口腔溃疡、脾胃诸症明显好转,继进前方 7 剂,巩固疗效。三诊,诸症消失。随访半年,未复发。

105. 胆南星

《冯氏锦囊秘录》记载,“得火金之性,故味苦辛。火金相搏,故性烈而有毒。入太阴经。为风寒郁于肺家,以致风痰壅盛。”

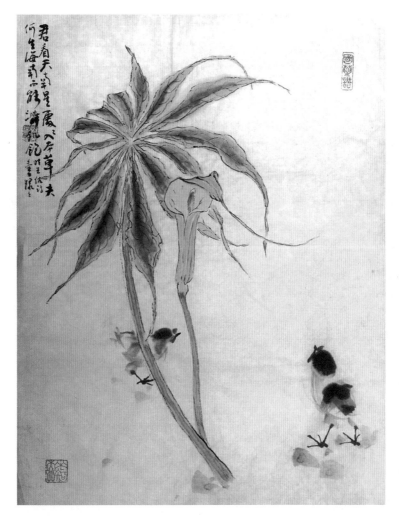

款识　君看天南星,处处入本草。夫何生南海,而能济饥饱。(明·王佐《天南星》诗节选)

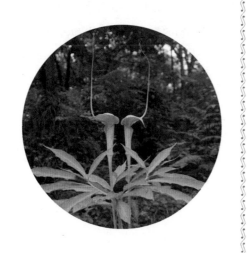

胆南星 Dannanxing

《中药炮制》

为制天南星的细粉与牛、羊或猪胆汁经加工而成,或为生天南星细粉与牛、羊或猪胆汁经发酵加工而成。

【**性味归经**】味苦、微辛,凉。归肺、肝、脾经。

【**功效**】清热化痰,息风定惊。

【**应用例举**】

(1)痈疽疔疮,牙龈溃烂。本品外用有消

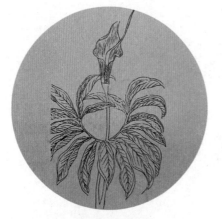

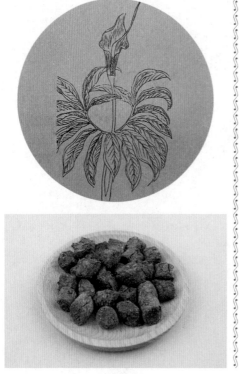

肿散结止痛之功。用于毒热壅盛、痈疽疔疮、牙龈溃烂等症，常与雄黄、麝香配伍外敷，如天南星散(《圣济总录》)。

(2)带状疱疹。本品与半边莲、白芷各12 g，半夏9 g，雄黄6 g，冰片3 g，共研末，以白酒调成稀糊状，破溃者用茶油调之，外涂患处，每日3~4次。

【用法用量】煎服，3~6 g，或入丸、散。

【现代研究】

胆南星有抗炎镇痛、防治中风的效用。胆南星用于痰热咳嗽，咳痰黄稠，中风痰迷，癫狂惊痫。

【现代文献摘录例举】

邓小芳，陈鸿，王爽，王萍，许海玉. 基于 UPLC-QTOF-MS/MS 和 TCMIP v2.0 辨识胆南星防治中风的质量标志物[J]. 中国实验方剂学杂志，2022，28(12)：174-182.

基于超高效液相色谱—四极杆—飞行时间质谱法(UPLC-QTOF-MS/MS)及中医药整合药理学研究平台(TCMIP)v2.0 预测胆南星防治中风的可能质量标志物为没食子酸、芹菜素-6,8-二-C-葡萄糖苷、芹菜素、胆酸，这4种成分的作用靶点可能是雌激素受体 α (ESR1)。

106. 皂角刺

《本草崇原》记载，"一名天丁，气味辛温，无毒。米醋熬嫩刺作煎，涂疮癣，有奇效。"

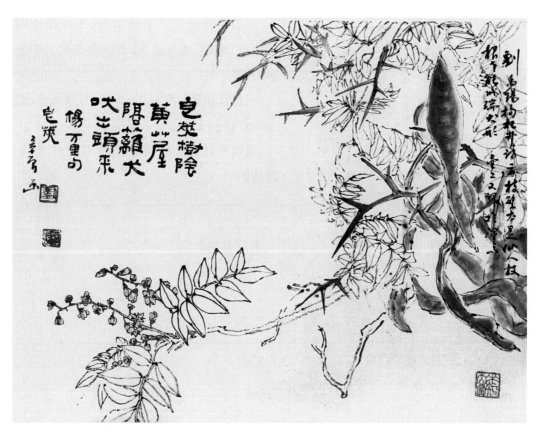

款识 皂荚树阴黄草屋,隔篱犬吠出头来。(宋·杨万里诗句)

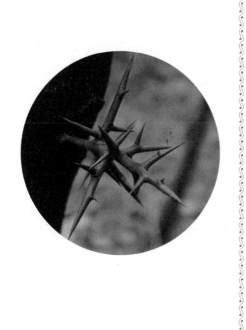

皂角刺 Zaojiaoci

《本草崇原》

为豆科植物皂荚(*Gleditsia sinensis* Lam.)的干燥棘刺。全国大部分地区均产,全年均可采收,干燥,或趁鲜切片,干燥。

【性味归经】 味性温,味辛。归肝经、胃经。

【功效】 消肿托毒、排脓、杀虫。

【应用例举】

(1)鼻咽癌。皂刺和皂角树枝 360 g,煎汤至黄酒色,每日服 3 次,分 2 日服完(《抗癌本草》)。

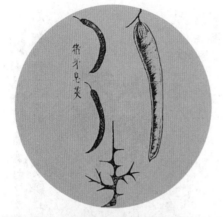

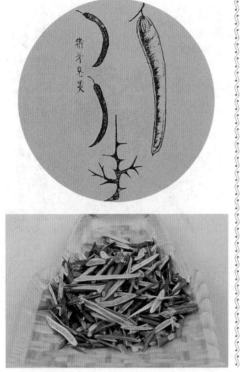

（2）小儿重舌。皂角刺灰，入朴硝或脑子少许，漱口，掺入舌下，涎出自消（《太平圣惠方》）。

【用法用量】煎服3～9 g。外用适量，醋蒸取汁涂患处。

【使用注意】凡痈疽已溃不宜服，孕妇忌用。

【现代研究】

治疗急性扁桃体炎：皂角刺3钱水煎，早、晚2次分服。观察10例，1例无效（并发扁桃体周围脓肿），其余均在2～8日内治愈。大都在服药次日，体温及白细胞即下降至正常，自觉症状及扁桃体红肿减轻。

【现代文献摘录例举】

张莉，王慧慧，徐瑞豪，刘通，卢仁睿，冯卫生，郑晓珂. 皂角刺提取物对皮质酮诱导PC-12细胞损伤的保护作用研究[J]. 中药材，2020，43（6）：1473-1477.

研究发现，皂角刺水煎液提取物能通过影响氧化应激水平、凋亡水平、自噬水平和cAMP-CREB-BDNF通路来保护皮质酮诱导的PC-12细胞损伤。

107. 浙贝母

《神农本草经》记载，"贝母，一名空草。味辛平。主伤寒烦热，淋沥邪气，疝瘕，喉痹，乳难，金创，风痉。"

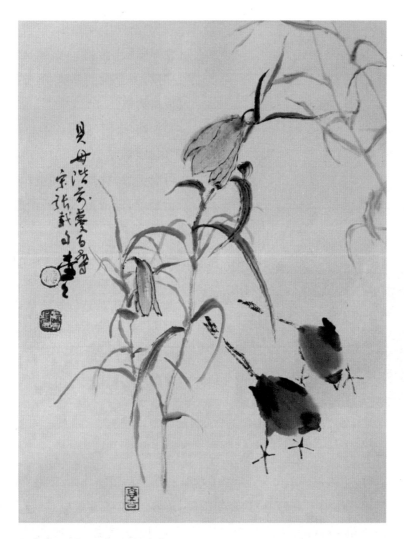

款识 贝母阶前蔓百寻。(宋·张载句)

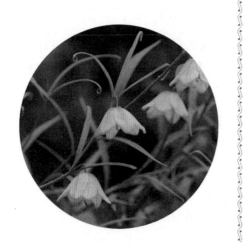

浙贝母 Zhebeimu

《轩岐救正论》

本品为百合科植物浙贝母(*Fritillaria thunbergii* Miq.)的干燥鳞茎。主产于浙江。初夏植株枯萎时采挖,洗净。大小分开,大者除去芯芽,习称"大贝";小者不去芯芽,习称"珠贝"。分别撞擦,除去外皮,拌以煅过的贝壳粉,吸去擦出的浆汁,干燥;或取鳞茎,大小分开,洗净,除去芯芽,趁鲜切成厚片,洗净,

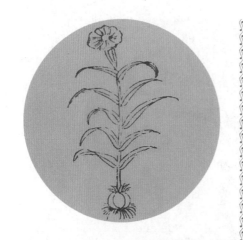

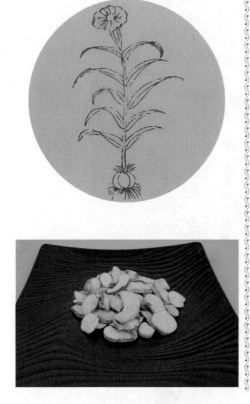

干燥,习称"浙贝片",生用。

【性味归经】 苦,寒。归肺、心经。

【功效】 清热化痰止咳,解毒散结消痈。

【应用例举】

(1)瘰疬,瘿瘤,疮毒。本品苦泄性寒,清热解毒,化痰散结消痈。治痰火郁结之瘰疬结核,可配玄参、牡蛎等,如消瘰丸(《医学心悟》);治瘿瘤,配海藻、昆布;治疮毒,多配连翘、蒲公英等,内服外用均可。

(2)复发性口腔溃疡。本品苦寒,具有清热解毒、散结消痈之功,治疗复发性口腔溃疡,常与西瓜霜、黄连、黄芩、黄柏、青黛、冰片、射干、大黄、甘草等同用,如桂林西瓜霜。

【用法用量】 煎服,5～10 g。

【使用注意】 不宜与川乌、制川乌、草乌、制草乌、附子同用。

【现代研究】

浙贝母祛痰效力略强于川贝母;所含生物碱有明显的镇咳作用;能松弛支气管平滑肌,具有一定的平喘作用。贝母甲、乙素能镇痛、镇静,并有扩瞳效应。浙贝母生物碱能兴奋子宫,对离体动物心脏有抑制作用,并有降压作用。去氢浙贝母碱能抑制唾液分泌,对肠道有松弛作用。此外,本品还有抑菌、抗肿瘤、抗溃疡、抗甲亢等作用。

【现代文献摘录例举】

梅松政. 贝母散治疗口腔溃疡[J]. 中医杂志,2004(7):491.

笔者运用浙贝母为主治疗多例复发性口腔溃疡,效果满意。治疗方法:浙贝母与白及按2:1的比例研末,冷开水送服或含化咽服。每次4 g,每日3～4次。疗程为1～3周。

108. 桔梗

《神农本草经》记载,"名桔梗,味辛,微温。主胸胁痛如刀刺,腹满,肠鸣幽幽,惊恐悸气。"

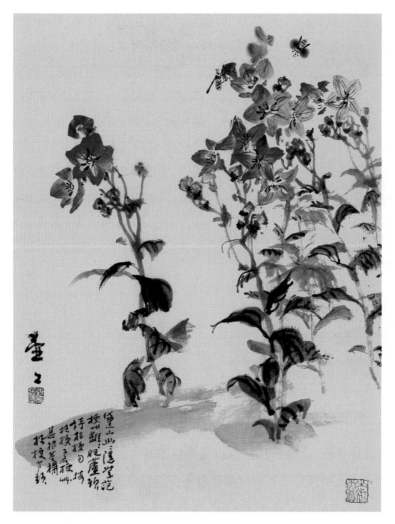

款识　黛山幽幽隐紫葩,梗草离离肥蘆头。(桔梗诗句)

　　按:桔梗又名梗草,其根茎称桔梗芦头。

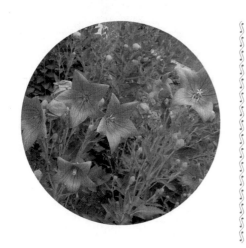

桔梗 Jiegeng

《神农本草经》

　　本品为桔梗科植物桔梗[*Platycodon grandiflorum*(Jacq.)A. DC.]的干燥根。全国大部分地区均产。春、秋二季采挖,洗净,除去须根,趁鲜剥去外皮或不去外皮,干燥。切厚片,生用。

　　【性味归经】苦、辛,平。归肺经。

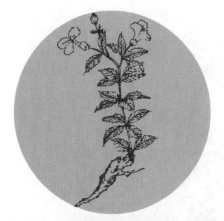

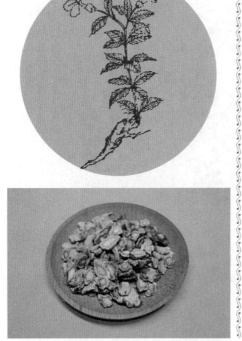

【功效】宣肺,祛痰,利咽,排脓。

【应用例举】

口舌生疮、咽喉肿痛。本品苦、辛,入肺经,亦可载药上行,若胸膈壅热,口舌生疮,咽喉肿痛者,常配伍升麻、赤芍、甘草等,如升麻汤(《太平惠民和剂局方》)。桔梗消肿以排脓,尤宜于口腔咽喉溃疡疾病,对于少阴肾水不足,阳明胃热有余,相火妄动,上犯口咽致口舌糜烂者,常与甘草、陈皮、川芎、黄芩、柴胡等配伍,如少阴甘桔汤(《外科正宗》)。

【用法用量】煎服,3~10 g。

【使用注意】本品性升散,凡气机上逆,呕吐、呛咳、眩晕、阴虚火旺咳血等不宜用。用量过大易致恶心呕吐。

【现代研究】

桔梗有较强的祛痰、止咳作用。单用无明显平喘作用,但配伍成复方则作用明显。并有抗菌、抗炎、免疫增强作用。能抑制胃液分泌和抗溃疡,还有降低血压和胆固醇、镇静、镇痛、解热、抗过敏、保肝、降血糖、抗癌、抗氧化等作用。亦有报道称桔梗皂苷 D 可防御口腔黏膜上皮细胞感染白色念珠菌。

【现代文献摘录例举】

[1] 史学瑞,谢彦英. 大黄牡丹汤加减的新用[J]. 河南医药信息,2001(15):34.

治疗复发性口腔溃疡的基本方药为:大黄 18 g、牡丹皮 12 g、桃仁 12 g、冬瓜子 30 g、芒硝 9 g(三合)、桔梗 12 g、山栀子 10 g,水煎服,每日 1 剂。中药服用 7 天后,症状痊愈,终未复发。小结:此病为阳明瘀热内结心火上炎,用大黄牡丹汤泻阳明瘀热、清心除烦、凉血运肠,蕴热下行,而溃疡告愈。

[2] 姜红华,李金玲. 治疗口腔溃疡验方[J]. 中国民间疗法,2017,25(5):27.

笔者临床应用此方治疗效果较好。组方及用法:板蓝根 12 g,连翘 10 g,茵陈 6 g,蒲公英 12 g,炒枳实 6 g,生石膏 30 g,黄芩 10 g,忍冬藤 12 g,栀子炭 10 g,知母 10 g,生地黄 15 g,桔梗 6 g,生甘草 6 g。水煎服,每日 2 次。

[3] 张庆年. 鹅口疮验方[J]. 湖南中医杂志,1991(2):18.

乌梅、桔梗各 15 g,加水浓煎,取药液,用消毒棉签蘸药液于患处轻轻擦拭,每日 1～2 次。轻者用药 1 次即愈,重者 3 天收功。

109. 海藻

《神农本草经》记载,"名海藻,味苦,寒。主瘿瘤气,颈下核,破散结气,痈肿癥瘕坚气,腹中上下鸣,下水十二肿。"

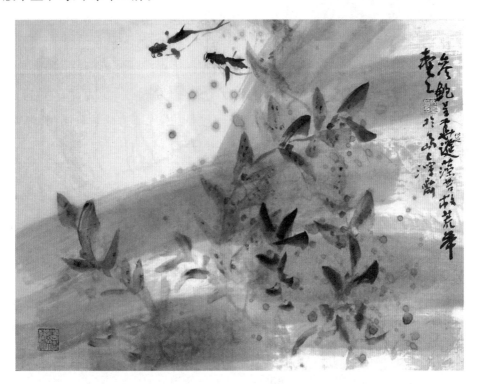

款识 参鲍呈华筵,藻台救荒年。

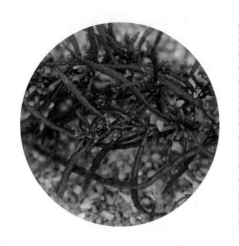

海藻 Haizao

《中华本草》

本品为马尾藻科植物海蒿子[*Sargassum pallidum*（Turn.）C. Ag.]或羊栖菜[*Sargassum fusiforme*（Harv.）Setch.]的干燥藻体。前者习称"大叶海藻"主产于山东、辽宁等地。后者习称"小叶海藻",主产于福建、浙江、广东等地。夏、秋二季采捞,除去杂质,洗

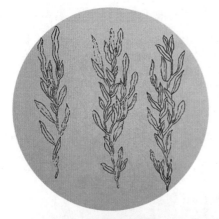

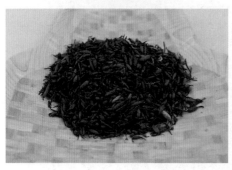

净,晒干。

【性味归经】 味苦、咸、寒。归肝、胃、肾经。

【功效】 消痰软坚散结,利水消肿。

【应用例举】

蛇盘瘰疬,头项交接者。本品消痰软坚散结,治疗蛇盘瘰疬,头项交接者,海藻菜(以荞面炒过)、白僵蚕(炒)等分。为末,以白梅泡汤,和丸,梧子大。每服六十丸,米饮下,必泄出毒气(《世医得效方》)。

【用法用量】 煎服,6～12 g;浸酒或入丸、散。

【使用注意】 不宜与甘草同用,脾胃虚寒蕴湿者忌服。

【现代研究】

海藻提取物——褐藻酸钠有多种功用。能明显增强小鼠腹腔巨噬细胞的吞噬功能。可影响淋巴细胞转化。对环磷酰胺引起的白细胞减少均有对抗作用。可增强小鼠体液免疫的功能。对 ^{60}Co 射线照射所致的损伤有一定的保护作用,并能降低死亡率,延长存活时间。显著降低血清胆固醇。抗肿瘤作用。抗内毒素作用。抗Ⅰ型单纯疱疹病毒感染的作用。褐藻酸钠对大鼠红细胞凝集有明显促进作用。

【现代文献摘录例举】

[1] 梁咏欣,卢蔚起,赵先明.基于网络药理学探讨海藻治疗甲状腺结节作用机制[J].国际中医中药杂志,2021,43(10):1018-1022.

海藻治疗甲状腺结节具有多靶点、多通路的作用特点,为其进一步研究提供依据。

[2] 洪咏龙,陈路沅,朱宏,孙明亮,菅颖,隋文.用于牙周组织缺损修复的载银海藻酸钙水凝胶的制备及研究[J].临床口腔医学杂志,2021,37(1):7-10.

洪咏龙等制备海藻酸钙载银水凝胶复合材料,利用抑菌圈法确定有抑菌能力,体外将复合材料与牙周膜干细胞共培养,显示其生物相容性好,并可明显上调牙周膜干细胞 RUNX2 和 BMP 的 mRNA 表达水平,表明海藻酸钙载银水凝胶具备良好的诱导牙周组织再生能力。

[3] 郭娅姣,谢咏梅,徐骏疾,刘怡.海藻酸钠口腔用水凝胶辅助治疗Ⅱ/Ⅲ期牙周炎的短期疗效观察[J].北京口腔医学,2021,29(5):282-286.

海藻酸钠口腔用水凝胶与盐酸米诺环素软膏均是治疗慢性牙周炎的有效药物。

110. 昆布

《玉楸药解》记载,"名昆布,泄水去湿,破积软坚。清热利水,治气臌水胀,瘰疬瘿瘤,癞疝恶疮。"

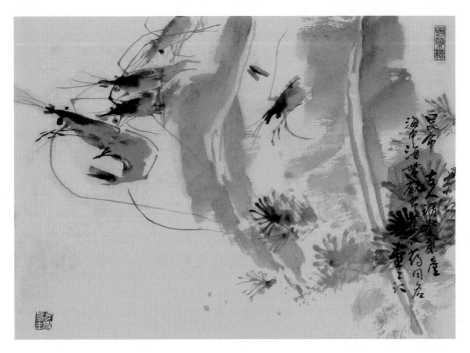

款识　李时珍曰:"昆布生登、莱者,搓如绳索之状。出闽、浙者,大叶似菜。盖海中诸菜性味相近,主疗一致,虽稍有不同,亦无大异也。"

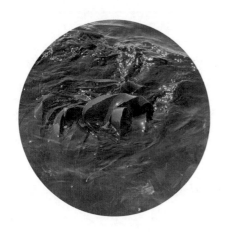

昆布 Kunbu

《证类本草》

为海带科植物海带(*Laminaria japonica* Aresch.)或翅藻科植物昆布(*Ecklonia kurome* Okam.)的干燥叶状体。产于山东、辽宁、福建、浙江等地。夏、秋二季采捞,晒干。

【性味归经】味咸,性寒。归肝、胃、肾经。

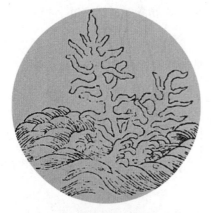

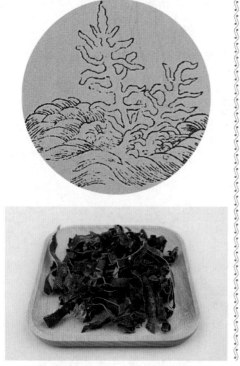

【功效】消痰软坚散结、利水消肿。

【应用例举】

颈部淋巴结核。本品味咸能软坚散结，治疗颈部淋巴结核，取昆布、夏枯草各 18 g，海藻 15 g，青皮、白芥子各 9 g。水煎服(《青岛中草药手册》)。

【用法用量】煎服 6～12 g，或入丸、散用。

【使用注意】脾胃虚寒蕴湿者忌用。

【现代研究】

能降低血脂，有明显的抗凝血作用，显著增强机体免疫功能，还有抗肿瘤、降血糖、松弛肠道平滑肌、抗辐射及促进造血等作用，能纠正缺碘引起的甲状腺机能不足。

【现代文献摘录例举】

［1］罗天裕，黄展彬，王忠. 昆布提取物褐藻糖胶对膀胱癌细胞体内外抑制作用研究［J］. 中药材，2021，44(3)：686-691.

褐藻糖胶可抑制膀胱癌细胞增殖，其机制可能是通过促进细胞凋亡同时降低细胞侵袭能力。同时其还能减少肿瘤组织中血管生成、进而抑制肿瘤生长。

［2］欧阳博书. 基于中药昆布的有效成分构建凝胶载体系统及其在抗肿瘤领域的应用［D］. 大连医科大学，2020.

本文开发了一种多功能水凝胶，利用中药昆布的有效成分海藻酸钠（ALG）为载体，封装近红外二区光热材料油墨和可通过热降解的偶氮类引发剂，在驱动低温热疗的同时，催生大量自由基协同杀伤肿瘤。通过体外诱导癌细胞脂质氧化，在体内不发生肿瘤复发的情况下完全根除肿瘤，证实了协同治疗的有效性。同时水凝胶在体内外均表现出较强的固定能力，有效延长了药物作用时间。该凝胶还能产生强烈的光声信号，用于监测凝胶的稳定性。系统的毒性评价也证明了该策略具有较高的生物安全性和生物相容性。

第十四章 安神药

凡以安定神志为主要功效,常用以治疗心神不宁病证的药物,称安神药。

本类药主入心、肝经,具有镇惊安神或养心安神的功效,体现了《素问·至真要大论》所谓"惊者平之"的治疗法则。此外,部分安神药分别兼能平肝潜阳、纳气平喘、清热解毒、活血、敛汗、润肠通便、祛痰等。本章主要介绍兼有心悸、怔忡、失眠、多梦、健忘等心神不宁证的口腔病症。本节主要介绍的药物有龙骨、酸枣仁、柏子仁、灵芝、合欢皮、远志等,临床上可根据不同的病症选取以下相应的药物进行辨证论治、组方遣药。

111. 龙骨

《神农本草经》记载,"名龙骨,味甘,平。主心腹鬼疰,精物老魅,咳逆,泄痢脓血,女子漏下,癥瘕坚结,小儿热气,惊痫。"

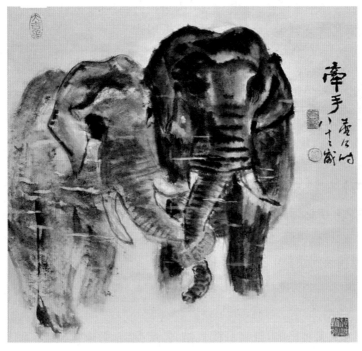

款识 牵手。

按:龙骨乃古时犀、象、牛之骨骼化石。今题牵手暗指画中友好和睦之相(象)。

龙骨 Longgu

《神农本草经》

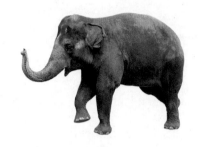

本品为古代哺乳动物如三趾马类、犀类、鹿类、牛类、象类等骨骼的化石或象类门齿的化石。主产于山西、内蒙古、陕西。全年均可采挖，挖出后，除去泥土及杂质，贮于干燥处，生用或煅用。

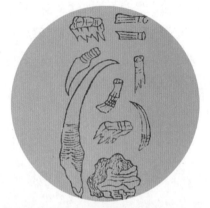

【性味归经】甘、涩，平。归心、肝、肾经。

【功效】镇惊安神，平肝潜阳，收敛固涩。

【应用例举】

湿疮痒疹，疮疡久溃不敛。本品性收涩，煅后外用有收湿、敛疮、生肌之效，宜于湿疮流水、痒疹，常与牡蛎同用，研粉外敷；若疮疡溃久不敛，常与枯矾等份，共研细末，掺敷患处。

【用法用量】煎服，15～30 g，先煎。外用适量。镇静安神、平肝潜阳宜生用，收敛固涩宜煅用。

【使用注意】湿热积滞者不宜使用。

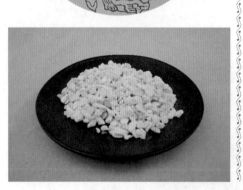

【现代研究】

龙骨水煎剂有中枢抑制和骨骼肌松弛作用，能调节机体免疫功能，有利于消除溃疡和促进伤口的恢复，有镇静、催眠、抗惊厥、促进血液凝固、降低血管通透性等作用。

【现代文献摘录例举】

[1] 白怡鑫，张恒. 柴胡加龙骨牡蛎汤的应用[J]. 世界最新医学信息文摘，2016，16（A0）：221-222.

中医诊断为三叉神经痛，证属肝郁气结，寒痰凝结，暂未化风也。治疗应疏肝解郁，化痰散结。方用柴胡10 g，半夏10 g，党参10 g，黄芩10 g，甘草6 g，生姜3片，大枣5个，桂枝10 g，茯苓15 g，熟大黄3 g，龙骨15 g，牡蛎15 g。七剂，水煎服，每日1剂，1周后诸症好转,疼痛大减,偶有情绪激动,休息不好即痛,但只持续几秒钟。原方继续服用 20 剂,疼痛消失,再无复发,痊愈。

[2] 宫凤兰,曲艳青,刘岩. 百合地黄汤加味的临床应用[J]. 内蒙古中医药,2003,(S1):32-33.

口腔溃疡,诊为素体阴虚,阴不敛阳,虚火上炎。治以滋阴益肾、引火归原。方用:百合 20 g、生地 15 g、熟地 15 g、生龙骨 25 g、生牡蛎 25 g、淫羊藿 10 g、肉桂 3 g、五倍子 10 g、连翘 15 g、紫草 15 g、丹皮 15 g、怀牛膝 15 g。服药 7 剂后感觉症状减轻,又进 10 剂、头晕、心悸、耳鸣均大有改善,守原方随症加减月余后而愈。

112. 酸枣仁

《神农本草经》记载,"名酸枣仁,味酸,平。主心腹寒热,邪结气聚,四肢酸疼,湿痹。久服安五藏,轻身延年。"

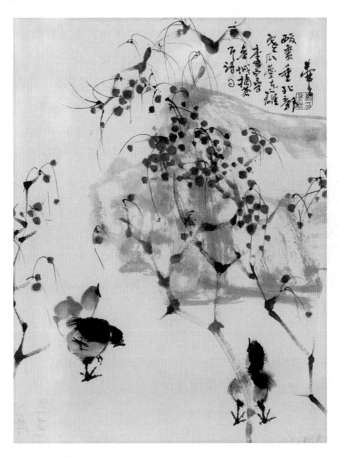

款识 酸枣垂北郭,寒瓜蔓东篱。(李白《寻鲁城北范居士失道落苍耳中见范置酒摘苍耳作》)

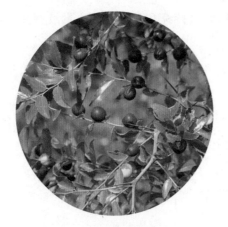

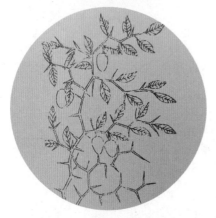

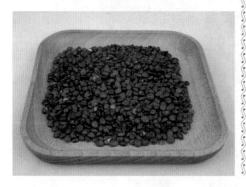

酸枣仁 Suanzaoren

《神农本草经》

本品为鼠李科植物酸枣[*Ziziphus jujuba* Mill. var. spinosa (Bunge) Hu ex H. F. Chou]的干燥成熟种子。主产于辽宁、河北、山西、内蒙古、陕西。秋末冬初采收成熟果实,除去果肉和核壳,收集种子,晒干,生用或炒用,用时捣碎。

【性味归经】 甘,酸,平。归肝、胆、心经。

【功效】 养心补肝,宁心安神,敛汗,生津。

【应用例举】

(1)虚烦不眠,惊悸多梦,口舌生疮。本品味甘,入心、肝经,能养心阴、益肝血而宁心安神,为养心安神之要药,尤宜于心肝阴血亏虚,心失所养之虚烦不眠,惊悸多梦,常与知母、茯苓、川芎等同用,如酸枣仁汤(《金匮要略》);治阴虚血少,心悸失眠,虚烦神疲,梦遗健忘,手足心热,口舌生疮,舌红少津,脉细而数者,常与生地黄、五味子、丹参等配伍,如天王补心丹(《摄生秘剖》)。

(2)津伤口渴。本品味甘酸,有敛阴生津止渴之功,可用治津伤口渴者,常与生地黄、麦冬、天花粉等养阴生津药同用。

【用法用量】 煎服,10~15 g。

【现代研究】

酸枣仁总皂苷、总黄酮、总生物碱、不饱和脂肪酸部分有催眠、镇静作用;酸枣仁煎剂有镇痛、降体温作用。此外,酸枣仁还有改善心肌缺血、提高耐缺氧能力、降血压、降血脂、增强免疫功能、抗血小板聚集、抗肿瘤等作用。

【现代文献摘录例举】

[1] 李学姗,邓远芬. 酸枣仁口腔喷雾剂缓解全麻术后患者口渴的效果观察[J]. 中西医结合护理(中英文),2020,6(6):75-76.

酸枣仁口腔喷雾剂能有效缓解全麻术后患者口渴症状。

[2] 吴国荣. 中药治疗灼口综合征的临床观察[J]. 四川中医,2010,28(8):108-109.

研究结果表明,中药四逆散加味(柴胡、白芍、枳壳、甘草、酸枣仁、山萸肉、丹参、生地、麦冬、太子参)治疗灼口综合征疗效较好,值得推广。

113. 柏子仁

《神农本草经》记载,"名柏子仁,味甘,平。主惊悸,安五藏,益气,除湿痹。久服,令人悦泽美色,耳目聪明,不饥,不老,轻身,延年。"

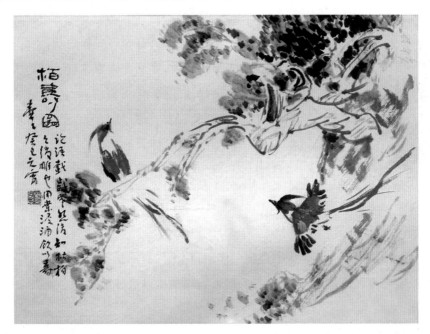

款识　《百寿图》中柏树谐音"百",舞动的红绶带鸟谐音"寿",猴寓等候得到之意,三者联系起来,其含义就是,祝颂得到百岁高寿。

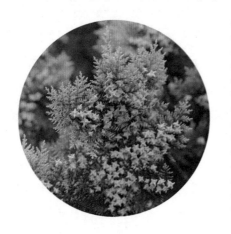

柏子仁 Baiziren

《神农本草经》

本品为柏科植物侧柏[*Platycladus orientalis* (L.) Franco]的干燥成熟种仁。主产于山东、河南、河北。秋、冬二季采收成熟种子,晒干,除去种皮,收集种仁,生用或制霜用。

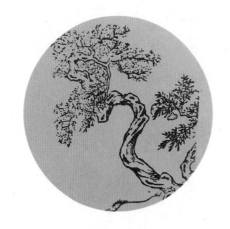

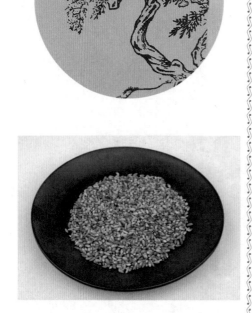

【性味归经】甘,平。归心、肾、大肠经。

【功效】养心安神,润肠通便,止汗。

【应用例举】

(1)舌痛症,虚烦失眠。本品味甘质润,药性平和,主入心经,具有养心安神之功,多用于心之阴血不足,心神失养之舌痛虚烦不眠、头晕健忘等,常与人参、五味子、酸枣仁等配伍;若治心肾不交之心悸不宁、心烦少寐、梦遗健忘,多与麦冬、熟地黄、石菖蒲等配伍。

(2)沟纹舌。本品味甘质润,药性平和,主入心经,具有养心安神之功,治疗心脾阴虚型沟纹舌,症见舌体裂纹,色淡红,舌面干燥、刺痒或微痛,伴失眠多梦、心悸怔忡等,常与当归、远志、石菖蒲、人参、麦冬、甘草、酸枣仁等药同用,如天王补心丹(《杨氏家藏方》)。

【用法用量】煎服,3~10 g。

【使用注意】本品质润,便溏及痰多者慎用。

【现代研究】

柏子仁醇法提取物有延长慢波睡眠期作用;柏子仁石油醚提取物对鸡胚背根神经节突起的生长有轻度促进作用;柏子仁乙醇提取物对前脑基底核破坏的小鼠被动回避学习有改善作用。

【现代文献摘录例举】

李馨兰.应用"心主舌"理论治疗灼口综合征的效果研究[J].当代医药论丛,2019,17(13):191-192.

中医诊断为痰阻心窍,痰热内扰证。予方药:茯苓 20 g、菖蒲 15 g、青蒿 12 g、薄荷 12 g、丝瓜络 12 g、法半夏 12 g、珍珠母 12 g、陈皮 12 g、胆南星 10 g、黄连 10 g 及栀子 10 g。将上述中药用 300 mL 的清水煎煮后,去渣取汁 200 mL。每日服用 1 剂,分早、晚两次服用。治疗 6 天后,患者二诊。主诉为:近期虽舌部仍存在溃疡组织,但舌部的疼痛感、木讷感明显减轻,仍存在心烦、手足心热及睡眠质量较差的症状。中药处方调整为:酸枣仁 30 g、夜交藤 30 g、丹参 20 g、柏子仁 15 g、郁金 15 g、生地黄 15 g、麦冬 15 g、柴胡 12 g 及知母 12 g。将上述中药用 300 mL 的清水煎煮后,去渣取汁 200 mL。每日服用 1 剂,分早、晚两次服用。治疗 10 天后,该患者的病情已痊愈。

114. 灵芝

《神农本草经》记载，"名灵芝，主养命以应天，无毒，多服、久服，不伤人。"

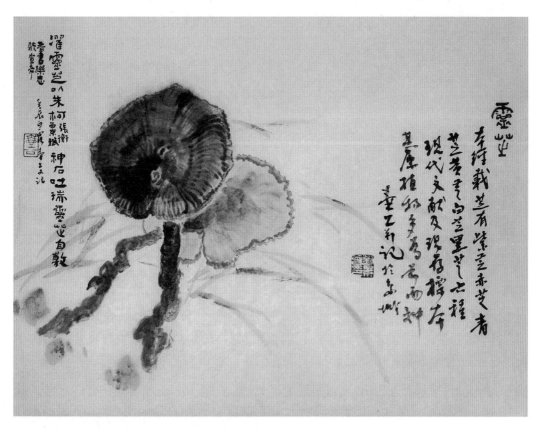

款识 濯灵芝以朱柯。（摘自张衡《西京赋》）

神石吐瑞，灵芝自敷。（《晋书·乐志下》歌宣帝）

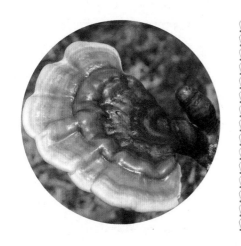

灵芝 Lingzhi

《神农本草经》

为多孔菌科真菌赤芝[*Ganoderma lucidum* (Leyss. ex Fr.) Karst.]或紫芝(*Ganoderma sinense* Zhao, Xu et Zhang)的干燥子实体。产于安徽、江西、福建、广东、广西。全年采收，除去杂质，剪除附有朽木、泥沙或培养基质的下端菌柄，阴干或在40℃～50℃

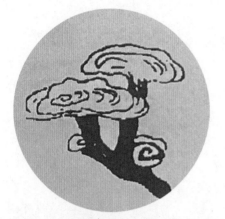

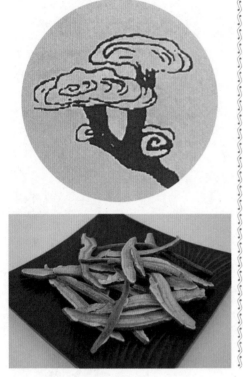

烘干。

【性味归经】味甘,性平。归心、肺、肝、肾经。

【功效】补气安神、止咳平喘。

【应用例举】

复发性口腔溃疡。本品补心气,治疗心气不足之复发性口腔溃疡,可用灵芝研碎,桐油调敷患处(《湖南药物志》)。

【用法用量】煎服,6～12 g;研末吞服1.5～3 g。

【使用注意】实证慎服。罹患出血性疾病及有出血倾向者慎用。过敏体质者慎用。

【现代研究】

改善心血管功能,表现为强心、降压的作用;具有明显的抗血小板凝聚及抗血栓作用;对呼吸系统具有祛痰止咳平喘的作用;影响机体代谢和内分泌功能,还有保肝作用;具有抗氧化、延缓衰老的作用,具有明显的抗炎、抗肿瘤作用,对放射损伤有一定防护效应,具免疫加强等作用;对神经系统有镇静作用;还能提高代谢,增强免疫功能;对肺炎球菌、甲型链球菌、白色葡萄球菌及流感杆菌有抑制作用。

【现代文献摘录例举】

许晓燕,罗霞,宋怡,周州,李芳,余梦瑶.灵芝多糖通过调节内皮细胞 ICAM-1 表达促进 T 淋巴细胞肿瘤浸润的研究[J].中国中药杂志,2021,46(19):5072-5079.

研究结果表明,灵芝多糖能够显著抑制 B16-F10 荷瘤小鼠肿瘤生长,增加 CD3＋、CD8＋ T 细胞肿瘤浸润,促进肿瘤组织内 ICAM-1 表达;灵芝多糖可促进 EA. hy926 细胞生成 ICAM-1,增加其对 Jurkat 细胞的黏附作用,诱导 IκBα 的磷酸化与蛋白降解,增强 NF-κB p65 的表达及其磷酸化水平。

115. 合欢皮

《神农本草经》记载,"名合欢,味甘平。主安五脏,利心志,令人欢乐无忧。"

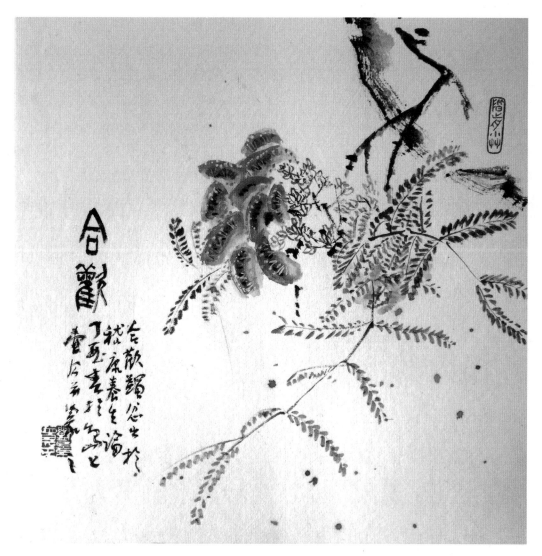

款识　"合欢蠲忿"出于嵇康《养生论》。

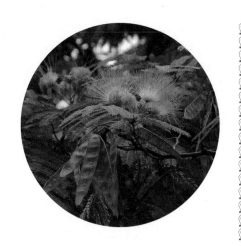

合欢皮 Hehuanpi

《神农本草经》

本品为豆科植物合欢（*Albizia julibris-sin* Durazz.）的干燥树皮。分布华南、西南、华东、东北及河北、河南、湖北等地夏、秋二季剥取，晒干。

【性味归经】味甘，性平。归心、肝、肺经。

【功效】解郁安神、活血消肿。

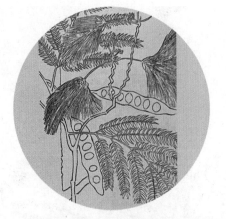

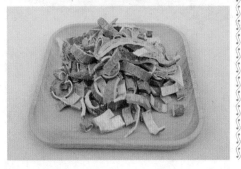

【应用例举】

（1）灼口综合征，心烦失眠。合欢皮安神宁心，兼可解郁，为一物二用之品。费伯雄《医醇賸义》有"合欢解郁汤"，以合欢皮开郁为主。灼口综合征患者因情志不遂、思虑过度而引起的失眠用之最佳。常与夜交藤配伍使用，水煎服（《浙江药用植物志》）。

（2）打扑伤损筋骨。合欢皮（炒干，末之）12 g，入麝香、乳香各 3 g。每服 9 g，温酒调，不饥不饱时服（《续本事方》）。

【用法用量】煎服，6～12 g。外用适量，研末调敷。

【使用注意】溃疡病及胃炎患者慎服；风热自汗、外感不眠者禁服。

【现代研究】

合欢皮冷水提取物具有显著的抗生育作用。此外，还有抗过敏、抗肿瘤、抗抑郁作用。

【现代文献摘录例举】

[1] 冯磊，谭莹，陈爽，邱丽颖，金坚. 合欢皮总皂苷对人微血管内皮细胞增殖的影响[J]. 中药材，2013，36(10)：1667-1670.

合欢皮总皂苷通过影响细胞周期，部分引起细胞坏死，从而抑制人微血管内皮细胞增殖及血管形成。

[2] 黄碧珊. 合欢抗抑郁的分子基础以及作用机理的研究[D]. 广州大学，2022.

从合欢 70%乙醇提取物中提取分离出两种抑制 SERT 转运体活性的化学分子：(-)-丁香树脂酚-4-O-β-D-呋喃芹糖基-(1-2)-β-D-吡喃葡萄糖苷（SAG）和(-)-丁香树脂-4,4'-bis-β-D-葡萄糖苷（SBG）。研究结果表明，SAG 和 SBG 不影响 SERT 在膜表面的表达。考查了 SAG 和 SBG 对 SERT 蛋白构象的影响。采用定点化学修饰的方法，考察两种化合物对 SERT 突变体 Y107C 构象的影响。实验表明，SAG 和 SBG 与传统抗抑郁药物不同，它们的结合诱导 SERT 关闭膜外底物渗透通道。

116. 远志

《神农本草经》记载，"名远志，味苦，温。主咳逆，伤中，补不足，除邪气，利九窍，益智慧，耳目聪明，不忘，强志倍力。久服，轻身不老。"

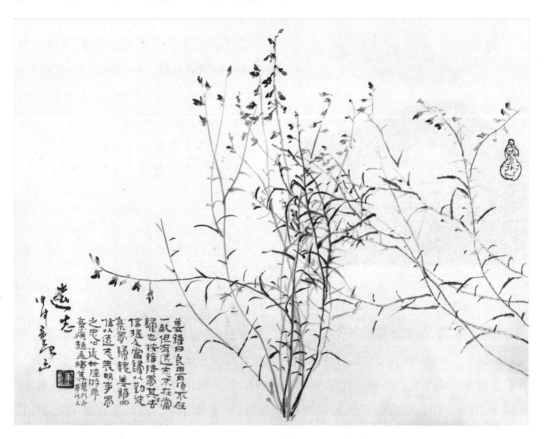

款识 《三国志·蜀志·姜维传》维曰："良田百顷，不在一亩；但有'远志'，不在'当归'也。"

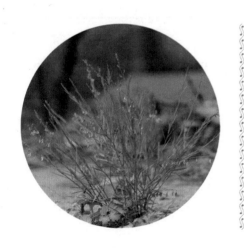

远志 Yuanzhi

《神农本草经》

本品为远志科植物远志（*Polygala tenuifolia* Willd.）或卵叶远志（*Polygala sibirica* L.）的干燥根。主产于山西、陕西、河北、河南。春、秋二季采挖，除去须根和泥沙，晒干或抽取木心晒干。切段，生用或炙用。

【性味归经】苦、辛，温。归心、肾、肺经。

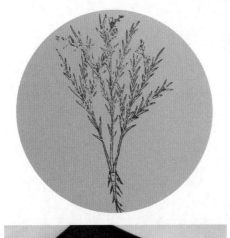

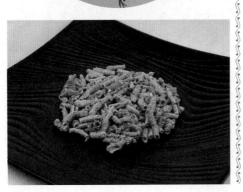

【功效】安神益智,交通心肾,祛痰,消肿。

【应用例举】

(1)疮疡肿毒。本品辛行苦泄温通,可疏解气血之壅滞而消散痈肿,用于疮疡肿毒,内服、外用均可。内服可单用为末,黄酒送服;外用可隔水蒸软,加少量黄酒捣烂敷患处。

(2)唇炎。本品辛行苦泄温通,可疏解气血之壅滞而消散痈肿,治疗唇炎,可与五倍子同用,研为细末过筛,消肿敛疮,如远志散(《类编朱氏集验医方》)。

【用法用量】煎服,3～10 g。

【使用注意】胃溃疡及胃炎患者慎用。

【现代研究】

远志有镇静、催眠及抗惊厥作用。远志皂苷有祛痰、镇咳、降压作用。远志醇有止痛作用。远志水煎剂有抗氧化、抗衰老作用。远志水浸膏对脑有保护作用。远志根水提物具有预防各种炎性脑病作用。远志皂苷有增强免疫、降低心肌收缩力、减慢心率、抗菌、抗病毒、溶血作用。远志的甲醇提取物有降血糖、降血脂作用。远志粗提物有利胆、利尿、消肿作用。远志煎剂及水溶性提取物分别具有抗衰老、抗突变、抗癌等作用。

【现代文献摘录例举】

姚辛敏,周晓洁,周妍妍,于淼,关慧波.远志化学成分及药理作用研究进展[J].中医药学报,2022,50(2):103-107.

中药远志既能开心气、宁心安神,又能通肾气而强识不忘,具有交通心肾、安定神志、益智强识之功,亦有镇静安神、化痰熄风之用。远志来源于远志科多年生草本植物远志或卵叶远志,根、皮皆可入药,其发挥药理作用的主要化学成分为皂苷类、酮类和寡糖酯类,主要药理作用以中枢神经系统作用为主,包括改善认知障碍、提高学习记忆能力、抗衰老、保护神经、抗抑郁、抗惊厥等作用。

第十五章　平肝息风药

　　凡以平肝潜阳或息风止痉为主要功效,常用以治疗肝阳上亢或肝风内动病证的药物,称平肝息风药。

　　平肝息风药均入肝经,多为动物药及矿石类药物,具有平肝潜阳、息风止痉的功效。本章主要介绍口腔病症见肝阳上亢证、肝风内动证者,或肝火亢盛,或阴虚阳亢,亦或血虚生风、脾虚生风。主要介绍的药物有牡蛎、珍珠、天麻、蜈蚣、僵蚕、钩藤等,临床上可根据不同的病症选取以下相应的药物进行辨证论治、组方遣药。

117.牡蛎

　　《神农本草经》记载,"名牡蛎,味咸,平。主伤寒寒热,温疟洒洒,惊、恚、怒气,除拘缓,鼠瘘,女子带下赤白。久服强骨节,杀邪鬼,延年。"

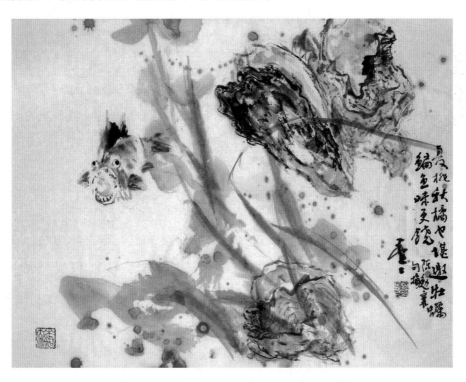

款识　夏桃秋橘也堪邀,牡蛎鳊鱼味更饶。(陈勉襄句)

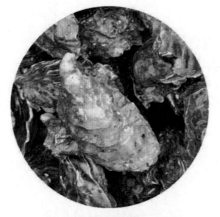

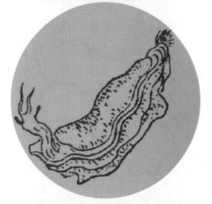

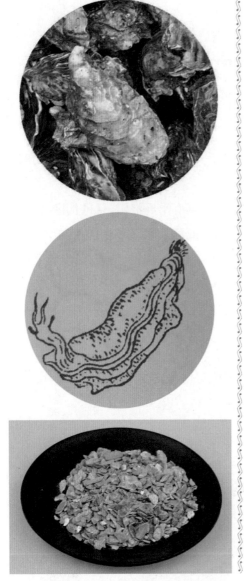

牡蛎 Muli

《神农本草经》

本品为牡蛎科动物长牡蛎（*Ostrea gigas* Thunberg）、大连湾牡蛎（*Ostrea talien-whanensis* Crosse）或近江牡蛎（*Ostrea rivu-laris* Gould）的贝壳。主产于广东、福建、浙江、江苏、山东。全年均可捕捞，去肉，洗净，晒干，生用或煅用，用时打碎。

【性味归经】咸，微寒。归肝、胆、肾经。

【功效】潜阳补阴，重镇安神，软坚散结，煅牡蛎收敛固涩，制酸止痛。

【应用例举】

（1）灼口综合征，惊悸失眠、吞酸。本品质重能镇，有重镇安神之功，用治心神不安、惊悸怔忡、失眠多梦等症，常与龙骨相须为用，如桂枝甘草龙骨牡蛎汤（《伤寒论》）。亦可配伍朱砂、琥珀、酸枣仁等安神之品。

（2）三叉神经痛。本品软坚散结，治疗三叉神经痛，常与柴胡、龙骨、桂枝等同用，如柴胡加龙骨牡蛎汤（《伤寒论》）。

【用法用量】煎服，9～30 g，先煎。

【现代研究】

本品有镇静、抗惊厥、抗癫痫、镇痛、抗肝损伤、增强免疫、抗肿瘤、抗氧化、抗衰老、抗胃溃疡等作用。牡蛎多糖具有降血脂、抗凝血、抗血栓等作用。

【现代文献摘录例举】

[1] 白怡鑫，张恒. 柴胡加龙骨牡蛎汤的应用[J]. 世界最新医学信息文摘，2016，16（100）：221-222.

中医诊断为面瘫，肝郁气结，寒饮内郁之证。治法拟疏肝理气，辛升苦降，散寒化饮。处方：柴胡10 g，半夏10 g，党参10 g，黄芩10 g，甘草6 g，生姜3片，大枣5个，桂枝10 g，茯苓15 g，熟大黄4 g，龙骨15 g，牡蛎15 g。7剂，水煎服，每日1剂，服药后右侧面颊紧绷感消失,继服 15 剂,口眼㖞斜改善,眼可闭合,查体可蹙额、鼓腮,口角已不漏饭、漏水,睡眠质量极大改善,纳可,二便调,继服 15 剂,电话查访已痊愈。中医诊断为三叉神经痛,证属肝郁气结,寒痰凝结,暂未化风也。治疗应疏肝解郁,化痰散结。方用柴胡 10 g,半夏 10 g,党参 10 g,黄芩 10 g,甘草 6 g,生姜 3 片,大枣 5 个,桂枝 10 g,茯苓 15 g,熟大黄 3 g,龙骨 15 g,牡蛎 15 g,7 剂,水煎服,每日 1 剂,1 周后诸症好转,疼痛大减,偶有情绪激动,休息不好即痛,但只持续几秒。原方继续服用 20 剂,疼痛消失,再无复发,痊愈。

[2] 刘梦冬. 新型根管充填剂——复方牡蛎粉的生物相容性的研究[D]. 青岛大学,2006.

实验显示,新型根管充填剂复方牡砺粉无细胞毒性、无基因毒性、无皮肤致敏性以及局部刺激性,具有良好的生物相容性。

118. 珍珠

《本草纲目》记载,"名珍珠,治目润肌,安魂魄、定惊悸。"

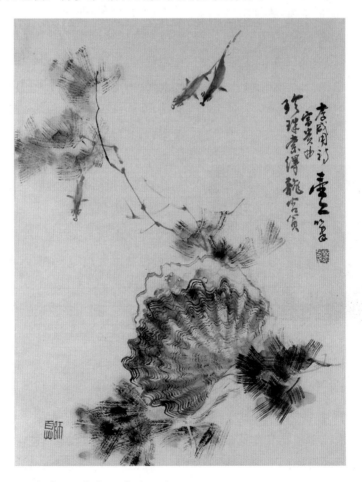

款识　珍珠索得龙宫贫。（李咸用富贵曲句）

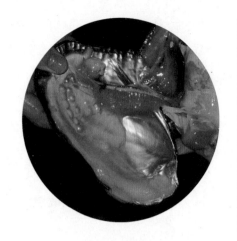

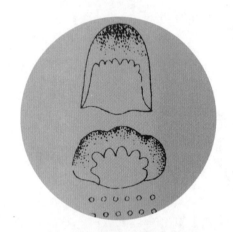

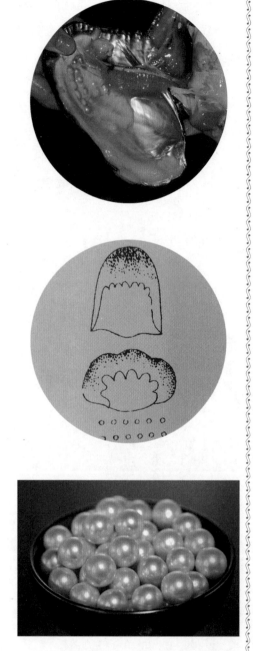

珍珠 Zhenzhu

《日华子本草》

本品为珍珠贝科动物马氏珍珠贝[*Pteria martensii*（Dunker）]、蚌科动物三角帆蚌[*Hyriopsis cumingii*（Lea）]，或褶纹冠蚌[*Cristaria plicata*（Leach）]等双壳类动物受刺激形成的珍珠。主产于广西、广东、海南，传统以广西合蒲产者最佳。自动物体内取出，洗净，干燥，碾细，水飞制成最细粉用。

【性味归经】甘、咸，寒。归心、肝经。

【功效】安神定惊，明目消翳，解毒生肌，润肤祛斑。

【应用例举】

口舌生疮，咽喉溃烂，疮疡不敛。本品有清热解毒、生肌敛疮之功。用治口舌生疮、牙龈肿痛、咽喉溃烂等症，多与硼砂、青黛、冰片同用，共为细末，吹入患处，如珍宝散（《丹台玉案》）；亦可用本品与人工牛黄共为细末，吹入患处，如珠黄散（《中华人民共和国药典·一部》2020年版）；若治疮疡溃烂，久不收口者，可配伍炉甘石、黄连、血竭等，研极细末外敷，如珍珠散（《张氏医通》）。

【用法用量】0.1～0.3 g，多入丸散用。外用适量。

【使用注意】非实热证不宜使用。孕妇慎用。

【现代研究】

本品有镇静、抗惊厥、抗炎、镇痛、抗组胺作用，能抑制脂褐素形成，清除氧自由基，有增强免疫、延缓衰老、抗疲劳、抗氧化、抗辐射、促进组织修复作用。珍珠粉提取物对小鼠肉瘤细胞、肺癌细胞均有显著的抑制作用，珍珠膏外用有促进创面愈合作用。

【现代文献摘录例举】

曾维勇，刘忠义.甲硝唑、维生素 B_2、珍珠粉等配伍治疗口腔溃疡临床研究[J]. 北方药学,2017,14(8):6-8.

　　曾维勇等采用甲硝唑、维生素 B_2、珍珠粉等配伍治疗口腔溃疡 100 例,对照组给予西瓜霜喷剂治疗口腔溃疡 100 例。治疗 7 天后,采用甲硝唑、维生素 B_2、珍珠粉等配伍治疗组临床总有效率较对照组显著要高($P<0.05$),复发率显著低于对照组($P<0.05$),疼痛感消除时间、溃疡治愈时间均较对照组显著要短($P<0.05$);治疗后,两组外周血 $CD4^+$、$CD4^+/CD8^+$ 水平明显升高,观察组升高幅度较对照组显著($P<0.05$)。

119. 天麻

　　《神农本草经》记载,"名天麻,味辛,温。主杀鬼精物,蛊毒,恶气。久服益气力,长阴,肥健,轻身,增年。"

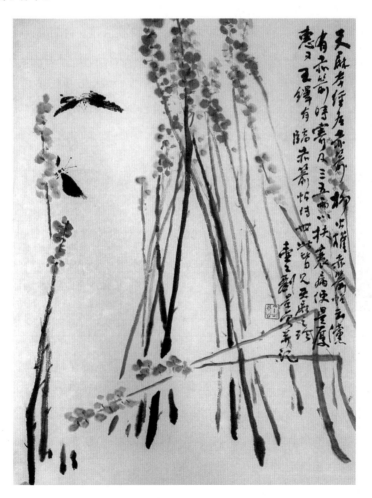

款识　天麻,《本经》名赤箭,柳公权《赤箭贴》云:"偿有赤箭,时寄及三五两,以扶衰病,便是厚惠。"又王铎有临《赤箭贴》传世。此皆见天麻之珍。

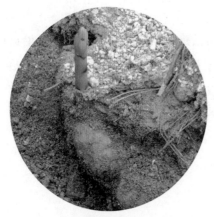

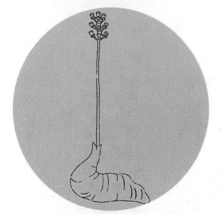

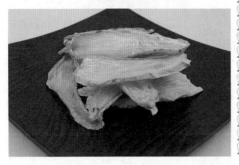

天麻 Tianma

《中药大辞典》

本品为兰科植物天麻（*Gastrodiaelata* Blume.）的干燥块茎。春季4～5月采挖者为"春麻"；立冬前9～10月采挖者为"冬麻"，质量较好。主产云南、四川、贵州等地。挖起后趁鲜洗去泥土，用清水或白矾水略泡，刮去外皮，水煮或蒸透心，切片，摊开晾干。

【性味归经】性平，味甘。归肝经。

【功效】息风止痉，平抑肝阳，祛风通络。

【应用例举】

（1）口腔溃疡。本品既息肝风又平肝阳，不论虚证、实证，随不同配伍皆可应用，且功效显著。如天麻丸可祛风止痛，缓解口腔溃疡的剧烈疼痛（《普济方》）。

（2）口腔癌（翻花疮）。本品既息内风，又祛外风，并能通经络，止痛。翻花疮之证，由疮疡溃后，风寒袭于患处，或肝火血燥生风，或乳母肝火生风，导致疮口努肉，突出如菌。故在处方上多加用天麻（《证治准绳》）。

【用法用量】煎服，3～10 g。

【使用注意】气血虚者慎服。

【现代研究】

天麻可治疗三叉神经痛。动物实验证明，天麻浸膏及水煎液有镇静、镇痛、抗惊厥作用；天麻多糖有增强实验动物机体非特异性免疫及细胞免疫和抗炎作用。另有延缓衰老，抑制血小板聚集，保护心肌细胞等作用。

【现代文献摘录例举】

梁兆松. 芎芷四虫汤治疗三叉神经痛[J]. 山东中医杂志，1995(6)：276.

芎芷四虫汤治疗三叉神经痛药物组成：川芎12 g，白芷15 g，僵蚕12 g，地龙15 g，全蝎10 g，蜈蚣2条(研末冲服)，细辛3 g，菊花15 g，防风12 g，羌活10 g，天麻10 g，甘草10 g。每日1剂，水煎分2次温服。治疗效果：共治疗50例，治愈42例。

120. 蜈蚣

《神农本草经》记载,"名蜈蚣,味辛,温。主鬼疰,蛊毒。啖诸蛇、虫、鱼毒,杀鬼物老精,温疟,去三虫。"

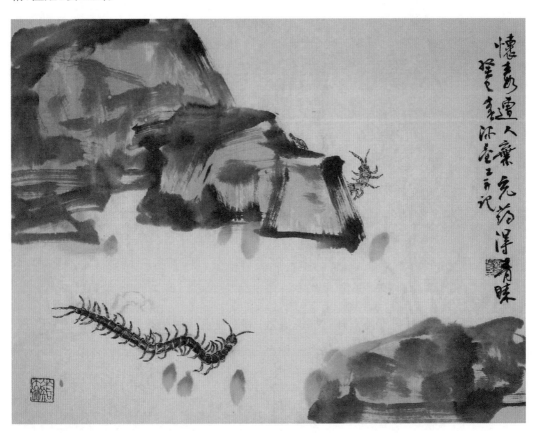

款识 怀毒遭人弃,充药得青睐。

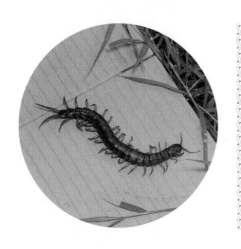

蜈蚣 Wugong

《中华本草》

本品为蜈蚣科动物少棘巨蜈蚣(*Scolopendra subspinipes mutilans* L. Koch)的干燥体。全国各地多有分布。春、夏二季捕捉,用竹片插入头尾,绷直,干燥。

【**性味归经**】辛,温。有毒。归肝经。

【**功效**】息风镇痉,解毒散结,通络止痛。

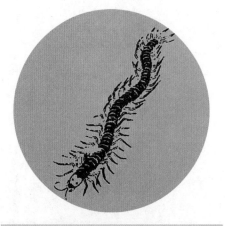

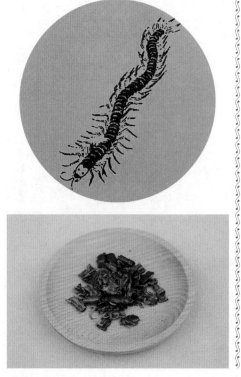

【应用例举】

（1）瘰疬溃疮。茶、蜈蚣，二味炙至香熟，捣筛为末。先以甘草汤洗净，敷之（《神枕方》）。

（2）口眼歪斜，口内麻木。蜈蚣三条（一蜜炙，一酒浸，一纸裹爆，并去头足），天南星一个，切作四片（一蜜炙，一酒浸，三纸裹爆，一生用），半夏、白英各五钱。通为末，入麝少许。每服一钱，热（酒）调下，每日一服（《世医通变要法》）。

【用法用量】 3～5 g，煎服或入丸、散；外用适量，研末调敷。

【使用注意】 蜈蚣有毒，用量不宜过大。血虚生风者及孕妇禁用。

【现代研究】

本药治疗急性及早期颌下淋巴腺炎有效；对慢性或晚期化脓性者能控制炎症扩散，有消除疼痛与肿胀的作用。本品具有抗惊厥、抗炎、镇痛、抗肿瘤、抑菌、改善微循环、降低血粘度等作用，并有溶血和组织胺样作用。

【现代文献摘录例举】

彭坷平，朱镇华，胡革，马月湘. 蜈蚣全蝎汤对于口颊癌术后口腔黏膜 P53、P16 基因变异和蛋白表达的修复作用[C]. 中华中医药学会耳鼻喉科分会第二十五次学术年会暨世界中联耳鼻喉口腔科专业委员会第十一次学术年会论文集，2019：429.

蜈蚣全蝎汤对于口颊癌术后患者能降低 P53、P16 基因变异，并能有效逆转口腔黏膜变性，促进口腔黏膜恢复，减少患者再次发生二次口颊癌几率。

121. 僵蚕

《神农本草经》记载，"名僵蚕，味咸。生平泽。主小儿惊痫夜蹄，去三虫，减黑皯，令人面色好，男子阴疡病。"

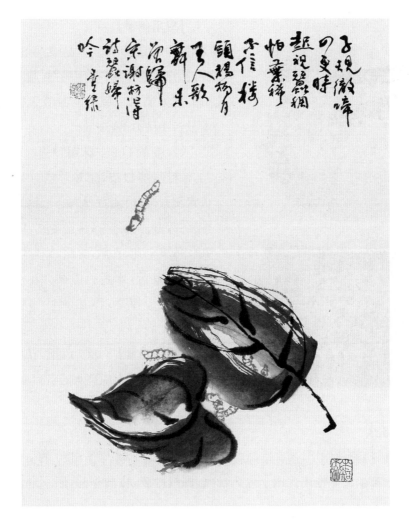

款识　子规啼彻四更时,起视蚕稠怕叶稀。

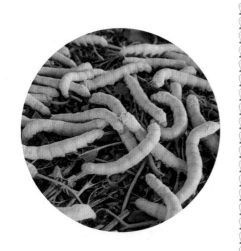

僵蚕 Jiangcan

《神农百草经百种录》

为蚕蛾科昆虫家蚕(*Bombyx mori* Linnaeus)4~5龄的幼虫感染(或人工接种)白僵菌[*Beauveria bassiana*(Bals.)Vuillant]而致死的幼虫干燥体。多于春、秋季生产,将感染白僵菌病死的蚕干燥。

【性味归经】味咸、辛,性平。归肝、肺、胃经。

【功效】息风止痉,祛风止痛,化痰散结。

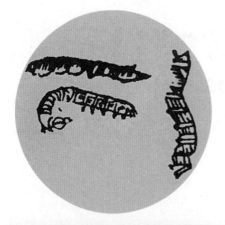

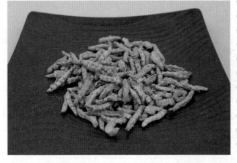

【应用例举】

(1)风壅牙痛。本品息风止痉,祛风止痛,治疗风壅牙痛,可用僵蚕、藁本、白芷各等分。上为细末。每用少许揩牙痛处,用盐水灌漱(《普济方》僵蚕散)。

(2)喉痹口疮,腮颊肿痛。本品化痰散结,治疗喉痹口疮,腮颊肿痛,如消毒丸(《杨氏家藏方》),白僵蚕(炒去丝、嘴)、牛蒡子(微炒)各等分。为细末,炼蜜为丸,每30 g作1.5丸。每服1丸,食后,含化。

(3)重舌,木舌。僵蚕3 g,黄连(蜜炒)6 g。为末,掺之,涎出为妙(《积德堂经验方》)。

【用法用量】5～10 g,炮制煎服。

【使用注意】阴虚火旺者禁服。

【现代研究】

具有镇静、抗惊厥作用;具有抗凝血、降血糖和明显抑制肉瘤 S180 的生长,以及具有较弱的抑制细菌生长等作用。用于惊风抽搐,咽喉肿痛,皮肤瘙痒,颌下淋巴结炎,面神经麻痹。

【现代文献摘录例举】

王厚伟,徐凌川,王家超,曾英姿,田景振,窦彦玲,王飞.僵蚕溶茧酶抑制剂的纯化与抗肿瘤活性研究[J].中草药,2022,53(7):2022-2030.

从僵蚕中分离纯化的僵蚕溶茧酶抑制剂,是一种具有抗肿瘤活性的丝氨酸蛋白酶抑制剂。

122. 钩藤

《本草纲目》记载,"大人头旋目旋,平肝风,除心热,小儿内钓腹痛,发斑疹。"又云:"钩藤手足厥阴药也。足厥阴主风,手厥阴主火,惊痫眩运,皆肝风相火之病,钩藤通心包于肝木,风静火熄,则诸证自除。"

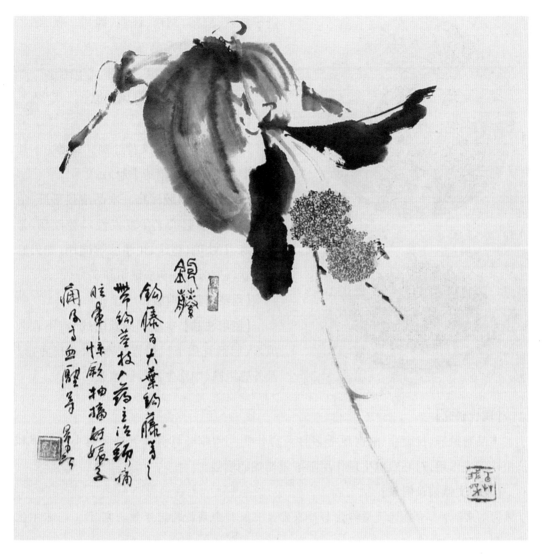

款识　钩藤为大叶钩藤等之带钩茎枝入药。

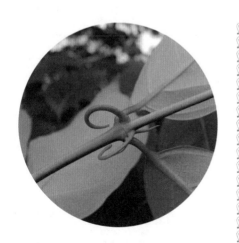

钩藤 Touteng

《本草新编》

为茜草科植物钩藤［*Uncaria rhyncho-phylla*（Miq.）Miq. ex Havil.］、大叶钩藤（*Uncaria macrophylla* Wall.）、毛钩藤（*Uncaria hirsuta* Havil.）、华钩藤［*Uncaria sinensis*（Oliv.）Havil.］或无柄果钩藤（*Uncaria sessilifructus* Roxb.）的干燥带钩茎枝。主要

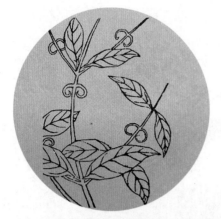

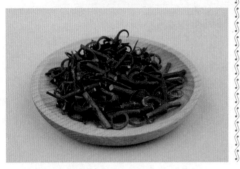

产于广西、广东、湖南、江西、四川。秋、冬二季采收,去叶,切段,晒干。

【性味归经】甘、凉。归肝、心包经。

【功效】清热平肝,息风定惊。

【应用例举】

(1)头晕目眩,三叉神经痛。钩藤6～15 g,水煎服(《常用中草药手册》)。

(2)复发性口腔溃疡。本品清热平肝,治疗肝肾阴虚引起的老年复发性口腔溃疡,常与天麻、石决明、栀子、川牛膝等同用,如天麻钩藤饮(《中医内科杂病证治新义》)。

【用法用量】煎服,3～12 g。

【使用注意】本品有挥发油成分,不宜久煎,入煎剂宜后下。脾胃虚寒、肾阳虚者,以及外感风寒、内伤生冷等证慎服。

【现代研究】

本品有镇静、抗癫痫、降血压等多种药理作用。钩藤碱具有显著抑制血小板聚集和抗血栓形成作用,对心肌电生理作用随剂量增加而增强。

【现代文献摘录例举】

[1] 宋润娇.清热熄风通络法治疗原发性三叉神经痛的临床疗效研究[D].山东中医药大学,2020.

以清热熄风通络为法的天麻钩藤饮合血府逐瘀汤加减在治疗原发性三叉神经痛方面安全、有效,能够明显降低患者的中医证候积分及疼痛视觉模拟(VAS)评分,明显改善患者的临床症状,提高临床治愈率。

[2] 刘改玲,刘畅,申甜.天麻钩藤饮合血府逐瘀汤加减联合针刺治疗原发性三叉神经痛临床研究[J].河南中医,2022,42(8):1218-1221.

天麻钩藤饮合血府逐瘀汤加减联合针刺治疗原发性三叉神经痛,可缓解患者临床症状,改善神经类物质水平,且不良反应较低。

[3] 金一峰,孟玉娟,郝雨知.羚角钩藤汤加减灌肠法治疗手足口病重症2期疗效观察[J].现代中西医结合杂志,2021,30(17):1893-1896.

常规西医加羚角钩藤汤加减灌肠法治疗手足口病重症2期患者效果更好,可保护脑神经,促进患者早期康复。

123. 地龙

《神农本草经》记载，"名地龙，味咸，寒。主蛇瘕，去三虫，伏尸，鬼疰，蛊毒，杀长虫，仍自化作水。"

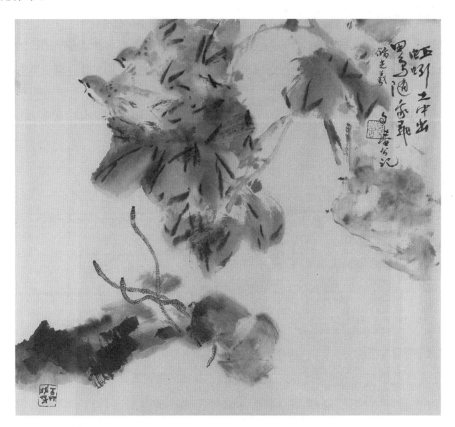

款识　蚯蚓土中出，田乌随我飞。（唐·储光羲《田家即事》）

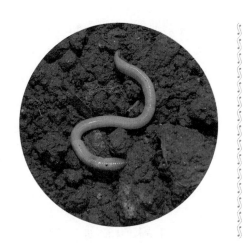

地龙 Dilong

《中国药典》

为巨蚓科动物参环毛蚓［*Pheretima aspergillum*（E. Perrier）］、通俗环毛蚓（*Pheretima vulgaris* Chen）、威廉环毛蚓［*Pheretima guillelmi*（Michaelsen）］或栉盲环毛蚓（*Pheretima pectinifera Michaelsen*）的干燥体。前一种习称"广地龙"，后三种习

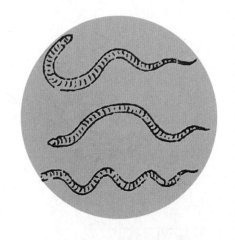

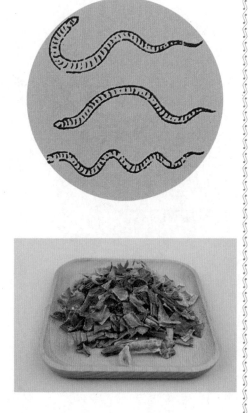

称"沪地龙"。广地龙春季至秋季捕捉,沪地龙夏季捕捉,及时剖开腹部,除去内脏及泥沙,洗净,晒干或低温干燥。

【性味归经】味微咸,性寒,入肝、脾经。

【功效】清热定惊,利尿,平喘、通络。

【应用例举】

(1)口腔溃疡。本品清热通络,治疗口腔溃疡,常与侧柏叶、冰片等同用,共奏清热解毒、消肿止痛作用。

(2)小儿鹅口疮,痄腮。本品清热凉血、通络消肿,常与白糖同用,白糖清热敛湿,治疗小儿鹅口疮、痄腮。

【用法用量】内服:煎服,5～10 g(鲜品10～20 g);或入丸、散。外用:捣烂、化水或研末调敷。

【使用注意】阳气虚损、脾胃虚弱、身虚喘促、血虚不能濡养筋脉者,不宜使用。

【现代研究】

地龙成分主要包含蚯蚓解热碱、蚯蚓毒素、6-羟基嘌呤、黄嘌呤、腺嘌呤、鸟嘌呤、胆碱等,还含有多种氨基酸、脂肪酸等。本品有解热、镇静、抗惊厥、抗血栓、抗凝血、降血压、抗炎、镇痛、平喘、增强免疫、抗肿瘤、抗菌、利尿、兴奋子宫及肠平滑肌作用。

【现代文献摘录例举】

[1] 刘凯,张宇寰,姚琳.中药地龙的化学成分及药理作用研究概况[J].哈尔滨医药,2010,30(1):57,59.

研究发现,地龙具有抗凝血、溶血栓的双重作用,降压作用,免疫增强作用,能解热、平喘等。

[2] Augustine D, Rao R S, Anbu J, Chidambara Murthy K N. In vitro cytotoxic and apoptotic induction effect of earthworm coelomic fluid of Eudriluseugeniae, Eisenia foetida, and Perionyx excavatus on human oral squamous cell carcinoma-9 cell line. Toxicol Rep,2019,6:347-357.

蚯蚓体腔液(ECF)能显著诱导鳞状细胞癌-9 细胞系 G2M 周期阻滞,促进细胞凋亡,有明显的抑制增殖作用。

[3] Augustine D，Rao R S，Anbu J，Chidambara Murthy K N. In vitro antiproliferative effect of earthworm coelomic fluid of eudrilus eugeniae，eisenia foetida，and perionyx excavatus on squamous cell carcinoma-9 cell line：A pilot study. Pharmacognosy Res，2017,9(Suppl 1)：S61-S66.

蚯蚓体腔液(ECF)已被证明对乳腺癌、肝癌、胃肠道和脑癌有抗增殖作用,但对口腔癌的研究最少。本实验旨在探讨 ECF 对鳞状细胞癌-9 细胞系(SCC-9)的抑制增殖作用。初步研究表明,ECF 在体外对口腔癌细胞具有良好的抗增殖作用。

第十六章　开窍药

凡以开窍醒神为主要功效,常用以治疗闭证神昏的药物,称为开窍药。因具辛香走窜之性,又称芳香开窍药。

本类药物辛香走窜,皆入心经,具有通关开窍、醒脑回苏的作用。本章介绍的药物石菖蒲兼有化湿和胃的功效,常用于口腔病症见痰浊壅盛者,或口臭等。临床上选取此类药物进行辨证论治、组方遣药。

124. 冰片

《本草纲目》记载,"名冰片,疗喉痹、脑痛、鼻瘜、齿痛、伤寒舌出、小儿痘陷。通诸窍,散郁火。"

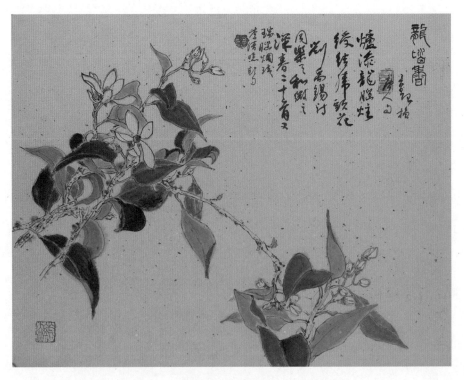

款识　炉添龙脑炷,缕结虎头花。(摘自刘禹锡《同乐天和微之深春二十首》诗句)

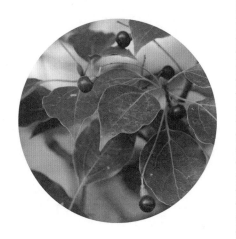

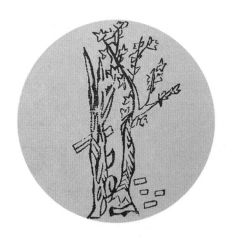

冰片 Bingpian

《新修本草》

本品为龙脑香科植物龙脑香(*Dryobalanops aromatica* Gaertn. f.)树脂的加工品，或龙脑香树的树干、树枝切碎，经蒸馏冷却而得的结晶，称"龙脑冰片"，亦称"梅片"。由菊科植物艾纳香［*Blumea balsamifera*(L.) DC.］的新鲜叶经提取加工制成的结晶，称"艾片(左旋龙脑)"。现多用松节油、樟脑等，经化学方法合成，称"合成龙脑"。由樟科植物樟［*Cinnamomum camphora*(L.) Presl］的新鲜枝、叶经提取加工制成，称天然冰片(右旋龙脑)。龙脑香主产于东南亚地区，我国台湾有引种；艾纳香主产于广东、广西、云南等地；天然冰片主产于江西、湖南。研粉用。

【性味归经】苦，微寒。归心、脾、肺经。

【功效】开窍醒神，清热止痛。

【应用例举】

(1)口腔溃疡、牙周病。本品具良好的泻火解毒、清热止痛之功，为五官科常用药，治疗咽喉肿痛、口舌生疮、牙龈肿痛。多与朱砂、玄明粉、硼砂等研细末外用(《外科正宗》冰硼散)。

(2)牙痛。本品与朱砂合用，涂于患处，有缓解牙痛之功效(《濒湖集简方》)。

(3)疮疡肿痛、烧烫伤。本品具有清热解毒、防腐生肌之功，可生肌收口，如与炉甘石、滴乳石、滑石、血珀、朱砂等合用(《经验方》生肌散)，或配伍牛黄、珍珠、炉甘石等，治疮疡溃后不敛(《疡医大全》八宝丹)。

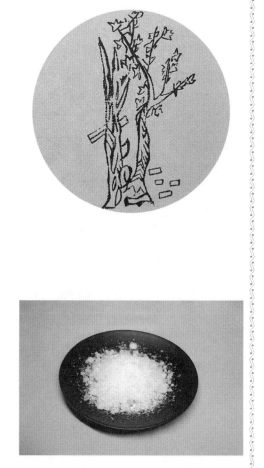

【用法用量】0.15～0.3 g,入丸散用。外用研粉点敷患处。

【使用注意】孕妇慎用。

【现代研究】

体外抗菌活性研究发现,冰片对金黄色葡萄球菌、大肠杆菌 K88、溶血性大肠杆菌、猪丹毒杆菌、猪巴氏杆菌等细菌有较强的抑制作用,还可以破坏真菌的细胞结构,导致真菌溶解死亡。动物实验表明,冰片对缺血再灌注小鼠脑部的神经有着保护作用。另外,还具有抗炎镇痛、防止血栓形成等作用。

天然冰片具有强挥发性和一定的生殖毒性,现代研究将其进行了结构修饰和改造,获得了低毒性、药代动力学参数较好的冰片衍生物,如丹参素冰片酯、苯甲酸类冰片酯、咖啡酸冰片酯等等。

【现代文献摘录例举】

李国锋.黄连冰片细辛汤雾化治疗肿瘤化疗并发口腔溃疡 60 例临床观察[J].北方药学,2018,15(5):114.

李国锋对 60 例肿瘤化疗并发口腔溃疡患者采用黄连冰片细辛汤雾化治疗,可以有效加快肿瘤化疗并发口腔溃疡患者的痊愈时间,还能有效缓解口腔溃疡疼痛程度。

125. 石菖蒲

《神农本草经》记载,"名石菖蒲,味辛,温,主风寒湿痹,咳逆上气,开心孔,补五脏,通九窍,明耳目,出声音。久服轻身,不忘,不迷惑,延年。"

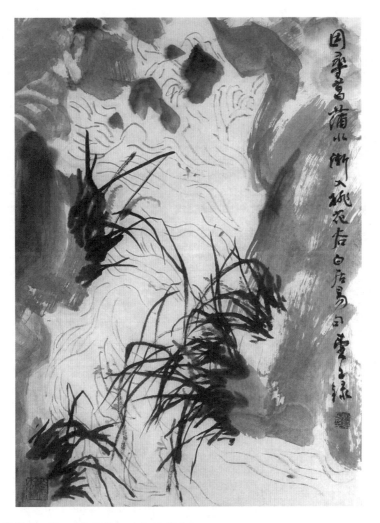

款识 因寻菖蒲水,渐入桃花谷。(白居易句)

本图溪畔杂生石菖蒲,水中散见花瓣,近处水流急湍,远处隐见桃林,充分紧扣诗意描绘。

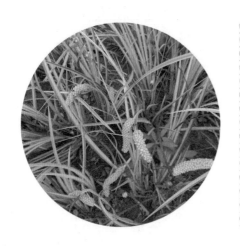

石菖蒲 Shichangpu

《神农本草经》

本品为天南星科植物石菖蒲(*Acorus tatarinowii* Schott.)的干燥根茎。主产于四川、浙江、江苏。秋、冬二季采挖,除去须根及泥沙,晒干,鲜用或生用。

【性味归经】辛、苦,温。归心、胃经。

【功效】开窍豁痰,醒神益智,化湿和胃。

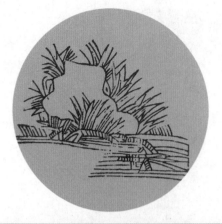

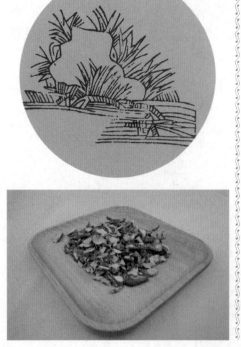

【应用例举】

(1)湿阻中焦,脘痞不饥,噤口下痢。本品气味芳香,具有化湿醒脾和胃之功。用治湿浊中阻,脘痞不饥,常与砂仁、苍术、厚朴等配伍;若治湿热蕴伏之身热吐利、胸脘痞闷、舌苔黄腻者,可与黄连、厚朴等配伍,如连朴饮(《霍乱论》);若治湿热毒盛、水谷不纳、里急后重之噤口痢,又常与茯苓、黄连等配伍,如开噤散(《医学心悟》)。

(2)口臭。本品气味芳香,具有化湿醒脾和胃之功。治疗脾胃火盛型口臭,常与枯矾、薄荷等药同用,外用擦洗口腔。

【用法用量】煎服,3~10 g。

【现代研究】

石菖蒲水提液、挥发油,或细辛醚、β-细辛醚均有镇静、抗惊厥、抗抑郁、改善学习记忆和抗脑损伤作用,并能调节胃肠运动。石菖蒲总挥发油对豚鼠气管平滑肌具有解痉作用;β-细辛醚能增加小鼠腹腔注射酚红后离体气管段酚红排出量,并延长二氧化硫致小鼠咳嗽的发作潜伏期,减少咳嗽次数,呈现出较好的平喘、祛痰和镇咳作用。石菖蒲还有改善血液流变性、抗血栓、抗心肌缺血损伤等作用。

【现代文献摘录例举】

[1] 林曦. 李永宸运用化痰祛瘀通络法治疗三叉神经痛经验[J]. 中医文献杂志,2021,39(1):57-59.

李永宸以温胆汤合升降散加味治疗三叉神经痛:法半夏 10 g,茯苓 20 g,陈皮 5 g,甘草 6 g,大黄 5 g,枳实 10 g,竹茹 10 g,浙贝母 10 g,海螵蛸 15 g,皂角刺 10 g,石菖蒲 15 g,蝉蜕 5 g,僵蚕 10 g,姜黄 10 g,桃仁 10 g。7 剂,治疗痰瘀阻络、气机失调者 1 例,表现为反复鼻痛,呈抽掣样,痛甚时牵引左眉弓,说话、咀嚼、咳嗽或打喷嚏时疼痛加剧,无流涕、鼻塞、鼻痒等其他鼻部症状。胃脘部时有烧灼样痛,反酸。舌红,苔薄黄腻,舌底络脉紫黯增粗,脉滑。

[2] 程伟,王吉英. 辨证治疗复发性口腔溃疡 82 例[J]. 中医药学刊,2005,(4):744.

　　复发性口腔溃疡在临床上以心脾积热型最为多见,溃点较多甚者融合成片,灼热疼痛,并可兼见发热,口渴,溲赤,便秘,舌红、苔黄腻,脉数。治疗上采用清热解毒,消肿止痛法。方用凉膈散加减。基本方如下:连翘、黄芩、栀子、薄荷、黄连、石菖蒲。此方中石菖蒲芳香化湿,下泻热毒。82 例患者中,口腔溃疡 1 年未发作 68 例;总间歇时间延长,总溃疡数目减少 7 例;总间歇时间延长,总溃疡数目无改变或总溃疡数目减少,总间歇时间无改变 4 例;间歇时间及总溃疡数目均无改变 3 例,总有效率为 96.34%。

第十七章　补虚药

　　凡以补虚扶弱,纠正人体气血阴阳的不足为主要功效,常用以治疗虚证的药物,称为补虚药。

　　本章主要介绍因气虚、阳虚、血虚、阴虚所导致的口腔病症。如口腔感染性疾病、溃疡类疾病、大疱类疾病、干燥综合征等免疫系统疾病等。临床上可根据不同的病症选取以下相应的药物进行辨证论治、组方遣药。

第一节　补气药

　　本类药物性味多属甘温或甘平,主归脾、肺经,部分药物又归心、肾经,以补气为主要功效,能补益脏气以纠正脏气的虚衰。补气又包括补脾气、补肺气、补心气、补肾气、补元气等具体功效。本节介绍的药物有西洋参、党参、太子参、黄芪、白术、山药、甘草、大枣等。

126. 西洋参

　　《本草纲目》记载,"名西洋参,补肺降火,生津液,除烦倦。"

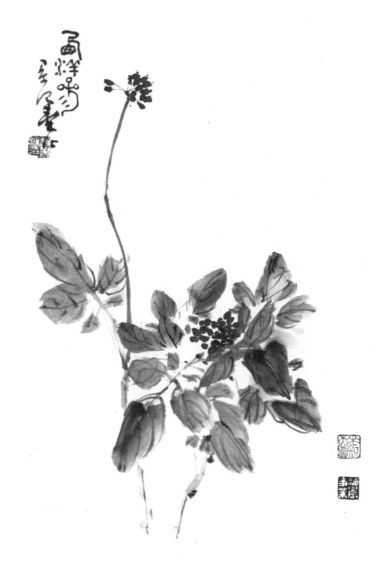

款识 西洋参

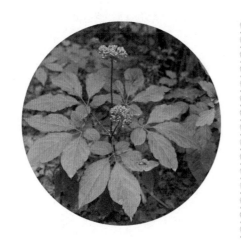

西洋参 Xiyangshen

《本草衍义》

本品为五加科植物西洋参（*Panax quin-quefolium* L.）的干燥根。原产北美，我国亦有栽培。秋季采挖，洗净，晒干或低温干燥。

【性味归经】味甘、微苦，性凉。归心经、肺经、肾经。

【功效】补气养阴、清热生津。

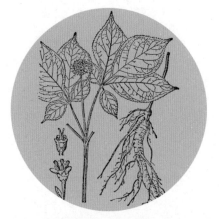

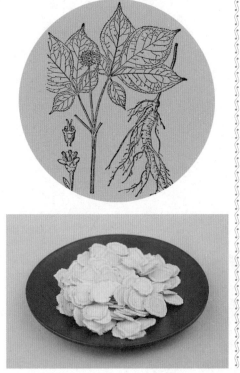

【应用例举】

（1）口干。本品益气生津，养阴润燥，夏伤暑热，舌燥喉干，取西洋参3 g，麦冬9 g，北五味子9粒，当茶饮（《喉科金钥》生脉散）。

（2）口腔癌。本品气味甘凉，补气养阴，清热而保津固表，对长期低热者可配伍地骨皮；对顽固性盗汗者可配伍稽豆衣；对疲乏难复者可配伍仙鹤草、大枣。

【用法用量】煎服，3～6 g，另煎兑服。

【使用注意】不宜与藜芦同用。中阳衰微、胃有寒湿者忌服。

【现代研究】

西洋参中的人参皂苷Rb1可作用于神经系统，具有镇静安神的作用；煎剂静脉注射能抗兔心律失常；皂苷静脉注射可抗兔心肌缺血；抑制血小板聚集和降低血液凝固性。可改善记忆；对心血管系统有保护作用；增强机体抗应激能力；增强免疫功能；保护红细胞膜；对单纯疱疹病毒Ⅰ型感染细胞有保护作用；抗利尿等作用。

【现代文献摘录例举】

刘国应. 饮西洋参茶可治复发性口腔溃疡[J]. 农村百事通，2015（11）：65.

选用西洋参片3 g，用开水冲泡当茶饮用，饮完后可续水，等味淡后将西洋参片嚼食，每日1次。一般经1～2天即可有效减轻疼痛，轻症者3～5天就可治愈溃疡，治愈后应再坚持服2～3周，以巩固疗效。值得注意的是，患复发性口腔溃疡者，日常需要避免辛辣刺激、油腻的食物，多吃一些清淡口味的食物。

127. 党参

《神农本草经》记载，"名党参，味苦，微寒。主心腹邪气，肠鸣幽幽如走水，寒热积聚，破癥除瘕，止烦满，益气。"

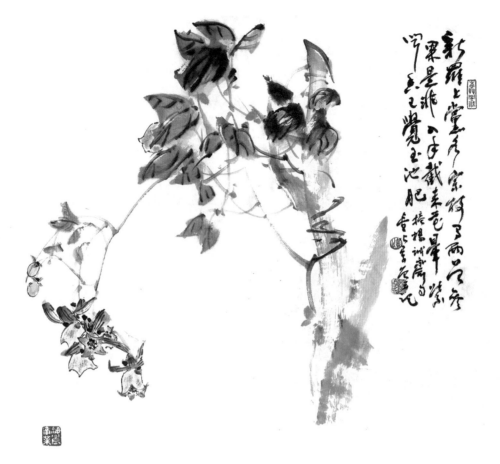

款识 新罗上党各宗枝,有两曾参果是非。入手截来花晕紫,闻香已觉玉池肥。(摘自杨诚斋《谢岳大用提举郎中寄茶果药物三首紫团参》诗句)

党参 Dangshen

《增订本草备要》

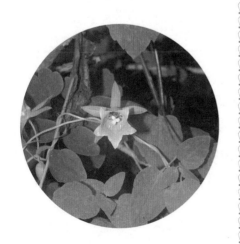

本品为桔梗科植物党参[*Codonopsis pilosula*(Franch.)Nannf.]、素花党参[*Codonopsis pilosula* Nannf. var. *modesta*(Nannf.)L. T. Shen]或川党参(*Codonopsis tangshen* Oliv.)的干燥根。前二者主产于甘肃、四川;后者主产于四川、湖北、陕西。秋季采挖,洗净,晒干,切厚片,生用或米炒用。

【性味归经】甘,平。归脾、肺经。

【功效】补脾益肺,养血生津。

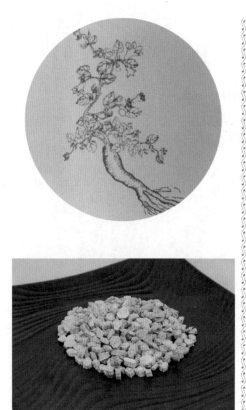

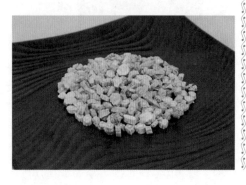

【应用例举】

(1)气津两伤,气短口渴,内热消渴。本品有补气生津作用,适用于气津两伤,气短口渴,以及内热消渴,可与麦冬、五味子、黄芪等同用。

(2)血管神经性水肿(唇游风)。本品具健脾之功,治脾虚湿困唇游风,常与木香、砂仁、党参、白术、甘草等药同用,如香砂六君汤。

(3)口角炎(口吻疮)。本品健脾益气,治疗脾虚湿盛型口吻疮,常与白术、茯苓、薏苡仁、山药、白豆蔻、陈皮、厚朴、苍术、甘草等同用,如参苓白术散合平胃散;治疗脾经虚热型口吻疮,常与麦冬、五味子、茯苓、白术、山药、玉竹、石斛、陈皮、甘草等同用,如滋阴健脾丸。

【用法用量】煎服,9～30 g。

【使用注意】不宜与藜芦同用。

【现代研究】

党参水煎醇沉液能调节胃肠运动、抗溃疡。党参水煎液能刺激胃泌素释放。党参多糖能促进双歧杆菌的生长,调节肠道菌群比例失调;能升高外周血血红蛋白,促进脾脏代偿造血功能;还能增强免疫功能。党参皂苷能兴奋呼吸中枢。党参水、醇提液和党参多糖均能改善学习记忆能力,具有益智抗痴呆作用。此外,党参有延缓衰老、抗缺氧、抗辐射、降低血糖、调节血脂和抗心肌缺血等作用。

【现代文献摘录例举】

[1] 梁启放,刘步平,陈晓虹,肖薇,杨艳芳,齐劲,欧镭颖,胡莹.从"釜底抽薪"论治口腔溃疡[J].中医药临床杂志,2020,32(6):1026-1028.

刘步平教授在临床上习用肉桂5 g(后下)、白芥子6 g,麻黄9 g,炙甘草5 g,炮姜,白术,党参各10 g,黄芪、淫羊藿各15 g,熟地黄30 g,治疗脾肾阳虚之症。方中重用熟地补充血液,淫羊藿助于黄芪补益气血利于活以阳动,滋养补血,肉桂、炮姜、麻黄辛温开腠理以达表,党参、黄芪补益正气,白术、茯苓、甘草健脾益气,釜底抽薪以助火力,以通达阳气,来振奋阳气,促进溃疡愈合。

[2]《名医名方》:消疮饮[J].湖南中医杂志,2018,34(9):28.

消疮饮组成:党参20 g,麸炒白术9 g,炙黄芪20 g,当归9 g,丹参15～20 g,赤芍9～

15 g,紫草 15～20 g,白及 9 g,生地黄 15～20 g,板蓝根 20 g,白芷 9 g,炙甘草 9 g,生甘草 9 g,三七粉(早晚分冲)5 g。功效:健脾益气,和血调营,托里生肌。主治:复发性口腔溃疡。用法:水煎,每天 1 剂。头煎二煎药液相混,早、中、晚分服。

[3] 胡佑志. 黄芪建中汤治口舌热痛[J]. 农村百事通,2017(23):46.

运用加味黄芪建中汤治疗灼口综合征,可取得较好疗效。取黄芪、紫苏叶、大枣、神曲、枳壳、白术、炒麦芽各 15 g,党参、桂枝、白芍、干姜、炙甘草、制附片、茯苓、砂仁各 10 g,葛根 20 g,连翘、藿香、柴胡、槟榔各 9 g。水煎,分 3 次服,每日 1 剂,连服 4 周。服药期间忌食生冷、刺激性食物,适当运动,多喝温开水。

[4] 董植喜. 口腔异味的食疗法[J]. 东方食疗与保健,2007(9):19.

口甜:消化系统功能紊乱可引起各种消化酶分泌异常,尤其是唾液中淀粉酶含量增加,刺激舌上的味蕾而感觉口甜。祖国医学认为"脾热口甘"。反应体内脾脏有热,其中有实热与虚热的不同,实热者口甜兼有口干喜饮,便结尿黄;虚热者,口甜兼有食纳减少,神疲乏力。在饮食上,实热者宜忌燥热辛辣之品,可进食清热泻火之物,如豆腐白菜汤、粉葛煲鲮鱼汤、野苋菜汤等;虚热者可食莲子糖水、淮山莲子煲水鸭、党参淮山煲生鱼等。

128. 太子参

《本草从新》记载,"名太子参,甘、微苦,平,大补元气。"

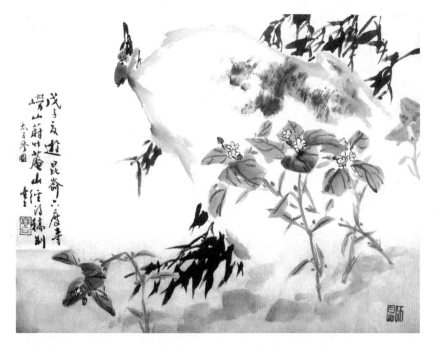

款识 戊子夏游昆嵛六度寺,崂山蔚竹庵,山径得稿制太子参图。

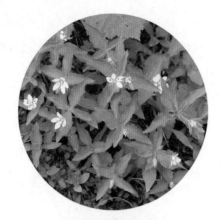

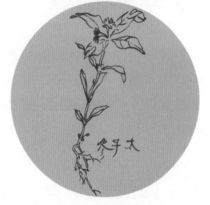

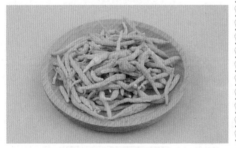

太子参 Taizishen

《中国药用植物志》

本品为石竹科植物孩儿参［*Pseudostellaria heterophylla* （Miq.）Pax ex Pax et Hoffm.］的干燥块根。主产于江苏、山东。夏季茎叶大部分枯萎时采挖，洗净，除去须根，置沸水中略烫后晒干或直接晒干，生用。

【性味归经】甘、微苦，平。归脾、肺经。

【功效】益气健脾，生津润肺。

【应用例举】

病后虚弱，气阴不足，自汗口渴。本品补气之力较为薄弱，然兼能养阴生津，且其性平偏凉，属补气药中的清补之品，临床适用于小儿及热病之后，气阴不足，倦怠自汗，口干口渴，而不宜温补者。因其作用平和，多入复方作病后调补之药，常配伍黄芪、五味子、麦冬等益气固表、养阴生津之品。

【用法用量】煎服，9～30 g。

【现代研究】

太子参水煎液、多糖、醇提物、皂苷能够增强免疫功能。太子参水提物、75％醇提物、多糖及皂苷具有抗应激、抗疲劳的作用。太子参多糖具有改善记忆、延长寿命作用。太子参水、醇提取物能提高小肠吸收功能，并对脾虚模型有治疗作用。此外，太子参有降血糖、降血脂、止咳、祛痰、抗菌、抗病毒、抗炎等作用。

【现代文献摘录例举】

［1］陈海裏，谢英彪.谢英彪教授治疗疑难杂病医案四则［J］.新疆中医药，2022，40（1）：35-36.

治疗复发性口疮1例。处方：怀山药30 g，黄精15 g，绞股蓝10 g，太子参10 g，石斛10 g，芦根30 g，茯苓10 g，莲子心3 g，生地黄10 g，玄参10 g，银花10 g，生大黄6 g（分2

次后下),生甘草 3 g。水煎服。

治疗顽固性夜间磨牙 1 例。处方:太子参 10 g,白术 10 g,苍术 10 g,山药 10 g,炒薏苡仁 10 g,焦楂曲各 10 g,鸡内金 6 g,莱菔子 10 g,炒谷麦芽各 10 g,茯神 10 g,夜交藤 15 g。14 剂,水煎服。

[2] 张作舟,刘瓦利,方平. 寻常型天疱疮治验 1 例[J]. 北京中医,1993(1):10.

患者皮损为周身散在绿豆、黄豆大小水疱及糜烂面,结痂,多发于腹部;口腔内多处绿豆大小深在性溃疡,疼痛不止。体态呈柯兴氏征,全身倦怠,口干引饮,心慌气短,纳可,二便调,自觉皮疹瘙痒,舌质暗红,苔白,脉沉细。辨为湿毒聚积不散,余邪未清,然病程日久,气阴损耗,津液大伤。治疗应以益气扶正养阴为先,佐以除湿祛邪。药用:黄芪、熟地、太子参、南北沙参、黄精、麦冬、苍术、泽泻、茯苓、青蒿、刺蒺藜、乌蛇、甘草。水煎服,每日 2 次。服药 1 个月后,症状缓解。之后随症加减。坚持服药 1 年余,皮损一直未复发。

[3] 陈培中. 小儿鹅口疮验案[J]. 医学文选,1990(2):36.

太子参、白术、藿香、茯苓各 4.5 g,黄芩、炒山楂各 3 g,生甘草 2 g,黄连 1 g,芦根 12 g。2 剂。治疗小儿鹅口疮。

129. 黄芪

《神农本草经》记载,"名黄芪,味甘,微温。主痈疽,久败创,排脓,止痛,大风癞疾,五痔,鼠瘘,补虚,小儿百病。"

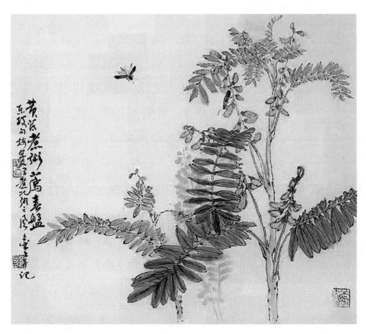

款识 黄芪煮粥荐春盘。(东坡句)按:宋(代)人有煮此粥之风。

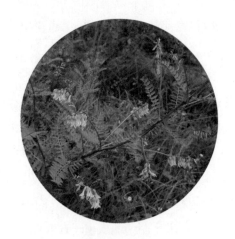

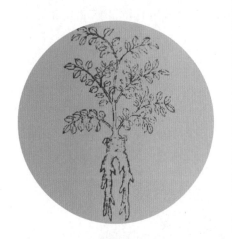

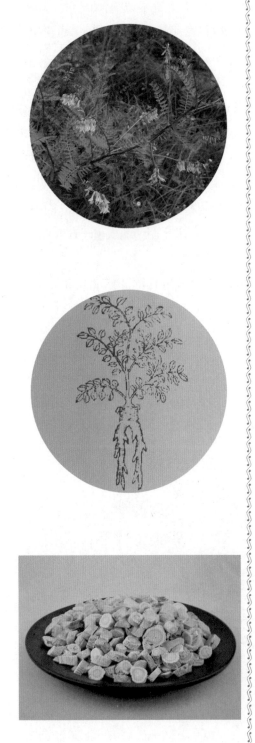

黄芪 Huangqi

《神农本草经》

本品为豆科植物蒙古黄芪［*Astragalus membranaceus*（Fisch.）Bge. var. *mongholicus*（Bge.）Hsiao］或膜荚黄芪［*Astragalus membranaceus*（Fisch.）Bge.］的干燥根。主产于山西、甘肃、黑龙江、内蒙古。春、秋二季采挖，除去须根和根头，晒干，切片，生用或蜜炙用。

【性味归经】甘，微温。归脾、肺经。

【功效】补气升阳，固表止汗，利水消肿，生津养血，行滞通痹，托毒排脓，敛疮生肌。

【应用例举】

（1）复发性口腔溃疡。本品甘温，入脾经，为补益脾气之要药。口腔溃疡多发于唇、颊黏膜、舌体。上述部位均是胃、脾、肝经所过之处，脾开窍于口，心开窍于舌，口腔溃疡基本病机为脾胃虚弱，治疗以温中健脾、消积化滞为主，常用方剂如黄芪建中汤。

（2）内热消渴。本品具有健脾益气、生津止渴之功，治气虚津亏、内热消渴，常与天花粉、葛根等生津止渴药同用，如玉液汤（《医学衷中参西录》）。

（3）气血亏虚，痈疽难溃，久溃不敛。本品以其补气养血之功，使正气旺盛，可收托毒排脓，生肌敛疮之效，是疮疡不敛的常用药。

【用法用量】煎服，9～30 g。

【使用注意】凡表实邪气盛、内有积滞、阴虚阳亢、疮疡初起或溃后热毒尚盛等证，均不宜用。

【现代研究】

黄芪多糖能促进 RNA 和蛋白质合成，使细胞生长旺盛，寿命延长，并能抗疲劳、耐低温、抗流感病毒。主要活性成分黄芪甲苷能够通过抑制 NLRP3 炎症小体的激活来抑制牙龈卟啉单胞菌感染 hPDLCs 的炎症反应并促进成骨分化。黄芪水煎液、多糖、皂苷对造血功能有保护和促进作用。黄芪总皂苷具有正性肌力作用，黄芪总黄酮和总皂苷能保护缺血缺氧心肌。黄芪水煎液有保护肾脏、消除尿蛋白和利尿作用，并对血压有双向调节作用。此外，黄芪有抗衰老、抗辐射、抗炎、降血脂、降血糖、增强免疫、抗肿瘤和保肝等作用。

【现代文献摘录例举】

[1] 孙谦，杜春海，赵灿，孙文博，张丽曼. 黄芪清心饮治疗肺癌并发口腔溃疡对患者疼痛及生活质量的影响[J]. 四川中医，2022,40(4):65-68.

通过研究发现，黄芪清心饮治疗肺癌并发口腔溃疡能有效改善患者疼痛情况、临床症状、免疫水平及生活质量，且安全性好。

[2] 王雪婷，林琳，郭芮彤，徐家根，吴萌萌，王翔. 基于数据挖掘探究糜烂型口腔扁平苔藓的中药应用规律[J]. 中国医药导报，2021,18(31):123-127.

王雪婷等运用数据挖掘技术探究中药治疗糜烂型口腔扁平苔藓的组方用药规律。用药频次≥8 次的中药共 37 味，以当归、地黄、甘草、牡丹皮、黄芩多见。中药治疗糜烂型口腔扁平苔藓以清热解毒、补虚补气、活血化瘀为主，佐以疏肝健脾、滋阴降火，其用药规律可为临床治疗及新药研发提供参考。

[3] 马旭. 康复新液联合黄芪注射液治疗小儿疱疹性口腔炎患儿的疗效及对血清炎症介质的影响[J]. 中国药物经济学，2020,15(11):61-63.

康复新液联合黄芪注射液治疗小儿疱疹性口腔炎，可有效缓解患儿临床症状，抑制体内炎症反应，疗效优于常规西医治疗。

[4] 田萍兰. 康复新液联合黄芪颗粒治疗复发性口腔溃疡临床研究[J]. 光明中医，2019,34(24):3761-3763.

康复新液联合黄芪颗粒应用于复发性口腔溃疡患者的治疗中能够有效改善临床症状和缩短溃疡愈合时间，效果显著且预后效果良好。

130. 白术

《神农本草经》记载，"名白术，味苦，温。主风寒湿痹死肌，痉疸，止汗，除热，消食，作煎饵。久服轻身延年，不饥。"

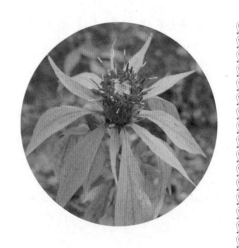

款识　吴山雾露清,群草多秀发。白术结灵根,持锄采秋月。归来濯寒涧,香气流不歇。
夜火煮石泉,朝烟遍岩窟。千岁扶玉颜,终年固玄发。曾非首阳人,敢慕食薇蕨。
(宋·梅尧臣《采白术》诗句)

白术 Baizhu

《神农本草经》

本品为菊科植物白术（*Atractylodes macrocephala* Koidz.）的干燥根茎。主产于浙江、安徽,传统以浙江於潜产者最佳,称为"於术"。冬季下部叶枯黄、上部叶变脆时采挖,除去泥沙,烘干或晒干,再除去须根,切厚片,生用或麸炒用。

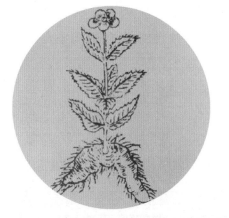

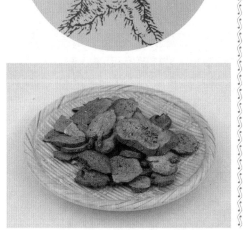

【性味归经】甘,苦,温。归脾、胃经。

【功效】健脾益气,燥湿利水,止汗,安胎。

【应用例举】

(1)脾虚血燥唇风。本品甘,淡,平,入脾经,与生地黄、当归、荆芥、薄荷、白术、山药、牡丹皮、玄参、石斛、石膏、炙甘草等同用,养血熄风,健脾润燥,如四物消风饮(《医宗金鉴》)。

(2)牙龈出血。本品补气健脾,治疗气血亏虚型牙龈出血,多与当归、生地黄、茯苓、黄芪、人参等同用,如八珍汤(《瑞竹堂经验方》)、归脾汤(《正体类要》)等。

【用法用量】煎服,6～12 g。

【使用注意】本品燥湿伤阴,故阴虚内热、津液亏耗者不宜使用。

【现代研究】

白术水煎液能促进小鼠胃排空及小肠推进功能,并能防治实验性胃溃疡。白术内酯Ⅰ具有增强唾液淀粉酶活性、促进营养物质吸收、调节胃肠道功能的作用。白术多糖、白术挥发油能增强细胞免疫功能。白术水煎液具有抗衰老作用。此外,白术具有保肝、利胆、降血脂、抗菌、抗肿瘤、镇静、镇咳、祛痰等作用。

【现代文献摘录例举】

[1] 钟嘉图,吴美玲,潘世怡,马澳伦,黄贵华.黄贵华治疗复发性口腔溃疡验案3则[J].湖南中医杂志,2022,38(3):73-74,97.

中医诊断:口疮,脾虚湿滞证。予加味六君子汤健脾益气、行气化湿。处方:党参15 g,白术15 g,茯苓15 g,甘草(饴糖炙)10 g,化橘红15 g,半夏(姜汁制)15 g,砂仁10 g,鸡矢藤30 g,木蝴蝶20 g。7剂,每天1剂,水煎服。二诊:患者症状均有减轻,纳、寐可,二便调。效不更方,继守7剂,巩固疗效,后未见复发。

[2] 侯维维,万坤镇,张玉,张宏.参苓白术散加减治疗灼口综合征临床疗效观察[J].四川中医,2020,38(4):194-196.

参苓白术散加减能有效改善患者的口腔疼痛及不适感,临床疗效明显。

[3] 赵娅,冯小花,王巧,董芳芳,陈艳,王丁.参苓白术散联合康复新治疗天疱疮口腔

溃疡的研究[J].临床医药文献电子杂志,2020,7(10):12-14.

　　参苓白术散联合康复新对天疱疮所致口腔溃疡有较好的临床疗效,对提高免疫功能,降低炎症因子水平有明显效果。

131. 山药

　　《神农本草经》记载,"名山药,味甘,温。主伤中,补虚赢,除寒热邪气,补中益气力,长肌肉。久服耳目聪明,轻身不饥,延年。"

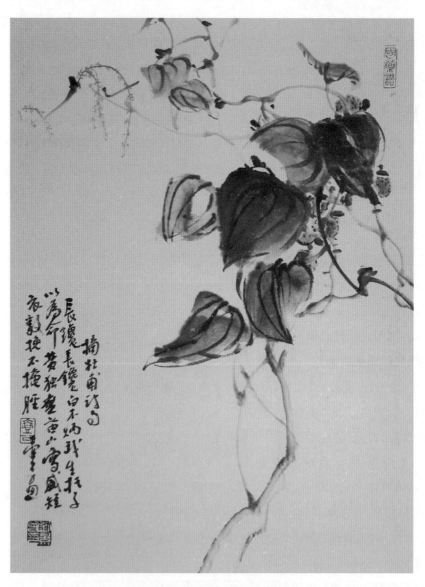

款识　长镵长镵白木柄,我生托子以为命。(摘自杜甫诗句)

山药 Shanyao

《神农本草经》

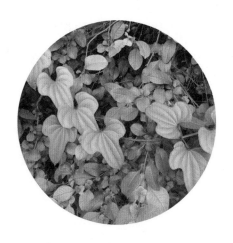

本品为薯蓣科植物薯蓣（*Dioscorea opposita* Thunb.）的干燥根茎。主产于河南、河北。传统认为河南古怀庆府（今河南焦作所辖的温县、武陟、博爱、沁阳等县）所产者品质最佳，故有"怀山药"之称。冬季茎叶枯萎后采挖，切去根头，洗净，除去外皮和须根，干燥，或趁鲜切厚片，干燥；也有选择肥大顺直的干燥山药，置清水中，浸至无干心，闷透，切齐两端，用木板搓成圆柱状，晒干，打光，习称"光山药"，生用或麸炒用。

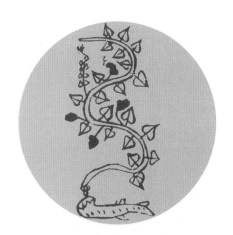

【性味归经】甘，平。归脾、肺、肾经。

【功效】补脾养胃、生津益肺、补肾涩精。

【应用例举】

（1）牙痛。本品甘平，入脾肾经，平补脾肾，用治虚火牙痛，症见牙齿隐痛，牙根浮动，口干不欲饮，颧红咽干，手脚心烦热，夜盗汗等，如知柏地黄丸。

（2）牙周病。本品甘平，归脾肾经，常与熟地黄、山茱萸、肉桂、牡丹皮、茯苓等同用，治疗肾气虚损型牙周病，如金匮肾气丸、固齿丸等。

（3）牙本质过敏症。本品益气养阴，补脾肾，治疗肾气虚损型牙本质过敏症，常与熟地黄、肉桂、附子、山茱萸、牡丹皮、茯神、远志等同用如金匮肾气丸、十全大补丸等。

【用法用量】煎服，15～30 g。

【使用注意】本品养阴能助湿，故湿盛中满或有积滞者不宜使用。

【现代研究】

山药水煎液对脾虚动物模型有预防和治疗作用,能抑制胃排空运动及肠管推进运动,拮抗离体回肠的强直性收缩,增强小肠吸收功能,帮助消化,保护胃黏膜损伤。山药水煎液、山药多糖能降血糖。山药多糖能提高非特异性免疫功能、特异性细胞免疫和体液免疫功能。山药多糖、总黄酮和山药稀醇提取物具有抗氧化、抗衰老作用。山药中的尿囊素具有抗刺激、麻醉镇痛和消炎抑菌等作用。此外,山药有降血脂、抗肿瘤等作用。

【现代文献摘录例举】

[1] 卢长庆. 口腔溃疡的药膳[J]. 中老年保健,2006,(8):23.

黄芪山药莲子粥原料:黄芪100 g,山药100 g,莲子肉(去心)100 g。

特点:黄芪健脾益气,升阳举陷,利于疮面愈合;山药入肺、脾、肾三经,性平不燥,平补脾肾;莲子入脾肾经,可补脾益肾,治脾肾虚弱,中气下陷。其中所含的鞣质等成分,有利疮面收敛,常饮此粥,可提高机体免疫力,减少口疮的反复发作。

[2] 周仓珠. 淮山药治疗溃疡性口腔炎[J]. 陕西中医,1985,(4):174.

周仓珠采用单味淮山药加冰糖治疗溃疡性口腔炎50余例,疗效甚为满意。一般服用二剂即愈。处方:淮山药20 g,冰糖30 g。

132. 甘草

《神农本草经》记载,"名甘草,味甘,平。主五脏六府寒热邪气,坚筋骨,长肌肉,倍力,金创尰,解毒。久服轻身延年。"

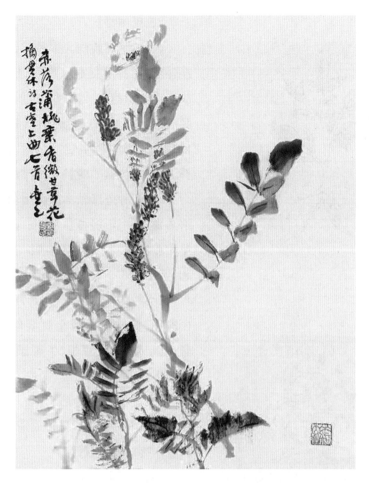

款识 赤落蒲桃叶,香微甘草花。(摘自贯休诗《古窑上曲七首》)

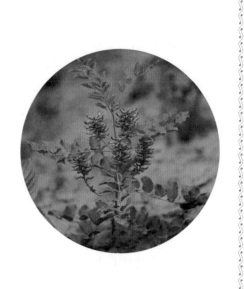

甘草 Gancao

《神农本草经》

本品为豆科植物甘草(*Glycyrrhiza uralensis* Fisch.)、胀果甘草(*Glycyrrhiza inflate* Bat.)或光果甘草(*Glycyrrhiza glabra* L.)的干燥根和根茎。主产于内蒙古、甘肃、黑龙江。春、秋二季采挖,除去须根,晒干,切厚片,生用或蜜炙用。

【性味归经】甘,平。归心、肺、脾、胃经。

【功效】补脾益气,清热解毒,祛痰止咳,缓急止痛,调和诸药。

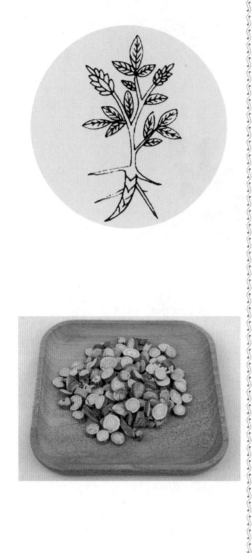

【应用例举】

(1)口腔黏膜病。本品甘能补虚,归脾胃经,能补脾胃不足而益中气,因其作用和缓,故多作辅助药用。治脾胃虚弱所致的口腔黏膜病(如复发性口腔溃疡、口腔扁平苔藓、灼口综合征等),常与人参、白术、茯苓同用共成补脾益气之剂,如四君子汤(《和剂局方》)等。

(2)痈肿疮毒。本品生用药性偏凉,能清解热毒,可用于多种热毒证。治热毒疮疡,可单用煎汤浸渍,或熬膏内服;多与金银花、连翘、紫花地丁等清热解毒药配伍。治热毒上攻,咽喉肿痛,若红肿不甚者,可单用,或与桔梗同用,如桔梗汤(《金匮要略》);红肿较甚者,宜与射干、山豆根、牛蒡子等解毒利咽之品配伍。

(3)口腔内疼痛证。本品味甘能缓,又善于缓急止痛,对脾虚肝旺或阴血不足所致的口腔内疼痛具有缓解。

【用法用量】煎服,2～10 g。

【使用注意】不宜与海藻、京大戟、红大戟、甘遂、芫花同用。本品有助湿壅气之弊,湿盛胀满、水肿者不宜用。大剂量久服可导致水钠潴留,引起浮肿。

【现代研究】

甘草次酸和黄酮类成分具有抗心律失常作用。甘草酸类和黄酮类物质是甘草抗溃疡的两大主要活性成分。甘草水提物、甘草次酸、甘草的黄酮部位具有抗幽门螺杆菌作用。甘草水煎液、甘草浸膏、甘草素、异甘草素、甘草总黄酮等均可降低肠管紧张度,减少收缩幅度,具有解痉作用。甘草酸、甘草次酸及甘草的黄酮类化合物具有镇咳、祛痰、平喘作用。此外,甘草有抗利尿、降血脂、保肝和类似肾上腺皮质激素样作用。

【现代文献摘录例举】

[1] 柳冬兵,刘加新,叶津津. 加味甘草泻心汤含漱治疗胃癌化疗相关口腔黏膜炎40例观察[J]. 浙江中医杂志,2022,57(7):498.

柳冬兵等采用加味甘草泻心汤含漱治疗胃癌化疗相关口腔黏膜炎 40 例,观察其对口腔黏膜愈合时间的影响,收效较好。

[2] 王芳芳,沈一成.甘草泻心汤加减治疗复发性口腔溃疡的效果分析[J].中国中医药科技,2022,29(4):660-662.

王芳芳等采用甘草泻心汤加减配合西药治疗复发性口腔溃疡取得较理想效果,《金匮要略》甘草泻心汤扶正解郁散火,原方用于治疗由湿热虫毒内蕴脾胃所致的咽喉及二阴溃烂等症状,王芳芳等在原方基础上人参易为太子参,去大枣、加生地黄、细辛、白及、紫草、玄参、桔梗、黄芪配合西药治疗该病。方中甘草既可清热解毒、又可补中缓急;药理学研究显示,甘草具有抗炎、调节免疫、抗氧化及促进溃疡面愈合的作用。

[3] 杜丽君,杜绍安,刘广毅,李鹏.甘草泻心汤联合硫酸羟氯喹及康复新液含漱对糜烂型口腔扁平苔藓的治疗效果观察[J].临床口腔医学杂志,2022,38(5):281-284.

甘草泻心汤联合硫酸羟氯喹及康复新液对于患者有良好治疗效果,可对患者体内炎症反应起到良好抑制作用,降低疼痛程度。

133.大枣

《神农本草经》记载,"名大枣,味甘,平。主心腹邪气,安中,养脾,助十二经,平胃气,通九窍,补少气、少津液,身中不足,大惊,四肢重,和百药。久服轻身,长年。"

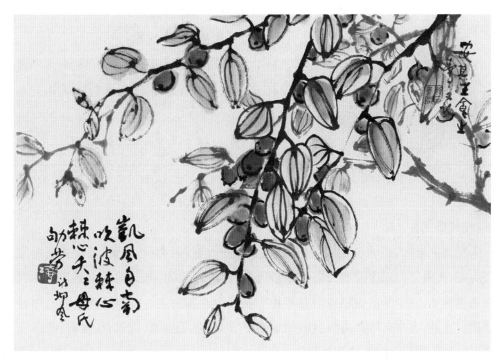

款识　凯风自南,吹彼棘心。棘心夭夭,母氏劬劳。(《诗经·邶风》)

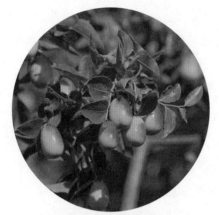

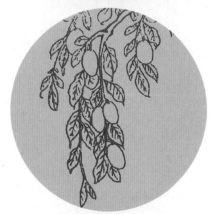

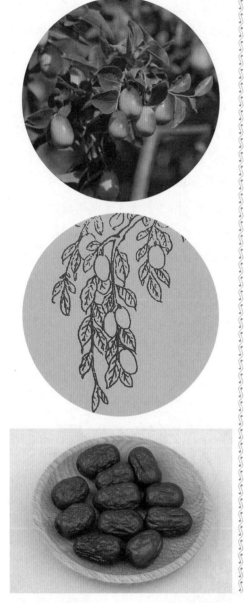

大枣 Dazao

《神农本草经》

本品为鼠李科植物枣（*Ziziphus jujuba* Mall.）的干燥成熟果实。主产于河南、河北、山东、山西、陕西。秋季果实成熟时采收，晒干。用时破开或去核，生用。

【性味归经】 甘，温。归脾、胃、心经。

【功效】 补中益气，养血安神。

【应用例举】

（1）白塞病。本品甘温补中益气，治疗脾虚湿盛、湿热毒邪内蕴之白塞病，常与黄芩、人参、半夏、黄连、甘草等同用，如甘草泻心汤（《金贵要略》），全方共奏健脾燥湿、清热解毒之功。

（2）走马牙疳。本品甘温补中益气，治疗走马牙疳，常同黄柏烧焦为末。用油调和敷于患处（《本草纲目》）。

【用法用量】 煎服，6～15 g。

【使用注意】 本品助湿生热，令人中满，故湿盛中满或有积滞、痰热者不宜服用。

【现代研究】

大枣水煎液、大枣多糖能增强肌力、增加体重、增强耐力、抗疲劳；能促进骨髓造血、增强免疫，改善气血双虚模型大鼠的能量代谢，促进钙吸收，有效地减少肠道蠕动时间，改善肠道环境，减少肠道黏膜接触有毒物质和其他有害物质。黄酮类化合物有镇静、催眠作用。此外，大枣有增加白细胞内的 cAMP 含量、延缓衰老、抗氧化、保肝、抗突变、抗肿瘤、抗过敏、抗炎和降血脂等作用。

【现代文献摘录例举】

朱财茂. 治口腔溃疡验方八则[J]. 农家科技, 2001(9): 40.

玄参 20 g、党参 20 g、大枣 20 g、石膏 15 g、大黄 10 g、黄芩 10 g、黄连 5 g、甘草 10 g，水煎服，每天 1 剂，用以治疗口腔溃疡。

134. 人参

《神农本草经》记载，"名人参，味甘，微寒。主补五脏，安精神，定魂魄，止惊悸，除邪气，明目，开心益智。久服，轻身延年。"

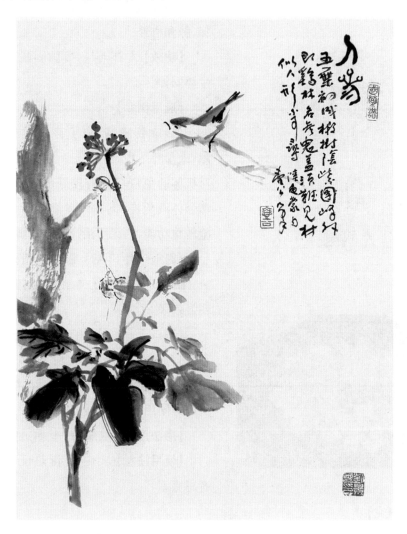

款识　五叶初成椴树阴，紫团峰外即鸡林。

名参鬼盖须难见，材似人形不可寻。（唐·陆龟蒙诗句）

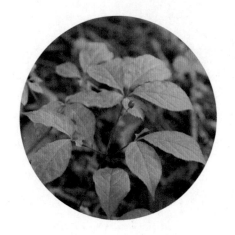

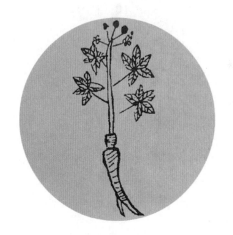

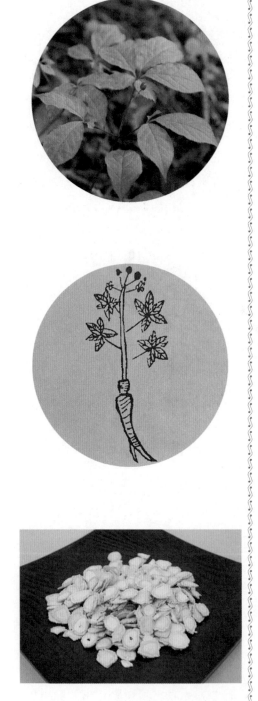

人参 Renshen

《中国药典》

为五加科植物人参（*Panax ginseng* C. A. Mey.）的干燥根。栽培者为"园参"，野生者为"山参"。多于秋季采挖，洗净；园参经晒干或烘干，称"生晒参"；山参经晒干，称"生晒山参"；经水烫，浸糖后干燥，称"白糖参"；蒸熟后晒干或烘干，称"红参"。

【性味归经】性温，味甘、微苦、微温。归脾、肺和心经。

【功效】大补元气，复脉固脱，补脾益肺，生津安神。

【应用例举】

（1）口腔溃疡，扁平苔藓。本品补脾生津，人参叶单用，可治疗口腔溃疡。人参皂甙对机体的免疫功能有较好地促进作用，多有增强体液免疫、促进巨噬细胞转化及淋巴细胞转化功能，临床可治疗扁平苔藓。

（2）疱疹性口炎。临床中用人参茎叶皂苷，采用口服给药形式，治疗疱疹性口炎，有明显效果。

（3）口干。本品具有补脾生津的作用，可治疗口干，常与熟地黄、白芍、麦门冬、五味子、酒炒黄柏、远志、陈皮、白术、酒洗当归身、川芎等同用。

【用法用量】煎服，3～9 g，或捣汁服。

【使用注意】实热证、湿热证及正气不虚者忌服。

【现代研究】

现代医学认为，人参对神经系统、心血管系统、内分泌系统、消化系统、生殖系统、呼吸系统及外科使用等都有明显的作用。其临床应用效果有：治疗神经衰弱和精神病；治疗心血管系统疾病；治疗糖尿病；治疗性机能衰退；治疗胃、肝等消化系统疾病；增强人体免疫力,辅助治疗癌症;增强骨髓的造血功能;等等。

【现代文献摘录例举】

[1] 郭树檀.人参皂治疗口腔黏膜溃疡扁平苔藓的临床观察分析[J].临床口腔医学杂志,1990,(1):54.

人参皂苷对于创伤性溃疡、腺周口疮、药物性口炎、坏死性龈炎、球菌性口炎、扁平苔藓均有良好效果。

[2] Chang L,Wang D,Kan S,Hao M,Liu H,Yang Z,Xia Q,Liu W. Ginsenoside Rd inhibits migration and invasion of tongue cancer cells through H19/miR-675-5p/CDH1 axis. J Appl Oral Sci. 2022,30:e20220144.

人参皂苷 Rd 通过 H19/miR-675-5p/CDH1 轴抑制舌癌细胞迁移和侵袭。

135. 绞股蓝

《神农本草经》记载,"名绞股蓝,主心腹邪气、诸惊痫痉,安五脏诸不足,益气补中、止痛解毒,除众病和百药,久服强志细身、不饥不老。"

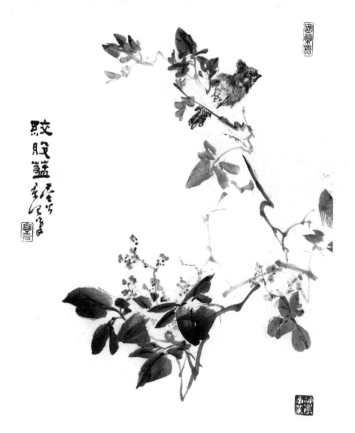

款识 荒年可食,亦可作茶。

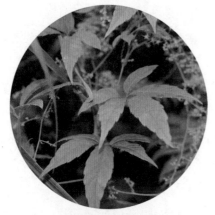

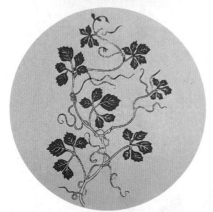

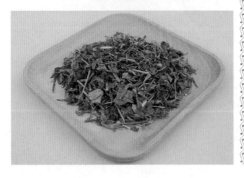

绞股蓝 Jiaogulan

《救荒本草》

为葫芦科绞股蓝属植物绞股蓝[*Gyno-acemma pentaphllum* (Thunb)Mak],以根状茎入药。秋季采集,洗净晒干,研粉。生于山间阴湿处。产于安徽、浙江、江西、福建、广东、贵州。现各地多有栽培。

【性味归经】甘、微苦,寒。归肺、脾、心、肾经。

【功效】补气养阴,清肺化痰,养心安神。

【应用例举】

(1)口腔肿瘤。复方绞股蓝煎剂(绞股蓝、白术、茯苓等)内服2~3周。

(2)口腔扁平苔藓。绞股蓝漱口水应用于局部治疗糜烂型口腔扁平苔藓,临床疗效较满意。

(3)复发性口腔溃疡。绞股蓝能清心脾积热,是治疗溃疡的良药,常与生地黄、淡竹叶、连翘、清半夏、黄芩、黄连等同用。

【用法用量】煎服,5~15 g,研末冲服,每次2~3 g,每日3次。

【使用注意】虚寒证忌用。

【现代研究】

绞股蓝含有绞股蓝皂苷、糖类、黄酮类、氨基酸、蛋白质、脂肪、固醇、磷脂、丙二酸、无机元素、纤维素和维生素等多种效应成分。现代药理研究发现其具有多种药理活性,如降血糖、血脂、抗肿瘤、免疫调节、保护肝脏及心血管、抗氧化等作用。

【现代文献摘录例举】

[1] 宣静,王海燕,周曾同.复方绞股蓝联合辨证使用中成药治疗口腔扁平苔藓105例临床观察[J].江苏中医药,2017,49(8):33-35.

复方绞股蓝胶囊联合使用中成药可以有效地治疗口腔扁平苔藓。

［2］孙宁,李东盼,袁斌,冯莹.维生素 B$_{12}$联合绞股蓝煎剂对复发性口腔溃疡患者 T 淋巴细胞亚群、溃疡面积及疼痛评分影响研究［J］.中华保健医学杂志,2018,20(2)：128-131.

维生素 B$_{12}$联合绞股蓝煎剂能有效调节复发性口腔溃疡患者免疫功能,改善临床症状,降低复发率,对临床治疗复发性口腔溃疡具有重要意义。

［3］Lu K W,Chen J C,Lai T Y,Yang J S,Weng S W,Ma Y S,Lin H Y,Wu R S,Wu K C,Wood W G,Chung J G. Gypenosides suppress growth of human oral cancer SAS cells in vitro and in a murine xenograft model：the role of apoptosis mediated by caspase-dependent and caspase-independent pathways. Integr Cancer Ther,2012,11(2):129-40.

绞股蓝皂苷(Gyp)诱导的细胞死亡是通过半胱氨酸蛋白酶依赖性和半胱氨酸蛋白酶非依赖性凋亡信号通路发生的,并且该化合物抑制了异种小鼠口腔癌模型中的肿瘤的生长。

［4］吴飞华,沈雪敏,陈敏燕.复方绞股蓝胶囊治疗口腔白斑和扁平苔藓的临床评价［C］.中华口腔医学会口腔药学专业委员会第二次全国口腔药学学术会议论文汇编,2013:130-131.

复方绞股蓝胶囊在对口腔白斑等斑纹类疾病的损害范围和上皮异常增生的改善上优于维生素 A 丸,临床使用未见明显不良反应,具有良好的安全性,适合临床推广。

第二节　补阳药

本类药物味多甘辛咸,药性多温热,主入肾经。以补肾阳为主要作用,肾阳之虚得补,其他脏腑得以温煦,从而消除或改善全身阳虚诸证。本节介绍的药物有巴戟天、杜仲、肉苁蓉、补骨脂、菟丝子等。

136. 巴戟天

《神农本草经》记载,"名巴戟天,味辛,微温。主大风邪气,阴痿不起,强筋骨,安五脏,补中,增志,益气。"

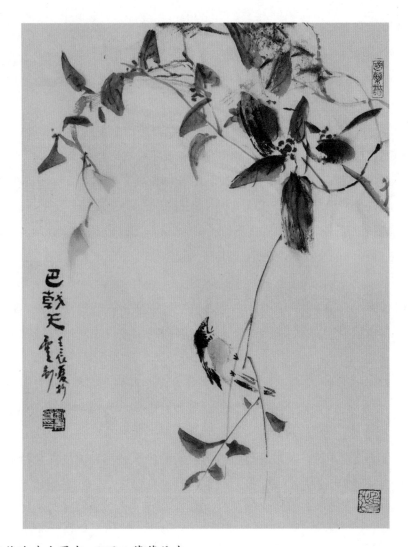

款识 巴戟连珠出蜀中，不凋三蔓草偏丰。

煮和黑豆颜堪借，恶共丹参惜不同。（清•赵瑾叔《本草诗》）

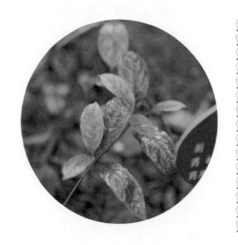

巴戟天 Bajitian

《神农本草经》

本品为茜草科植物巴戟天（*Morinda officinalis* How）的干燥根。主产于广东、广西。全年均可采挖，洗净，除去须根，晒至六七成干，轻轻捶扁，晒干，生用，或除去木心，分别加工炮制成巴戟肉、盐巴戟天、制巴戟天用。

【性味归经】甘、辛，微温。归肾、肝经。

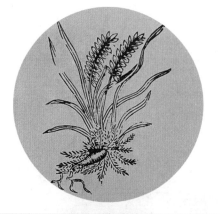

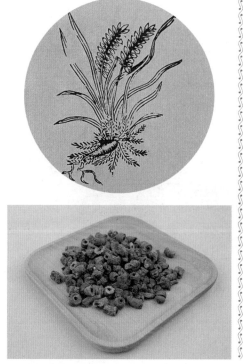

【功效】补肾助阳,强筋健骨,祛风除湿。

【应用例举】

口腔溃疡。本品补肾助阳,温润不燥。与熟地黄、茯苓、麦冬、北五味合用为引火汤,引火归元。用于治疗虚火引发的口腔溃疡(《辩证录》)。

【用法用量】煎服,3~10 g。

【使用注意】阴虚火旺者不宜用。

【现代研究】

提高免疫作用:巴戟天水煎剂 20~45 g/kg 灌胃给药,增加幼年小鼠胸腺重量、白细胞数和 γ 射线造模小鼠白细胞数;提高环磷酰胺造模小鼠白细胞和红细胞;增强正常小鼠和环磷酰胺造模小鼠腹腔巨噬细胞的吞噬功能。

【现代文献摘录例举】

邓巧玲. 引火汤加减治疗肾阳亏虚型复发性阿弗他溃疡的临床研究[D]. 广州中医药大学,2021.

该研究通过观察 108 例符合肾阳亏虚型复发性阿弗他溃疡诊断及纳入标准的患者,结果显示,试验组的引火汤免煎颗粒(熟地黄 45 g,盐巴戟天 15 g,麦冬 15 g,茯苓 10 g,五味子 5 g)加减以及对照组的维生素 C 联合维生素 B_2 片治疗,均可有效治疗复发性阿弗他溃疡。两者对比,引火汤在减轻患者痛苦、缩短平均溃疡期、改善整体症状方面更具优势,可有效提高患者的生活质量,减少复发率。方中以巴戟天为臣,辛热温通,助熟地以温补肾阳,引火归元。

137. 杜仲

《神农本草经》记载,"名杜仲,味辛,平。主腰脊痛。补中,益精气,坚筋骨,强志,除阴下痒湿,小便余沥。久服轻身,耐老。"

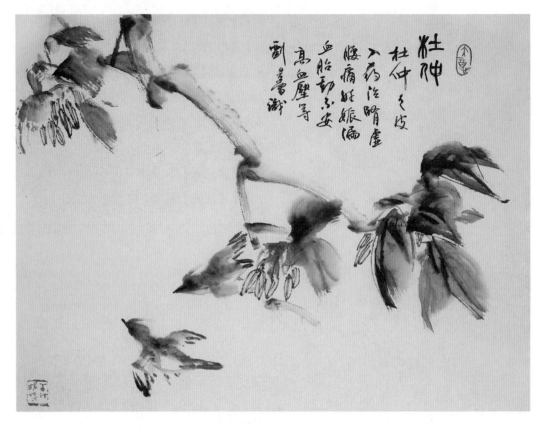

款识 杜仲之皮入药治肾虚腰痛,妊娠漏血,胎动不安,高血压等。

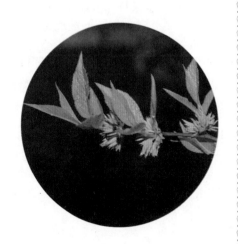

杜仲 Duzhong

《神农本草经》

本品为杜仲科植物杜仲(*Eucommia ul-moides* Oliv.)的干燥树皮。主产于陕西、四川、云南、贵州、湖北。4～6月剥取,刮去粗皮,堆置"发汗"至内皮呈紫褐色,晒干,生用或盐水炙用。

【性味归经】甘,温。归肝、肾经。

【功效】补肝肾,强筋骨,安胎。

【应用例举】

(1)牙痛。本品甘、温,入肝肾经,与炒大黄、炒牛膝同用可治疗牙痛(《严氏济生方》)。

(2)急性根尖周炎。本品甘、温,入肝肾

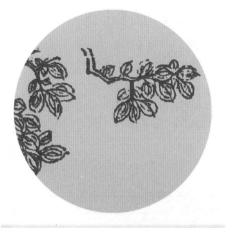

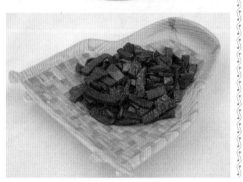

经,治疗急性根尖周炎,胃火牙龈糜肿、牙痛、牙伤,多与青盐、炒大黄等药同用,如固齿将军散(《疡医大全》),清晨搽牙漱口,久用牢牙固齿。

【用法用量】煎服,6～10 g。

【使用注意】本品为温补之品,阴虚火旺者慎用。

【现代研究】

杜仲能促进骨髓基质细胞增殖及向成骨细胞分化,利于骨折愈合,对去卵巢大鼠的骨质疏松症有预防或延缓发生的作用;生、炒杜仲及其醇沉物对小鼠均有明显的镇静及镇痛作用;杜仲水提取物能提高肾阳虚小鼠肛温、游泳时间、自主活动、睾丸和精囊腺指数等;水煎剂及醇提物均具有降压作用。此外,杜仲还具有保肝、延缓衰老、抗应激、抗肿瘤、抗病毒、抗紫外线损伤等作用。

【现代文献摘录例举】

王洋,李善昌.灌服杜仲对牙移动中破骨细胞的作用[J].黑龙江医药科学,2017,40(1):20-22.

杜仲能促进大鼠正畸牙移动过程中破骨细胞的增殖和分化,促进牙槽骨吸收及牙槽骨重建,有利于正畸牙齿移动。

138. 肉苁蓉

《神农本草经》记载,"名肉苁蓉,味甘,微温。主五劳七伤,补中,除茎中寒热痛,养五脏,强阴,益精气,多子,妇人癥瘕。久服轻身。"

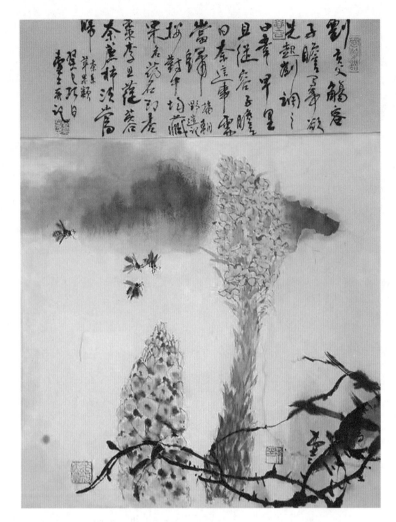

款识 刘贡父觞客，子瞻有事欲先起，刘调之曰："幸早里，且从容"。

子瞻曰："奈这事，须当归。"（摘自《朝野遗迹》）

按：对中均藏果药名，即杏枣李，且苁蓉。奈蔗柿，须当归。奈系苹果类。

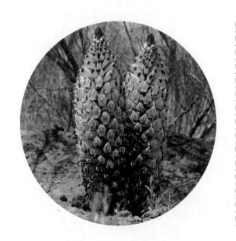

肉苁蓉 Roucongrong

《神农本草经》

本品为列当科植物肉苁蓉（*Cistanche deserticola* Y. C. Ma)或管花肉苁蓉［*Cistanche tubulosa*（Schrenk）Wight]的干燥带鳞叶的肉质茎。主产于内蒙古、新疆、甘肃。春季苗刚出土时或秋季冻土之前采挖，除去茎尖。切段，晒干，切厚片，生用或酒炖（或酒蒸）用。

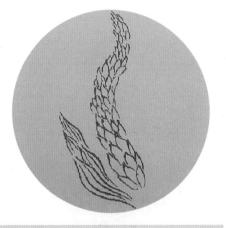

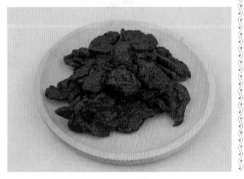

【性味归经】甘、咸,温。归肾、大肠经。

【功效】补肾阳,益精血,润肠通便。

【应用例举】

肾阳不足,精血亏虚,牙痛。本品甘温助阳,质润滋养,咸以入肾,能补肾阳,益精血,固肾充髓,可治肾虚牙齿肿痛,因其作用从容和缓,难求速效,需与山药、补骨脂、巴戟天等同用,如安肾丸(《严氏济生方》)。

【用法用量】煎服,6~10 g。

【使用注意】本品能助阳、滑肠,故阴虚火旺、热结便秘、大便溏泻者不宜服用。

【现代研究】

肉苁蓉对阳虚和阴虚动物的肝脾核酸含量下降和升高有调整作用。有激活肾上腺、释放皮质激素的作用,可增强下丘脑—垂体—卵巢的促黄体功能,提高垂体对 LRH 的反应性及卵巢对 LH 的反应性,而不影响自然生殖周期的内分泌平衡。肉苁蓉乙醇提取物在体外温育体系中能显著抑制大鼠脑、肝、心、肾、睾丸组织匀浆过氧化脂质的生成,并呈良好的量效关系。

【现代文献摘录例举】

郭华兰. 肉苁蓉治疗口腔溃疡[J]. 中医杂志,2003,(2):91.

中医辨证为肾阴不足,虚火上炎。治疗以滋阴降火为主。用知柏地黄汤加味。肉苁蓉 20 g,生地黄 12 g,山茱萸 12 g,山药 12 g,牡丹皮 18 g,泽泻 10 g,茯苓 10 g,黄柏 12 g,枸杞 10 g,知母 12 g,甘草 6 g。随症加减,口腔溃疡未再复发。

139. 补骨脂

《本草经解》记载,"名补骨脂,气大温,味辛,无毒。主五劳七伤,风虚冷,骨髓伤败,肾冷精流,及妇人血气堕胎。"

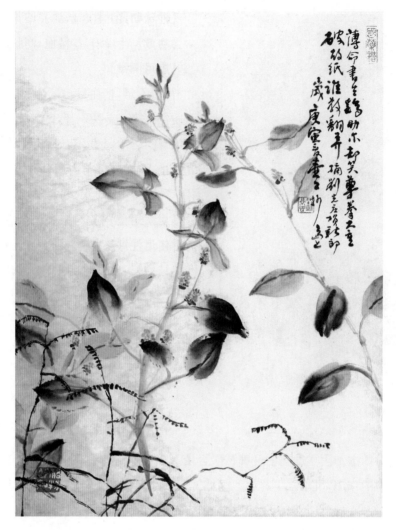

款识　薄命书生鸡肋尔，却笑尊拳忒重。破故纸，谁教翻弄。（刘克庄·《贺新郎》）

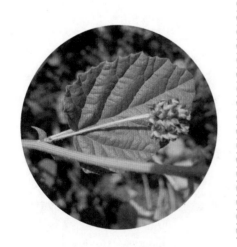

补骨脂 Buguzhi

《开宝本草》

　　本品为豆科植物补骨脂（*Psoralea corylifolia* L.）的干燥成熟果实。主产于河南、四川、安徽、陕西。秋季果实成熟时采收果序，晒干，搓出果实，除去杂质，生用，或盐水炙用。

　　【性味归经】辛、苦，温。归肾、脾经。

　　【功效】补肾壮阳，固精缩尿，温脾止泻，

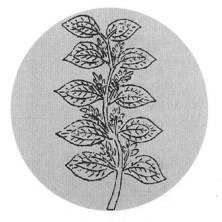

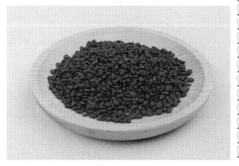

纳气平喘。外用消风祛斑。

【应用例举】

肾虚牙痛。本品培补肾阳,用治肾气不足,牙齿疼痛症。《御院药方》以本品二两、青盐半两,炒研擦之;《增补神效集》牙齿痛方,配伍白矾、青盐,为末擦患处;《本草纲目》引《传信适用方》,以本品炒半两、乳香二钱半,为末擦之,用治风虫牙痛,上连头脑。

【用法用量】内服,6~10 g,煎服或入丸、散;外用适量,用20%~30%的酊剂涂患处。

【使用注意】本品温燥,伤阴助火。阴虚火动,梦遗,尿血,小便短涩,目赤口苦舌干,大便燥结,内热作渴,火升目赤,易饥嘈杂,湿热成痿,以致骨乏无力者,皆不宜服用。

【现代研究】

补骨脂主要活性成分为黄酮类、香豆素类等,研究较多的成分有补骨脂素和异补骨脂素等,具有抗肿瘤和抗骨质疏松等药理作用。补骨脂可抑制革兰氏阳性和革兰氏阴性细菌的寄生;补骨脂黄酮类物质和补骨脂酚可通过调控 Wnt 信号通路诱导人成骨细胞分化,是雌激素替代治疗的安全药物,对防治牙周炎有积极的前景。

【现代文献摘录例举】

[1] 章关根. 补骨脂善治复发性口疮[J]. 中医杂志,2002,43(6):414.

患者证属脾阳衰弱,虚火内灼。治拟温运中阳,补虚敛疮。补骨脂、炒党参、生黄芪各 30 g,炒生地黄 20 g,当归尾、皂角刺各 10 g,干姜、炙甘草各 6 g,7 剂,每日 1 剂,水煎服。适量补骨脂略炒研末,涂敷疮面,每日 4 次。再诊时见口疮明显减少,多处结痂,精神转佳,纳食增加,大便转实,体温正常。原方服药半月后,诸症消失,随访未再复发。

[2] 赵大爽. 中西医结合治疗复发性口腔溃疡[J]. 光明中医,2007,23(1):25-26.

虚火型复发性口腔溃疡,取黄芪 30 g,党参 10 g,黄连 10 g,柴胡 10 g,甘草 10 g,补骨脂 30 g,水煎服,每日 1 剂,早、晚分服。配合维生素 B,维生素 E,黄连 300 g,每日 3 次口服。20 天为 1 个疗程,治疗 2 个疗程进行跟踪观察。42 例病人中总有效率占 92.9%。

[3] 丁国强,蒋红卫. 补骨脂汤联合复位内固定治疗颌骨骨折后对患者口腔功能恢复

情况及骨代谢的影响. 中华中医药学刊,2015,33(6):1304-1306.

内固定术联合补骨脂汤能够提高颌骨骨折的疗效,调节骨代谢,共同促进骨折后期康复,具有较高的临床价值。补骨脂汤:补骨脂 20 g,续断 15 g,淫羊藿 10 g,何首乌 20 g,杜仲 15 g,女贞子 20 g;水煎服,每日 1 剂,分别于早、晚服用;2 周为 1 个疗程。

140. 菟丝子

《神农本草经》记载,"名菟丝子,味辛,平。主续绝伤,补不足,益气力,肥健。汁:去面皯。久服明目,轻身延年。"

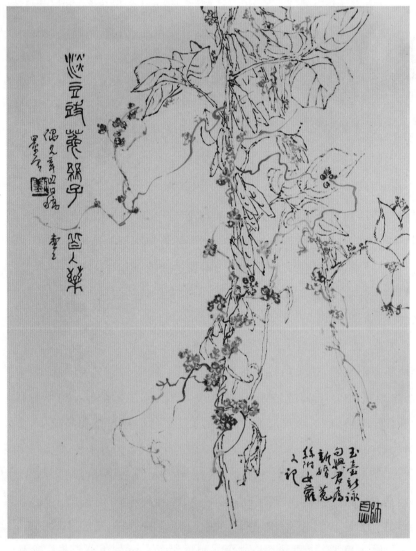

款识 与君为新婚,兔丝附女萝。(摘自汉代《冉冉孤生竹》诗句)

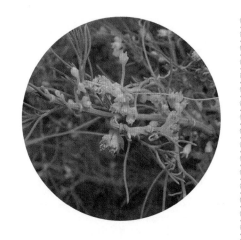

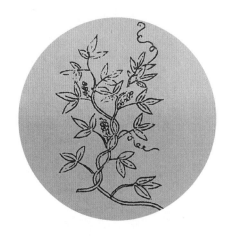

菟丝子 Tusizi

《神农本草经》

本品为旋花科植物南方菟丝子（*Cuscuta australis* R. Br.）或菟丝子（*Cuscuta chinensis* Lam.）的干燥成熟种子。我国大部分地区均产。秋季果实成熟时采收植株，晒干，打下种子，除去杂质，洗净，干燥，生用或盐水炙用。

【性味归经】辛、甘、平。归肝、肾、脾经。

【功效】补益肝肾，固精缩尿，明目，止泻，止渴，安胎。

【应用例举】

脏腑虚劳，口干。本品甘温，双补阴阳，用治肾水不足，真阴亏耗，消渴不止之症，可单用本品，如《本草纲目》引《事林广记》方，以本品煎汁，任意饮之，以止为度；《全生指迷方》也以本品单用为丸、散，止消渴；治疗肾水涸燥，口干耳鸣，脚弱眼花之症，与五味子同用（《严氏济生续方》）。

【用法用量】煎服，6～12 g；外用适量。

【使用注意】阴虚火旺，大便燥结，小便短赤者不宜服。

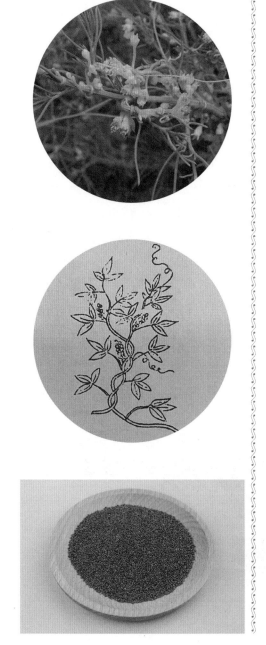

【现代研究】

菟丝子具有增强免疫的作用，能提高腹腔巨噬细胞吞噬功能，诱导白介素产生，降低免疫复合物花环率。抗骨质疏松作用，降低骨代谢指标如尿钙/肌酐、尿磷/肌酐、尿脱氧吡啶酚/肌酐和骨碱性磷酸酶，降低血清钙、磷、骨密度，调整骨形成和骨吸收平衡。改善肾阳虚证，能提高血红蛋白、红细胞体积、红细胞及血小板计数。

【现代文献摘录例举】

刘小平,林玉柱,赵勇,朱斌,范远飞,赵娜娜,杨阳.菟丝子乳膏治疗带状疱疹的临床疗效观察[J].东南国防医药,2021,23(1):12-16.

菟丝子乳膏具有较好的收敛作用和止痛作用,能够促进疱疹结痂,快速缓解疼痛,有效消除疼痛,缩短疼痛时间及病程,改善患者生活质量,且易于涂布和吸收,使用方便,患者依从性较好,适用于带状疱疹的临床治疗与推广。

141. 冬虫夏草

《神农本草经》记载,"名冬虫夏草,味甘,寒。主治五脏六腑寒热,羸瘦,五癃,利小便,儿服坚骨,长肌肉。"

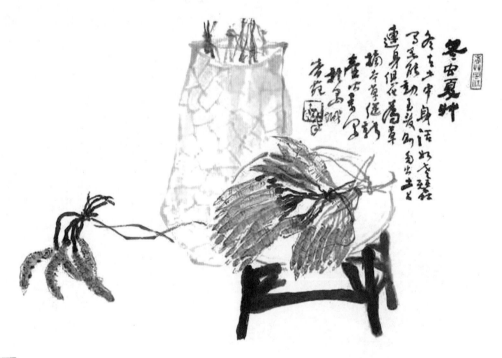

款识　冬虫夏草

冬在土中,身活如老蚕,有毛能动,至夏则毛出土上,连身俱化为草。(摘自《本草从新》)

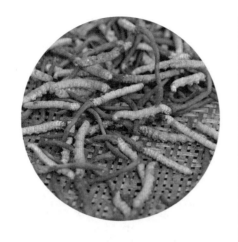

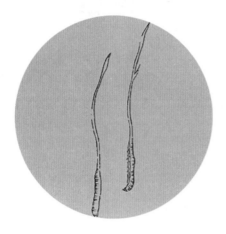

冬虫夏草 Dongchongxiacao

《本草从新》

本品为麦角菌科真菌冬虫夏草菌[*Cordyceps sinensis* (Berk.) Sacc.]寄生在蝙蝠蛾科昆虫幼虫上的子座和幼虫尸体的干燥复合体。主产于四川、西藏、青海。夏初子座出土、孢子未发散时挖取，晒至六七成干，除去似纤维状的附着物及杂质，晒干或低温干燥，生用。

【**性味归经**】甘，平。归肺、肾经。

【**功效**】补肾益肺，止血化痰。

【**应用例举**】

口腔癌。癌者，本虚标实，正气亏虚是其基本病机之一。本品甘平，为平补肺肾之佳品，功能补肾益肺，常与北沙参、白及、百合、麦冬、熟地黄等配伍，扶正祛邪，固护肺肾之气。

【**用法用量**】煎服或炖服，3～9 g。

【**使用注意**】有表邪者不宜用。

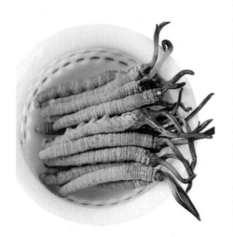

【**现代研究**】

冬虫夏草有增强免疫、抗肿瘤、抗菌、抗病毒、抗氧化、清除自由基等作用。虫草素可抑制口腔鳞状细胞癌细胞活力和增殖、增强放射敏感性的作用，增强抗肿瘤免疫力。虫草素对白色念珠菌等具有抑制作用，抑制皮肤光老化与成纤维化，还可抑制皮炎。冬虫夏草能抑制破骨细胞的活性,促进成骨细胞矿化,提高体内钙、磷水平。此外,冬虫夏草还可抗衰老、抗放射,具有平喘、镇咳、祛痰,拟雄性激素样作用和抗雌激素样作用、增强肾上腺皮质激素的合成与分泌、减慢心率、降压、抗实验性心律失常及抗心肌缺血、抑制血栓形成、降血脂等作用。

【现代文献摘录例举】

[1] 胡彩仙,陈健民,肖丽明. 威尔口服液对癌症患者临床疗效观察[J]. 中成药,1994(2):24.

胡彩仙等使用威尔口服液治疗 18 例患者,其中 10 例同时进行放疗。8 周服用期中发现头晕乏力、四肢酸楚、口腔溃疡等症状均有缓解及痊愈,对周围血象亦有良好的提升作用,特别是对放疗的毒副反应有所改善。威尔口服液由冬虫夏草、西洋参、黄芪等组成,冬虫夏草具有抗肿瘤、调节免疫的作用,全方配伍可以扶助正气。

[2] 刘鑫,范卫锋,戴卫波,胡显镜,梅全喜,彭伟文. 基于网络药理学和分子对接探讨冬虫夏草抗肿瘤的作用机制[J]. 现代药物与临床,2022,37(3):483-492.

初步探讨了冬虫夏草抗肿瘤的主要活性成分、相关靶点及相关通路,发现冬虫夏草可以通过多成分、多靶点、多通路抗肿瘤,为后期实验验证提供了参考依据。

第三节　补血药

本类药物大多甘温质润,主入心、肝经。具有补血的功效,主治血虚证,有的兼能滋养肝肾。本节介绍的药物有当归、熟地黄、白芍、龙眼肉等。

142. 当归

《神农本草经》记载,"名当归,味甘,温。主咳逆上气,温疟,寒热,洗在皮肤中。妇人漏下绝子,诸恶创疡金创。煮饮之。"

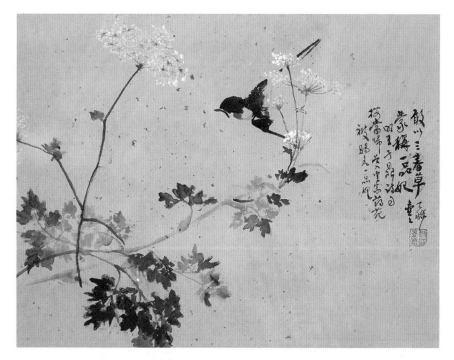

款识 敢以三春草，蒙称一品妃。（明·王于鼎诗句）

　　按：当归曾入皇家药苑，被赐名一品妃。

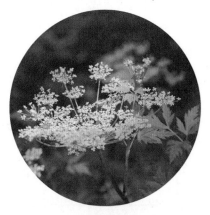

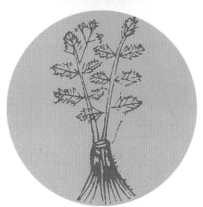

当归 Danggui

《神农本草经》

　　本品为伞形科植物当归［*Angelicasinensis*（Oliv.）Diels］的干燥根。主产于甘肃。秋末采挖，除去须根及泥沙，待水分稍蒸发后，捆成小把，上棚，用烟火缓缓熏干。切薄片，生用或酒炙用。

　　【性味归经】甘，辛，温。归肝、心、脾经。

　　【功效】补血活血，调经止痛，润肠通便。

　　【应用例举】

　　（1）痈疽疮疡。本品活血止痛，用治疮疡初起、肿胀疼痛，可与金银花、赤芍、天花粉等药同用，如仙方活命饮（《校注妇人良方》）；用治痈疽溃后不敛，可与黄芪、人参、肉桂等同用，如十全大补汤（《太平圣惠和剂局方》）；用

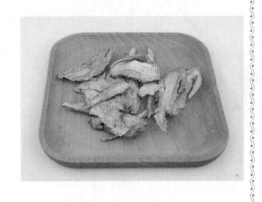

治脱疽溃烂,阴血伤败,亦可与金银花、玄参、甘草同用,如四妙勇安汤(《验方新编》)。

(2)齿䘌。本品用于气血亏虚型齿䘌,当归散方记载:当归 15 g,桂心 15 g,白矾 30 g,甘草 15 g,共捣粗罗,分为 3 次用,每次加水 2 大盏,煎至 1 盏,去渣,热含冷吐(《太平圣惠和剂局方》)。

【用法用量】煎服,6～12 g。

【使用注意】湿盛中满、大便溏泻者慎用。

【现代研究】

当归水提液能显著促进血红蛋白及红细胞的生成,显著扩张冠脉及增加冠脉血流量,抗凝血和改善微循环。此外,本品还有提高免疫功能、抗肝损伤、降血脂、抗炎镇痛作用。

【现代文献摘录例举】

[1] 沈坤雄,关小燕,陈露,黄芳,何宏文. 当归芍药散缓解口腔正畸疼痛的临床疗效观察[J]. 中华口腔医学研究杂志(电子版),2017,11(05):285-289.

沈坤雄等通过与布洛芬作对比,评价当归芍药散缓解口腔正畸后患者疼痛的临床疗效。发现当归芍药散能有效缓解口腔正畸后的疼痛,布洛芬缓解疼痛的疗效在早期相对明显,而后期当归芍药散的止痛效果与布洛芬无明显差异。

[2] 牛文贵. 甘草泻心汤合赤小豆当归散治疗复发性口腔溃疡 30 例[J]. 中国民间疗法,2012,20(2):35.

牛文贵采用甘草泻心汤合赤小豆当归散治疗复发性口腔溃疡。药用:生甘草、炙甘草各 20 g,黄芩 10 g,西洋参 9 g,干姜 3 g,法半夏 10 g,黄连 3 g,赤小豆(杵)20 g,当归 9 g,桔梗 6 g,白芷 6 g,大枣 5 枚。加减:脾虚有湿加薏苡仁、茯苓、炒白术;心火旺加淡竹叶、白茅根。水煎服,每日 1 剂,分 2 次口服,7 日为 1 个疗程。观察病例 30 例,显效 25 例,有效 3 例,无效 2 例,总有效率为 93.3%。

[3] 曹焕明,戈兴中. 当归捻痛汤治疗复发性口腔溃疡 42 例[J]. 河北中医,2009,31(6):821,830.

曹焕明等采用当归捻痛汤治疗复发性口腔溃疡。基本方:当归 15 g,生地黄 12 g,黄芩 15 g,栀子 15 g,黄芪 15 g,麦门冬 15 g,甘草 10 g。心脾积热加竹叶 12 g,玄参 15 g,黄连 6 g;肺胃邪热加连翘 15 g,桔梗 10 g,大黄 6 g;阴虚火旺加牡丹皮 12 g,石斛 15 g。每日 1 剂,水煎分 2 次服。本组 42 例,痊愈 36 例,占 85.7%;显效 5 例,占 11.9%;无效 1 例,占 2.4%。总有效率 97.6%。

[4] 刘秋琳,孟芹,迟玉华,李玉锋,丁兆军.当归四逆汤防治放射性口腔炎、咽炎的临床研究[J].中国实用医药,2007,(32):24-26.

刘秋琳等观察了当归四逆汤防治放射性口腔炎、咽炎的临床效果。治疗组放射性口腔炎、咽炎的发病率明显低于对照组($P<0.05$ 或 $P<0.01$);治疗组有效率84.8%,对照组有效率52.2%($P<0.05$)。当归四逆汤防治放射性口腔炎、咽炎效果良好,值得临床推广应用。

143. 熟地黄

《本草纲目》记载,"名熟地黄,血虚劳热,产后虚热,老人虚燥。同生地黄为末,姜汁糊丸,治妇人劳热。"

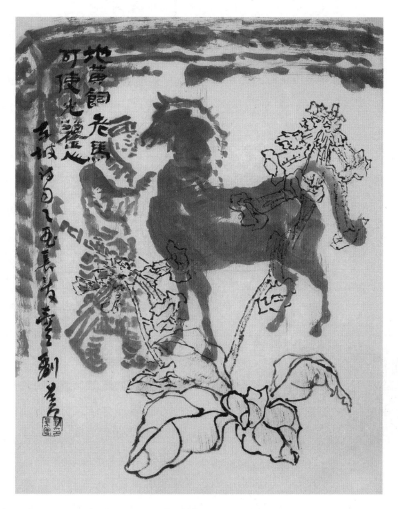

款识 地黄饲老马,可使光鉴人。(苏东坡诗句)

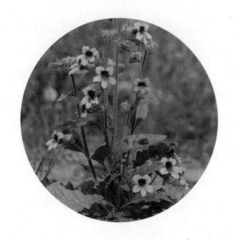

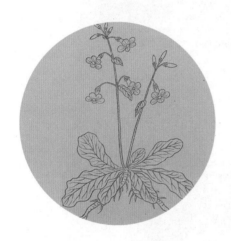

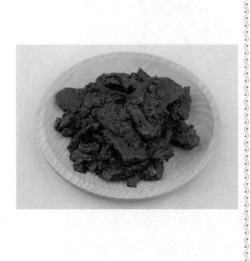

熟地黄 Shudihuang

《本草拾遗》

本品为玄参科植物地黄（*Rehmannia glutinosa* Libosch.）的干燥块根，经炮制加工品制成。其制法为取生地黄，照酒炖法炖至酒吸尽，取出，晾晒至外皮黏液稍干时，切厚片或块，干燥，即得；或照酒蒸法蒸至黑润，取出，晒至约八成干，切厚片或块，干燥，即得。

【性味归经】甘，微温。归肝、肾经。

【功效】补血滋阴，益精填髓。

【应用例举】

（1）口腔溃疡。本品甘温质润，补阴益精以生血，"大补血虚不足"（《珍珠囊》），为治疗血虚证之要药。若治疗气血两虚之口腔溃疡，常与人参、当归等同用，如八珍汤（《正体类要》）。

（2）牙痛、根尖周炎、干燥综合征。本品味甘滋润，入肝肾善于滋补阴血，为治疗肝肾阴虚证之要药。古人谓其"大补五脏真阴""大补真水"。用治肝肾阴虚，虚火上炎之牙痛、根尖周炎、干燥综合征等，常与知母、黄柏、山茱萸等同用，如知柏地黄丸（《医方考》）。

（3）充骨健齿。本品有补益肝肾、益精填髓作用。"齿为骨之余""肾主骨生髓"，治疗牙本质过敏、牙周炎等，常与山茱萸、山药等同用，如六味地黄丸（《小儿药证直诀》）；用治肝肾不足，精血亏虚所致的小儿齿迟，可与龟甲、锁阳、狗脊等补肾强骨之品同用。

【用法用量】煎服，9～15 g。

【使用注意】本品性质黏腻，有碍消化，凡气滞痰多、湿盛中满、食少便溏者忌服。若重用久服，宜与陈皮、砂仁等同用，以免滋腻碍胃。

【现代研究】

本品水煎液能促进失血性贫血小鼠红细胞、血红细胞的恢复,地黄煎剂具有对抗地塞米松对垂体—肾上腺皮质系统的抑制作用,并能促进肾上腺皮质激素的合成;醇提物能增强免疫功能,促进血凝和强心的作用。此外,本品还有降血糖、防治骨质疏松、调节免疫、抗衰老、抗焦虑、改善学习记忆等作用。

【现代文献摘录例举】

李哲,刘树佳,陈进杰,陈加家,翁玉玲.熟地黄多糖靶向 TNF-α/STAT3 通路抑制鼻咽癌增殖转移的机制[J].广东医学,2018,39(22):3305-3309.

熟地黄多糖抑制鼻咽癌增殖转移具有一定的时间和剂量依赖性,而下调 TNF-α、STAT3 和 JAK 可能为其抑制鼻咽癌增殖转移的机制。

144. 白芍

《神农本草经》记载,"名芍药,味苦平,生川谷及丘陵。主邪气腹痛,除血痹,破坚积寒热,疝瘕,止痛,利小便,益气。"

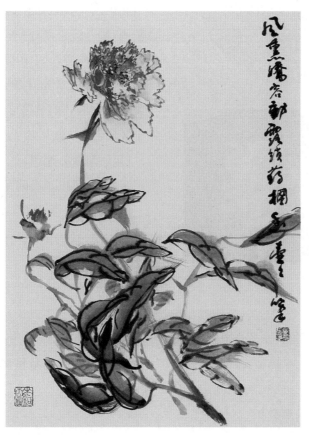

款识 风熏娇容动,露锁药栏香。

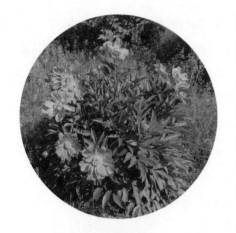

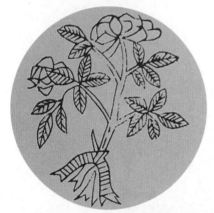

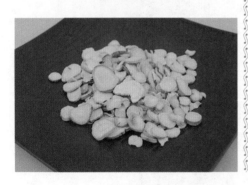

白芍 Baishao

《神农百草经》

本品为毛茛科植物芍药（*Paeonia lacti-flora* Pall.）的干燥根。主产于浙江、安徽。夏、秋二季采挖，洗净，除去头尾和细根，置沸水中煮后除去外皮或去皮后再煮，晒干。切薄片，生用、清炒用或酒炙用。

【性味归经】苦、酸，微寒。归肝、脾经。

【功效】养血调经，敛阴止汗，柔肝止痛，平抑肝阳。

【应用例举】

（1）口腔溃疡。本品甘能养血和血，酸能敛阴柔肝，苦以泻肝抑阳，故常用治阴虚阳亢型口腔溃疡，需疏肝理气，泻火解毒，白芍养血敛阴，柔肝缓急，与白术、茯苓、炙甘草等合用治疗口腔溃疡。《中西医结合口腔医学》

（2）牙痛。本品甘酸入肝，有补血柔肝、缓急止痛之效，如《伤寒论》芍药甘草汤。适用于牙痛，头痛等。

【用法用量】煎服，6～15 g。欲其平肝、敛阴多生用；用以养血调经多炒用或酒炒用。

【使用注意】反藜芦。

【现代研究】

白芍具有调节免疫系统的作用，对巨噬细胞、细胞免疫、体液免疫的调节具有双向性。白芍还具有抗炎、抗菌、抗病毒、镇痛的作用。对肿瘤细胞增殖具有一定作用，可抑制肿瘤细胞增殖，促进肿瘤细胞凋亡。

【现代文献摘录例举】

[1] 王慧. 白芍总苷治疗干燥综合征的临床观察[J]. 甘肃中医，2008，21（5）：15-16.

研究表明,白芍总苷治疗干燥综合征与硫酸羟氯喹相当,且安全性好于硫酸羟氯喹。

[2] 苏葵,胥红,吴纪楠. 白芍总苷胶囊治疗复发性口疮远期疗效观察[J]. 临床口腔医学杂志,2007,23(6):377-378.

苏葵等对 343 例复发性口疮患者分别给予白芍总苷胶囊(治疗组)、昆明山海棠片剂(对照组)治疗。结果发现,治疗组总有效率达 86.71%,优于对照组 53.53%。停药 1 年后治疗组血清一氧化氮及一氧化氮合酶水平显著降低,对照组稍降低,因此认为白芍总苷疗效优于昆明山海棠。

[3] 霍光磊. 白芍公英细辛甘草汤治疗牙痛[J]. 山东中医杂志,1995,14(6):276.

白芍 15 g,蒲公英 30 g,细辛 3 g,甘草 15 g,每日 1 剂,水煎服,适用于各种原因引起的牙痛,也可治疗头痛、痉挛性腹痛等症。共治疗 68 例,其中牙痛 50 例,总有效率达 100%。

[4] 娄依婷,陶然,李勇正,等. 基于网络药理学研究白芍总苷治疗口腔扁平苔藓的作用机制[J]. 中成药,2022,(44)3:1005-1010.

回顾性收集口腔扁平苔藓患者 103 例,分为白芍总苷治疗和常规用药两大类,比较两组治疗有效率,白芍总苷治疗组总有效率为 86.79%,高于常规用药组的总有效率 62%。

[5] 闫凤霞,张慧. 白芍总苷胶囊联合碘甘油治疗复发性口腔溃疡的临床疗效及对免疫功能的影响[J]. 世界中医药,2019,14(7):1762-1770.

研究发现,白芍总苷胶囊联合碘甘油治疗复发性口腔溃疡效果较好,可有效提高机体免疫功能,抑制炎症反应,改善患者临床症状并降低疼痛。

145. 龙眼肉

《神农本草经》记载,"名益智,味甘平,生山谷。主五脏邪气,安志厌食。久服,强魂聪明,轻身,不老,通神明。"

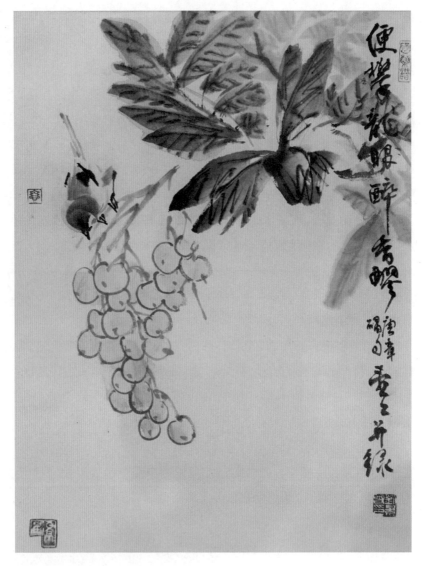

款识　便攀龙眼醉香醪。（唐·章碣句）

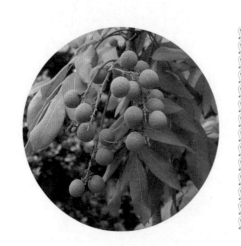

龙眼肉 Longyanrou

《神农本草经》

本品为无患子科植物龙眼（*Dimocarpus longan* Lour.）的假种皮。主产于广东、广西、福建。夏、秋二季采收成熟果实，干燥，除去壳、核，晒至干爽不黏，生用。

【性味归经】甘，温。归心、脾经。

【功效】补益心脾，养血安神。

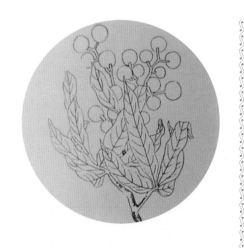

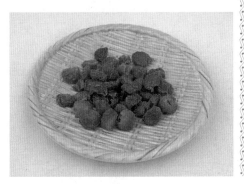

【应用例举】

（1）虚火牙痛。本品具有补益心脾，养血安神之功，治虚火牙痛，与盐同用（龙眼肉20 g，盐10 g，同捣为膏）贴牙龈痛处（《本草纲目》）。

（2）干燥综合征。本品归心、脾经，补益心脾养血，常与枸杞、五味子、莲子或西洋参等同用，通过饮食疗法，治疗心阴不足型干燥综合征。

【用法用量】煎服，9～15 g。

【使用注意】湿盛中满及有停饮、痰、火者慎用。

【现代研究】

本品可延长小鼠常压耐缺氧存活时间，降低低温下死亡率。此外，本品还有促进造血、抗应激、抗焦虑、抗菌、抗衰老等作用。

【现代文献摘录例举】

孙清廉．养血安神保健良药——龙眼肉［J］．健康生活，2012，（4）：38．

据现代药理研究，龙眼肉含有丰富的蛋白质、葡萄糖、蔗糖、脂肪以及维生素、有机酸等，其中维生素 C、维生素 B 含量较高。中医认为，龙眼肉甘平体润，走心、脾二经，具有益心脾、补心血、安神益智等良好功效，多用于营养不良、劳伤心脾、气血不足所致的失眠、健忘、惊悸、怔忡、虚劳羸弱等症。临床多与远志、枣仁、茯苓等同用，方如归脾汤。此外，治疗妇人产后浮肿、气虚水肿、脾虚泄泻等，也有显著疗效。单用煎汤代茶饮，还可用于年老体弱病后气血不足。龙眼肉入煎剂，常用量为 6～12 g，单用煎汤代茶，可用至 30～60 g。本品虽无黏腻壅滞之弊，为滋补之佳品，但湿阻中焦、痰湿停饮者亦当忌用。

第四节 补阴药

本类药物药性大多味甘性寒凉质润,具有滋养阴液、生津润燥之功,兼能清热,主治阴虚津亏证。补阴包括补肺阴、补胃(脾)阴、补肝阴、补肾阴、补心阴等。本节介绍的药物有北沙参、百合、麦冬、天冬、石斛、玉竹、黄精、枸杞子、女贞子、龟甲、鳖甲等。

146. 北沙参

《神农本草经》记载,"味苦,微寒,主血积惊气,除寒热,补中,益肺气。久服利人。"

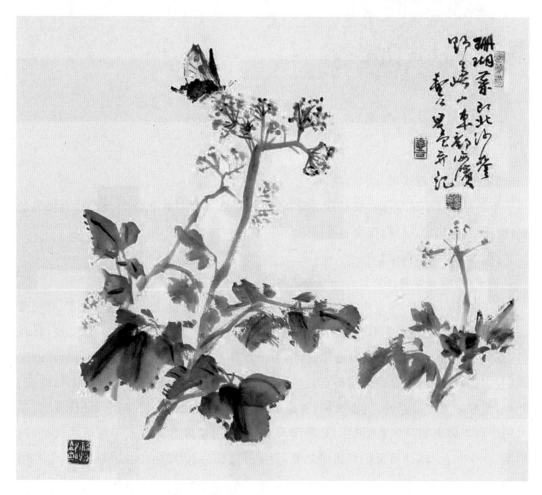

款识 珊瑚菜即北沙参,野生崂山东部海滨。

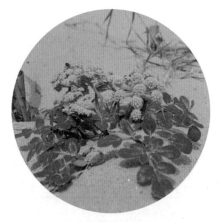

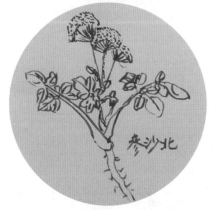

参沙北

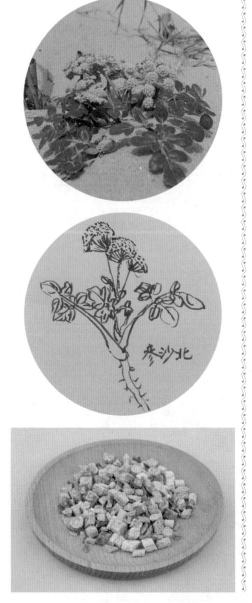

北沙参 Beishashen

《神农本草经》

本品为伞形科植物珊瑚菜（*Glehnia littoralis* Fr. Schmidtex Miq.）的干燥根。主产于山东、河北、辽宁。春、秋二季采挖，除去须根，洗净，稍晾，置沸水中烫后，除去外皮，干燥。或洗净直接干燥，切段，生用。

【性味归经】甘，微苦，微寒。归肺、胃经。

【功效】养阴清肺，益胃生津。

【应用例举】

胃阴不足，热病伤津，咽干口渴。本品甘寒能养胃阴，苦寒能清胃热，常用于胃阴虚有热之口干多饮、饥不欲食、大便干结、舌苔光剥或舌红少津，如萎缩性舌炎；或胃脘隐痛、干呕、嘈杂，或热病津伤，咽干口渴，如干燥综合征，常与石斛、玉竹、乌梅等养阴生津之品同用。胃阴脾气俱虚者，宜与山药、太子参、黄精等养阴、益气健脾之品同用。

【用法用量】煎服，5～12 g。

【使用注意】不宜与藜芦同用。

【现代研究】

北沙参多糖有抑制体液、细胞免疫作用，降血糖作用。北沙参 50％甲醇提取液对酪氨酸酶的活性有明显抑制作用。乙醇提取物对急性肝损伤有保护作用。香豆素及聚炔类具有抗菌、抗真菌、镇静、镇痛作用。聚炔类成分法卡林二醇，对 EB 病毒阳性的抑制活性也增强 10 倍。北沙参水提液对多种癌细胞具有抑制作用。北沙参水提、醇提液有明显的抗突变作用。线型呋喃香豆素，具有明显的抗癌作用，其中，欧前胡素和异欧前胡素的抑制作用最强。

【现代文献摘录例举】

[1] 王晓琴,苏柯萌.北沙参化学成分与药理活性研究进展[J].中国现代中药,2020,22(3):466-474.

北沙参为临床常用中药,也可食用。其化学成分主要为香豆素、木脂素、聚炔等类成分。现代药理研究表明,北沙参具有免疫调节、抗肿瘤、抗炎、抗氧化、保肝等方面的活性。

[2] 王世静.蒙药北沙参的药理作用及临床应用研究[J].中国民族医药杂志,2022,28(4):25-27.

北沙参具有较为丰富的化学成分,类型十分复杂,不仅具有免疫作用以及祛痰镇咳和镇痛解热作用,在抗氧化及抗肿瘤中也能够发挥较为显著的作用。

147. 百合

《神农本草经》记载,"名百合,味甘平,生川谷。主邪气腹张心痛,利大小便,补中益气。"

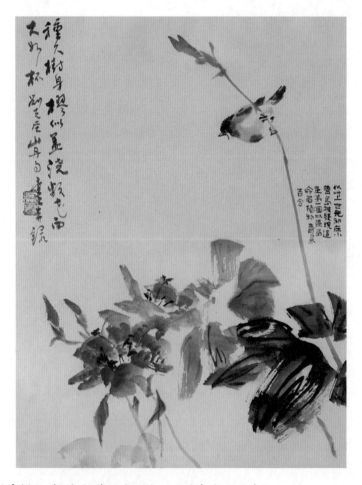

款识 种久树身樛似盖,浇频花面大如杯。(刘克庄山丹句)

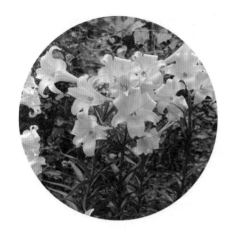

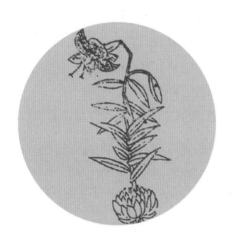

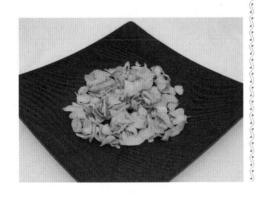

百合 Baihe

《神农本草经》

本品为百合科植物卷丹（*Lilium lancifolium* Thunb.）、百合（*Lilium brownii* F. E. Brown var. *viridulum* Baker）或细叶百合（*Lilium pumilum* DC.）的干燥肉质鳞叶。主产于湖南、湖北、江苏、浙江、安徽。秋季采挖，洗净，剥取鳞叶，置沸水中略烫，干燥，生用或蜜炙用。

【性味归经】甘，寒。归心、肺经。

【功效】养阴润肺，清心安神。

【应用例举】

（1）灼口综合征，虚烦惊悸，失眠多梦。本品甘寒，入心经，能养阴清心、宁心安神。治虚热上扰，失眠，惊悸，可与麦冬、酸枣仁、丹参等清心安神药同用；治百合病心肺阴虚内热，症见神志恍惚、情绪不能自主、口苦、小便赤、脉微数等，如灼口综合征。本品既能养心肺之阴，又能清心肺之热，还有一定的安神作用，常与知母、生地黄等养阴清热之品同用，如百合知母汤、百合地黄汤（《金匮要略》）。

（2）龋齿（痛）。生百合 20～40 g，加水适量煮热或煮熟，于牙痛时或临睡前和牛奶 1 杯同服；或生百合数片煮熟，取 2～3 片置于痛牙处。上法可同时或分别使用，均可缓解牙痛。

【用法用量】煎服，6～12 g。

【现代研究】

生品和蜜炙百合水提液均有镇咳和祛痰作用；百合水提液有镇静、抗缺氧和抗疲劳作用；百合多糖还能抗氧化，提高免疫功能，降低四氧嘧啶致高血糖模型小鼠的血糖；百合乙醇提取物、乙酸乙酯提取物抑制藤黄微球菌、金黄色葡萄球菌、大肠杆菌、黄霉菌、粪肠球菌、绿脓杆菌；百合鳞茎提取物抑制革兰氏阳性菌活性高于革兰氏阴性菌。

【现代文献摘录例举】

[1] 孔耀,杜静冰,刘丽源,王恪钢,唐东华,段军,张红霞. 双花百合片联合重组牛碱性成纤维细胞生长因子治疗复发性重型口腔溃疡的临床疗效及安全性分析[J]. 中国合理用药探索,2021,18(6):77-81.

双花百合片联合 BFGF 治疗复发性重型口腔溃疡,能维持口腔菌群平衡,提高免疫功能,减少炎症反应,且安全性较高。

[2] 王华君,江晓林. 双花百合片防治鼻咽癌放射性口腔黏膜炎 60 例临床观察[J]. 现代医药卫生,2015,31(19):2986-2987.

鼻咽癌患者放疗期间,使用双花百合片治疗能明显减轻放疗中患者口腔黏膜反应,对放疗所造成的口腔黏膜炎有一定的防治作用。同时,缓解和减轻患者的疼痛,从而提高其吞咽功能、改善生活质量,一定程度上有助于增加放疗疗效。

[3] 周强,赵锡艳,逄冰,彭智平. 仝小林教授应用百合地黄汤、百合知母汤验案分析[J]. 中国中医急症,2013,22(4):581-582.

百合地黄汤和百合知母汤出自《金匮要略·百合狐惑阴阳毒》,为治疗百合病的有效方剂。仝小林教授善合用此方治疗口腔溃疡、失眠、围绝经期综合征、抑郁症等病证。

148. 麦冬

《神农本草经》记载,"名麦门冬,味甘平,无毒。主心腹结气,伤中伤饱,胃络脉绝,赢瘦短气。久服轻身,不老,不饥。"

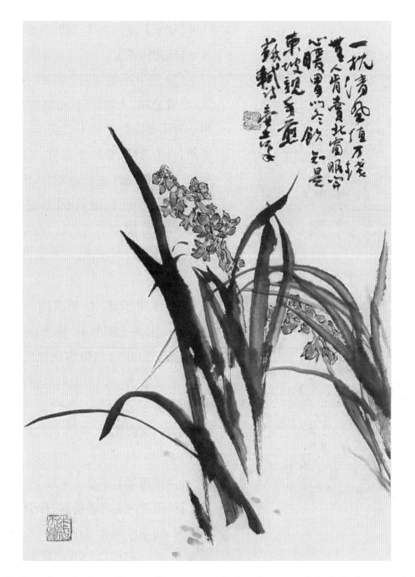

款识 一枕清风值万钱,无人肯买北窗眠。开心暖胃麦冬饮,知是东坡亲手煎。(苏轼诗句)

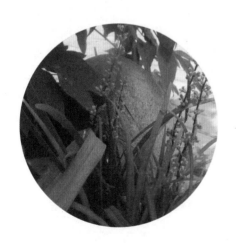

麦冬 Maidong

《神农本草经》

本品为百合科植物麦冬[*Ophiopogon japonicus*(L. f)KerGawl.]的干燥块根。主产于浙江、四川。夏季采挖,洗净,反复曝晒、堆置,至七八成干,除去须根,干燥,生用。

【性味归经】 甘、微苦,微寒。归心、肺、胃经。

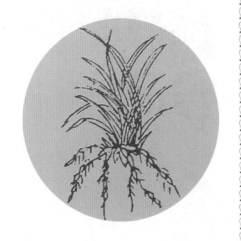

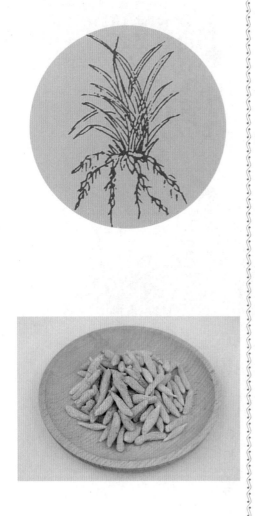

【功效】养阴生津,润肺清心。

【应用例举】

(1)胃阴不足,口干口渴。本品味甘柔润,性偏苦寒,入胃经,长于益胃生津清热,常用于胃阴虚有热之舌干口渴等症。如治热伤胃阴,口干舌燥,常与生地黄、玉竹、沙参等药同用,如益胃汤(《温病条辨》);治胃阴不足之气逆呕吐,纳少,口渴咽干,常配伍人参、半夏等益气生津、降逆下气之品,如麦门冬汤(《金匮要略》);治内热消渴,可与山药、天花粉、太子参等药同用。

(2)肺阴不足,口干咽痛。本品甘寒养阴,入肺经,善于养肺阴,清肺热,适用于阴虚肺燥有热之口干,如燥伤肺胃阴分之咽干口燥,常配伍沙参、玉竹、桑叶等清养肺胃、生津润燥之品,如沙参麦冬汤(《温病条辨》)。治喉痹咽痛,常配玄参、桔梗、甘草,如玄麦甘桔含片。

【用法用量】煎服,6~12 g。

【使用注意】脾胃虚寒、食少便溏,以及外感风寒、痰湿咳嗽者忌服。

【现代研究】

麦冬能增强网状内皮系统吞噬能力,升高外周白细胞;麦冬多糖可以促进体液免疫和细胞免疫,并诱生多种细胞因子,通过增强免疫功能发挥抗癌作用;麦冬能增强垂体肾上腺皮质系统作用,提高机体适应性;麦冬皂苷具有明显的抗炎活性。此外,麦冬可以改善脑缺血缺氧损伤、抗心律失常、改善心肌收缩力、抗休克、降血糖、镇静、催眠、改善血液流变性和抗凝血的作用。

【现代文献摘录例举】

[1] 黄思榕,鄢少君,吴旋.麦冬生肌汤治疗糜烂型口腔扁平苔藓65例[J].浙江中医杂志,2021,56(12):899.

黄思榕等采用麦冬生肌汤治疗糜烂型口腔扁平苔藓阴虚内热证患者,探讨了其临床疗效及作用机理。发现糜烂型口腔扁平苔藓阴虚内热证患者应用麦冬生肌汤治疗后,患者临床症状改善显著,机体免疫功能提高,炎症反应降低,临床推广的价值较高。

[2] 顾丽梅. 沙参麦冬汤加减治疗头颈部恶性肿瘤放疗后的临床观察[J]. 内蒙古中医药,2018,37(8):9-10.

沙参麦冬汤加减治疗模式能够缓解头颈部恶性肿瘤放疗后口腔炎症及咽喉干燥症状,明显降低口腔 pH 值,应临床推广。

[3] 金啸. 生地黄芩麦冬方联合复方口腔溃疡膜剂治疗复发性口腔溃疡的临床效果[J]. 人人健康,2017,(20):62.

生地黄芩麦冬方联合复方口腔溃疡膜剂治疗复发性口腔溃疡的临床效果十分突出,非常利于促进患者的恢复,可以进行临床推广应用。

[4] 刘鹏,孙一丹,王梓霖,孙靖淳,王宁宁,徐志民. 中药麦冬对干燥综合征作用的研究进展[J]. 吉林医学,2017,38(4):773-775.

研究发现,麦冬通过对 Th1/Th2 细胞、Th17 细胞因子及 AQP5 的调控作用治疗干燥综合征。

[5] 王萍. 沙参麦冬汤加减防治鼻咽癌急性放射性口腔炎临床观察[J]. 湖北中医杂志,2011,33(9):14-15.

研究发现,沙参麦冬汤防治鼻咽癌放化疗后口腔黏膜损伤有效。

149. 天冬

《神农本草经》记载,"名天门冬,味苦平,生山谷。治诸暴风湿偏痹,强骨髓,杀三虫,去伏尸。久服轻身、益气、延年、不饥。"

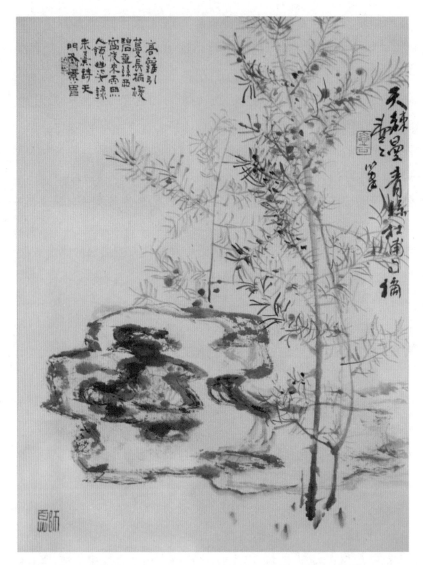

款识　高萝引蔓长，插援垂碧丝。西窗夜来雨，无人领幽姿。（朱熹诗《天门冬》）

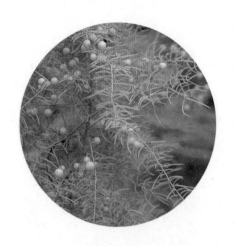

天冬 Tiandong

《神农本草经》

本品为百合科植物天冬［*Asparagus cochinchinensis*（Lour.）Merr.］的干燥块根。主产于贵州、四川、云南、广西。秋、冬二季采挖，洗净，除去茎基和须根，置沸水中煮或蒸至透心，趁热除去外皮，洗净，干燥，切薄片，生用。

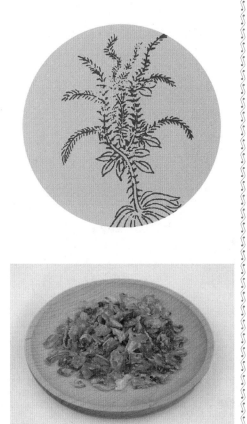

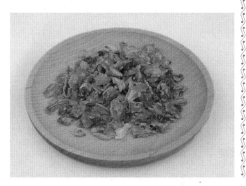

【性味归经】甘、苦,寒。归肺、肾经。

【功效】养阴润燥,清肺生津。

【应用例举】

(1)内热消渴,热病伤津,咽干口渴,肠燥便秘。本品有清热生津作用,可用于内热消渴,热病伤津,咽干口渴,肠燥便秘。治内热消渴,或热病伤津口渴,宜与生地黄、人参等养阴生津、益气之品配伍,如三才汤(《温病条辨》);治津亏肠燥便秘者,宜与生地黄、当归等养阴生津,润肠通便之品配伍。

(2)复发性口腔溃疡。本品具有养阴润燥、生津之功,治疗虚火性连年不愈之复发性口腔溃疡,常与麦冬(去心)、玄参同用,共研细末,炼蜜丸。

【用法用量】煎服,6~12 g。

【使用注意】脾胃虚寒、食少便溏,以及外感风寒、痰湿咳嗽者忌服。

【现代研究】

天冬酰胺有镇咳、祛痰、平喘作用。天冬提取物有降血糖作用。天冬水煎液、乙醇提取物和多糖成分均能延缓衰老,抑制脂质过氧化,提高自由基代谢相关酶的活性。其水煎液有增强体液免疫、细胞免疫和抗肿瘤作用。皂苷类成分具有抗血小板凝聚作用,其中罗甾皂苷有比较强的抗真菌活性,总呋皂苷有抗肝纤维化活性。天冬煎剂体外试验对炭疽杆菌、甲型和乙型溶血性链球菌、白喉杆菌、白色葡萄球菌、念珠菌、絮状表面癣菌、白色隐球菌、石膏样小孢子菌、毛癣菌、枯草杆菌均有不同程度的抑菌作用。

【现代文献摘录例举】

牧丹,萨仁高娃,包良,陈永福,苏日娜.天冬多糖的结构、免疫调节活性及体外抗氧化活性[J].中国食品学报,2022,22(8):51-60.

牧丹等探究了天冬多糖的结构特征、免疫调节活性和体外抗氧化活性。发现天冬粗多糖糖含量为63.13%,天冬脱蛋白冻干粉糖含量达73.98%。不同体积分数乙醇分级醇沉后,80%醇沉产物为均一分子质量的多糖产物 TD-80(Mw=7.3 ku,Mw/Mn=2.68)。TD-80 主要含有 7 种单糖组成,其中以半乳糖和半乳糖醛酸为主,属于酸性杂多糖。TD-

80 能促进脾淋巴细胞的增殖,并呈质量浓度依赖关系,对相关细胞因子(TNF-α,IL-1β 和 IL-6)的分泌有一定的刺激作用,呈现一定的免疫调节活性和抗氧化活性。

150. 石斛

《神农本草经》记载,"石斛,味甘平。治伤中,除痹,下气,补五脏虚劳羸瘦,强阴。久服厚肠胃,轻身延年。一名林兰。生山谷。"

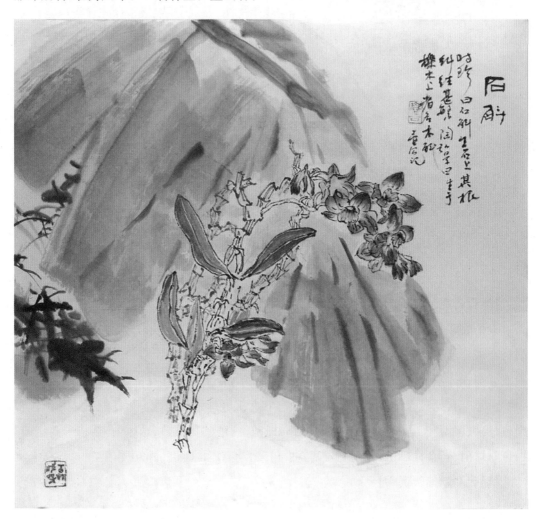

款识　石斛,时珍曰:石斛生石上,其根纠结甚繁。陶弘景曰:生于槲木上者名木斛。

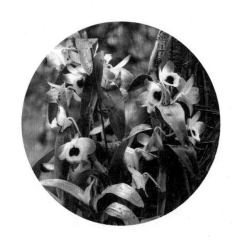

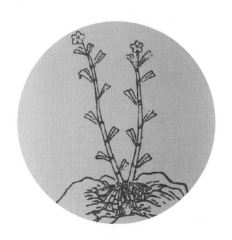

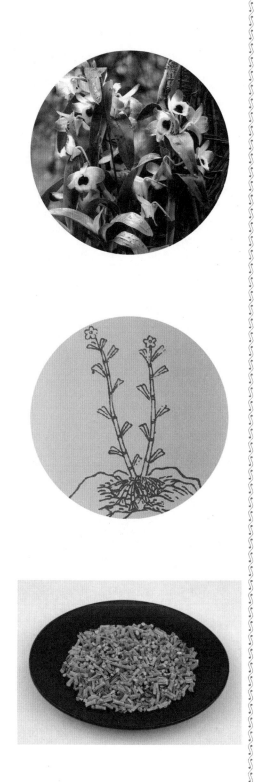

石斛 Shihu

《神农本草经》

本品为兰科植物金钗石斛（*Dendrobium nobile* Lindl.）、鼓槌石斛（*Dendrobium chrysotoxum* Lindl.）或流苏石斛（*Dendrobium fimbriatum* Hook.）的栽培品及其同属植物近似种的新鲜或干燥茎。主产于广西、贵州、云南、湖北。全年均可采收，鲜用者除去根和泥沙；干用者采收后，除去杂质，用开水略烫或烘软，再边搓边烘晒，至叶鞘搓净，干燥，切段，生用或鲜用。

【性味归经】甘，微寒。归胃、肾经。

【功效】益胃生津，滋阴清热。

【应用例举】

（1）热病津伤，口干烦渴。本品甘而微寒，入胃经，长于滋养胃阴、生津止渴，兼能清胃热。治疗热病伤津，烦渴，舌干苔黑者，常与天花粉、或生地黄、麦冬等药同用；治病后阴虚津亏，虚热不退，可与地骨皮、黄柏、麦冬等配伍，如石斛汤（《圣济总录》）。

（2）舌痛。本品具有益胃生津，滋阴清热之功，常与太子参、玄参、麦冬等药同用，洗净，沸水浸泡，代茶饮，可缓解或消除贫血所致舌痛。

（3）口疮。本品具有益胃滋阴清热之功，治疗口疮，常与莲子心同用，每日泡水代茶饮。

【用法用量】煎服，6～12 g；鲜品 15～30 g。

【使用注意】本品能敛邪，故温热病不宜早用；又能助湿，若湿温病尚未化燥伤津者忌服。

【现代研究】

石斛水煎液能促进胃酸的分泌和胃蛋白酶排出量。石斛可兴奋肠道,调节胃肠功能。石斛水煎液能降低白内障晶状体的浑浊度。金钗石斛总生物碱能逆转白内障晶状体浑浊度,通过下调 iNOS 基因的表达,抑制 NOS 的活性,减少 NO 的产生,从而减轻氧化损伤作用。金钗石斛多糖具有直接促进淋巴细胞有丝分裂的作用。鼓槌石斛和金钗石斛中的多种成分对肿瘤有抑制作用。金钗石斛的醇提物有降低全血黏度、抑制血栓形成的作用。本品还有降血糖、抗氧化作用。

【现代文献摘录例举】

[1] 商玉萍,汪洋奎,王欣晨,张俊东,惠爱玲,杨静谟,潘春晓,范平生. 鲜石斛制剂对肿瘤放化疗致口腔黏膜损伤的临床疗效观察[J]. 肿瘤药学,2021,11(3):350-353.

研究发现,鲜石斛制剂治疗肿瘤放、化疗致口腔黏膜损伤的临床疗效明显,安全性好,值得推广。

[2] 戴月华,沈丽英,赵惠娣. 铁皮石斛联合锡类散治疗老年口腔溃疡疗效观察[J]. 浙江中西医结合杂志,2015,25(05):492-493.

研究结果显示,口腔溃疡创面外敷铁皮石斛颗粒后,予锡类散喷撒,两者协同作用,加快溃疡愈合。

[3] 罗林钟,邓增祥. 石斛治小儿流涎有特效[J]. 农村新技术,2009,(19):44.

罗林钟等曾用利福平、青霉素、竹笋等治疗小儿流涎效果不理想。后改用中药石斛(吊兰花)干品(中药店有售)15 g,水煎 2 次,合并煎液,分两次内服,每日 1 剂,连服 2～3剂即治愈,愈后不复发。

151. 玉竹

《神农本草经》记载,"名女萎,味甘平,生山谷。主中风暴热,不能动摇,跌筋结肉,诸不足。久服,去面黑皯,好颜色,润泽,轻身不老。"

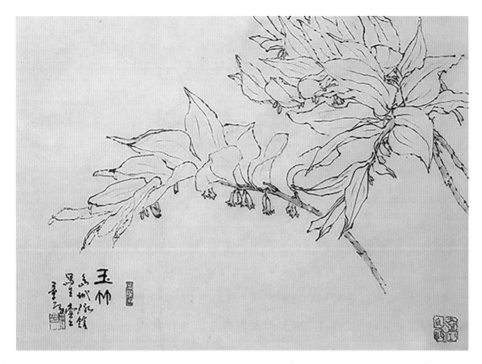

款识　玉竹，岛城泳馆写生。

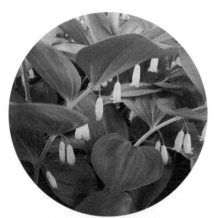

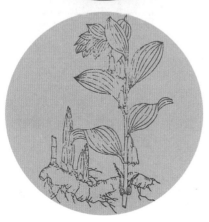

玉竹 Yuzhu

《神农本草经》

本品为百合科植物玉竹［*Polygonatum odoratum*（Mill.）Druce］的干燥根茎。主产于湖南、湖北、江苏、浙江。秋季采挖，除去须根，洗净，晒至柔软后，反复揉搓、晾晒至无硬心，晒干；或蒸透后，揉至半透明，晒干，切厚片或段，生用。

【性味归经】甘，微寒。归肺、胃经。

【功效】养阴润燥，生津止渴。

【应用例举】

胃阴不足，口干。本品既补脾气，又养脾阴。治疗脾胃阴虚而口干食少，舌红无苔者，如萎缩性舌炎、干燥综合征等，可与石斛、麦冬、山药等益胃生津药同用。

【用法用量】煎服，6～12 g。

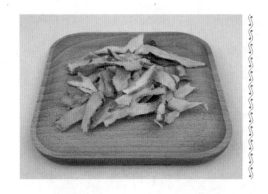

【现代研究】

本品能降低血糖,降低血清糖化血红蛋白组分,抑制糖皮质糖基化终产物形成,改善肾脏病理改变。玉竹多糖具有抗氧化作用,通过提高超氧化物歧化酶活性,增强其对自由基的清除能力,抑制脂质过氧化,降低丙二醛,减轻对机体组织的损伤,延缓衰老。玉竹多糖能够增强巨噬细胞的吞噬功能,提高吞噬指数和吞噬率,从而提高免疫功能;甾体皂苷有增强体液免疫及吞噬功能的作用。本品还能抑制结核杆菌生长,降血脂,缓解动脉粥样斑块形成,使外周血管和冠脉扩张,延长耐缺氧时间,并有类似肾上腺皮质激素样作用。

【现代文献摘录例举】

张海燕.蒙药玉竹的研究进展[J].中国民族医药杂志,2021,27(11):74-75,80.

玉竹是蒙药处方常用的大宗药材,经过多年的临床实践应用、具有确切的疗效,对体弱、肾虚、营养缺乏症、下身寒性协日乌素病、腰腿疼、赫依病、遗精、泄泻不消化食物、嗳气频作、胃火衰败等症具有明确的治疗作用。

152. 黄精

《名医别录》记载,"名黄精,味甘平,无毒。主补中益气,除风湿,安五脏。久服轻身、延年、不饥。"

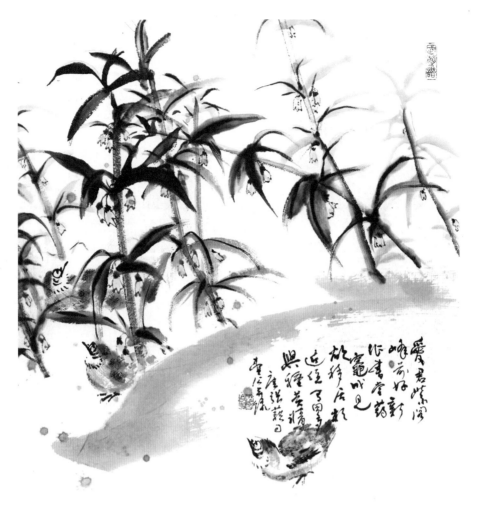

款识　爱君紫阁峰前好，新作书堂药灶成。见欲移居相近住，有田多与种黄精。(唐·张籍句）

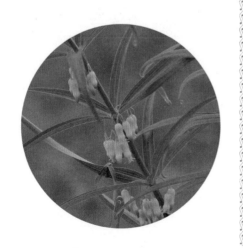

黄精 Huangjing

《名医别录》

本品为百合科植物滇黄精（*Polygonatum kingianum* Coll. et Hemsl.）、黄精（*Polygonatum sibiricum* Red.）或多花黄精（*Polygonatum cyrtonema* Hua）的干燥根茎。按形状不同，习称"大黄精""鸡头黄精""姜形黄精"。主产于贵州、湖南、湖北、四川、安徽。春、秋二季采挖，除去须根，洗净，置沸水中略

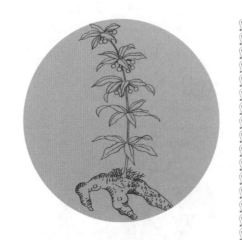

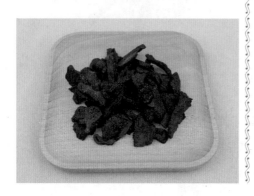

烫或蒸至透心,干燥,切厚片,生用,或照酒炖法、酒蒸法制用。

【性味归经】甘,平。归脾、肺、肾经。

【功效】补气养阴,健脾,润肺,益肾。

【应用例举】

胃阴不足,口干。本品既补脾气,又养脾阴。治疗脾胃阴虚而口干食少,舌红无苔者,如萎缩性舌炎、干燥综合征等,可与石斛、麦冬、山药等益胃生津药同用。

【用法用量】煎服,9～15 g。

【使用注意】本品性质黏腻,易助湿壅气,故脾虚湿阻、痰湿壅滞、气滞腹满者不宜使用。

【现代研究】

黄精多糖能提高淋巴细胞的转化率,增加蛋白激酶活性,提高心肌细胞 cAMP 的水平,提高学习记忆能力,改善脑功能以延缓衰老,防治动脉血管粥样硬化(AS)和肝脂肪浸润。黄精水提液能显著降低甘油三酯和总胆固醇。黄精能够抑制肝糖原酶解而降糖;黄精多糖能对抗^{60}Co 所致小鼠外周血白细胞及血小板总数的减少。黄精能够抑制体外自发和诱导的脂质过氧化产物丙二醛的生成,直接清除氧自由基。黄精水提液在体外对伤寒杆菌、金黄色葡萄球菌及多种致病真菌均有抑制作用。

【现代文献摘录例举】

赵玉香,胡遵荣. 黄精汤治疗癌症化疗后口腔溃疡 30 例临床观察[J]. 河北中医,2003,(6):459.

赵玉香等以黄精汤治疗癌症化疗患者气阴两虚,挟火上炎型口腔溃疡 30 例。方中黄精气阴两补为君,伍以生地黄、玄参、麦门冬养阴退热,佐以黄连、栀子清热泻火,使以淡竹叶、芦根引热下行。合而用之,其效益彰。

153. 枸杞子

《神农本草经》记载，"名枸杞，味苦寒，生平泽。主五内邪气，热中，消渴，周痹。久服，坚筋骨，轻身不老。"

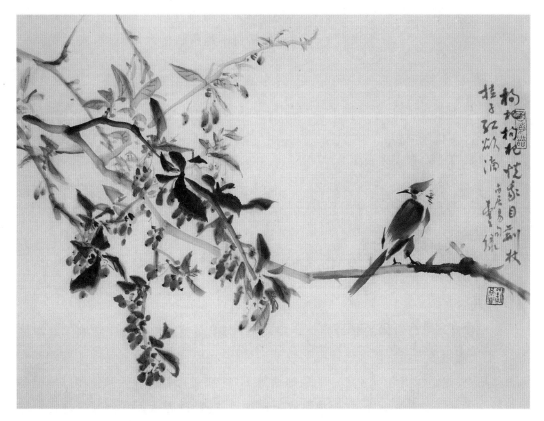

款识 枸杞枸杞悦我目，荆枝挂子红欲滴。（白居易句）

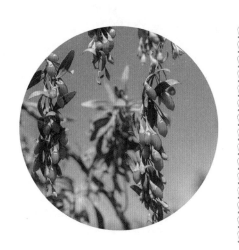

枸杞子 Gouqizi

《神农本草经》

本品为茄科植物宁夏枸杞（*Lycium barbarum* L.）的干燥成熟果实。主产于宁夏。夏、秋二季果实呈红色时采收，热风烘干，除去果梗，或晾至皮皱后，晒干，除去果梗，生用。

【性味归经】甘，平。归肝、肾经。

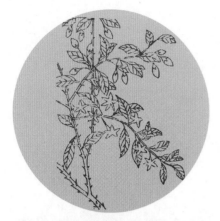

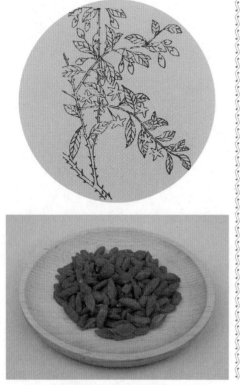

【功效】滋补肝肾,益精明目。

【应用例举】

(1)口腔扁平苔藓、口腔溃疡。本品甘平,入肝肾经,长于滋肾精,补肝血,为平补肾精肝血之品,《本草经疏》言其"为肝肾真阴不足,劳乏内热补益之要药"。主治肝肾阴虚,精血不足所致的内热消渴,血虚黏膜失养等症。

(2)舌黑、唇焦。治疗肾水干枯,虚火上蒸脾胃,阴土受亏而致的舌黑、唇焦等症,常配伍熟地黄、白芍等,如左归饮(《景岳全书》)。

(3)固齿。本品善补肝血阴精,常与熟地黄、川芎等配伍,以助固齿之功。

【用法用量】煎服,6~12 g。

【现代研究】

枸杞能显著提高机体的非特异性免疫功能,枸杞多糖能提高巨噬细胞的吞噬能力,水煎剂能明显增加空斑形成细胞的数量,对细胞免疫功能和体液免疫功能均具有调节作用;枸杞子浸出液对金黄色葡萄球菌等 17 种细菌有较强的抑菌作用。枸杞多糖可抑制大鼠口腔溃疡形成,并保护黏膜上皮细胞,还能改善大面积深 II 度烧伤大鼠模型的免疫功能,提高局部血浆免疫球蛋白含量和单核吞噬细胞功能,从而促进创面损伤的修复。枸杞子还有抗氧化、抗衰老、降血脂、降血糖、抗肿瘤、抗诱变、抗辐射、降血压作用。

【现代文献摘录例举】

[1] 吴子忠,朱鸿翔,刘春玲,韩翠香,刘文超.白芍总苷胶囊配伍枸杞子、重组人表皮生长因子治疗糜烂型口腔扁平苔藓的临床疗效及对血清干扰素 γ、白细胞介素 2、白细胞介素 4、白细胞介素 10 表达的影响[J].河北中医,2018,40(7):1045-1050.

白芍总苷胶囊配伍枸杞子、重组人表皮生长因子治疗糜烂型口腔扁平苔藓临床疗效显著,不仅能够显著缓解临床体征、疼痛症状,还能够改善患者生活质量,且安全性好,复发率低,其机制可能与其有效调节血清干扰素-γ、白介素-2、白介素-4、白介素-10 表达,促进机体免疫炎症平衡有关。

[2] 纪利梅,李仁武,任可,张胜荣. 枸杞子对血液透析患者口渴症状及透析间期体质量变化的影响[J]. 河北中医,2015,37(10):1523-1527.

枸杞子可改善部分血液透析患者口渴症状和减少透析间期体质量增加量。

[3] 陈兴文. 用枸杞子可治疗口干症[J]. 求医问药,2008,(9):43.

枸杞子味甘、性平,具有滋补肝肾、益精明目、生津止渴的功效,可用于治疗肝肾阴虚、腰膝酸软、头晕健忘、目眩多泪、消渴遗精等病症。由于该药可以滋补肝肾之阴,因此可有效地消除或减轻口干、口渴的症状。

154. 女贞子

《神农本草经》记载,"名女贞实,味苦平,生山谷。主补中,安五臟,养精神,除百疾。久服,肥健,轻身,不老。"

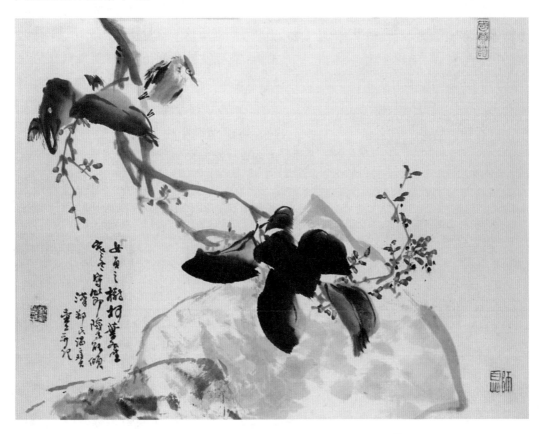

款识 女贞之树,柯叶冬生。寒凉守节,险不能倾。(汉郑氏碣文赞)

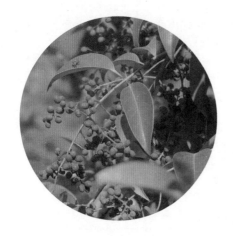

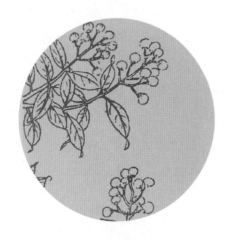

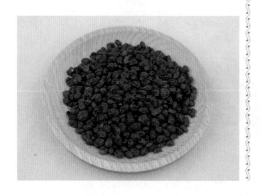

女贞子 Nüzhenzi

《神农本草经》

本品为木犀科植物女贞（*Ligustrum lucidum* Ait.）的干燥成熟果实。主产于浙江、江苏、湖北、湖南、江西。冬季果实成熟时采收，除去枝叶，稍蒸或置沸水中略烫后，干燥；或直接干燥，生用，或照酒炖法、酒蒸法制用。

【性味归经】甘、苦，凉。归肝、肾经。

【功效】滋补肝肾，明目乌发。

【应用例举】

（1）灼口综合征，内热消渴。本品味甘性凉，功善滋补肝肾，又兼清虚热，补中有清。治肝肾阴虚所致的眩晕耳鸣、腰膝酸软、内热消渴，常与墨旱莲配伍，如二至丸（《医方集解》），也可与生地黄、天冬、山药等滋阴补肾清热之品同用；若灼口综合征阴虚内热之潮热心烦者，宜与生地黄、知母、地骨皮等养阴、清虚热之品同用。

（2）口苦。本品味甘苦，性凉，具有滋补肝肾清热之功，治疗肝火旺盛之口苦。常与墨旱莲、桑葚同用。

【用法用量】煎服，6～12 g。

【现代研究】

女贞子煎剂、女贞子素、齐墩果酸均有良好的降血糖、降血脂、抗血小板聚集、抗血栓形成作用。齐墩果酸还能提高细胞内 Ca^{2+} 水平，从而抑制人乳腺癌细胞（MCF-7）细胞增殖。并能诱导其凋亡。女贞子能改善雌激素缺乏所引起的钙失衡状态，增强酪氨酸酶的活性和黑色素的合成，还具有保肝和免疫调节的作用。齐墩果酸具有广谱抗菌作用，对金黄色葡萄球菌、溶血性链球菌等多种细菌都有抑制作用。本品还具有提高免疫、延缓衰老、降血脂、抗骨质疏松等作用。

【现代文献摘录例举】

[1] 孔维枝.女贞子鲜叶提取物凝胶剂治疗口腔溃疡效果[J].郑州大学学报(医学版),2011,46(4):648-650.

女贞子鲜叶微苦、性平无毒,具有消炎消肿、祛瘀散结、生肌止痛及收敛防腐之功效,用于治疗口腔溃疡效果理想。

[2] 任晓霞.女贞子鲜叶治疗口腔溃疡的观察与护理[J].社区医学杂志,2007,(11):21-22.

任晓霞比较了常规治疗与女贞子鲜叶治疗口腔溃疡的疗效。方法:随机将133例口腔溃疡的病人分为常规治疗组(对照组)45例和常规治疗加女贞子鲜叶治疗(观察组)88例进行比较。结果观察组治愈率明显高于对照组,经统计学处理$P<0.05$。结论:女贞子鲜叶是治疗口腔溃疡的理想良药。

[3] 孙玉珍,王桂梅.女贞子鲜叶治疗口腔溃疡50例[J].中国民间疗法,2007,(2):19.

女贞子鲜叶性味微苦、平、无毒,具有消炎、消肿、祛瘀散结、生肌止痛、收敛防腐之功效,有利于口腔溃疡面的黏着和吸收,对病毒性和细菌性及胃肠功能紊乱引起的口腔溃疡均有良好的愈合作用。经临床观察,此法简便易行,无痛苦,药物来源广泛,四季可采用,疗效确切,无副作用,是治疗口腔溃疡的良药,适于基层使用。

155. 龟甲

《神农本草经》记载,"一名神屋,味咸平,生池泽。主漏下赤白,破癥瘕,疟疾,五痔,阴蚀,湿痹,四肢重弱,小儿囟不合。久服,轻身不饥。"

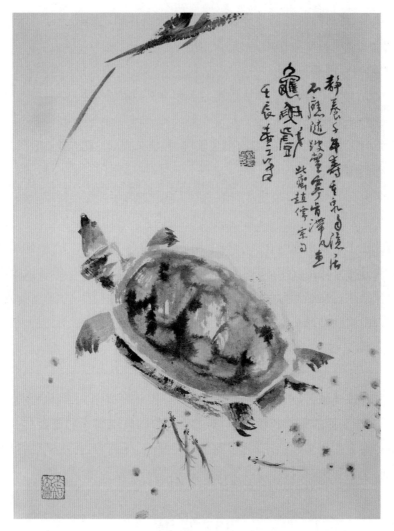

款识   龟甲戏。又:静养千年寿,重泉自隐居。不应随跛鳖,宁肯滞凡鱼。(唐·李群玉句)

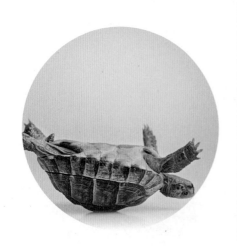

龟甲 Guijia

《神农本草经》

本品为龟科动物乌龟[*Chinemys reevesii* (Gray)]的背甲及腹甲。主产于湖北、湖南、江苏、浙江、安徽。全年均可捕捉,以秋、冬二季为多,捕捉后杀死,或用沸水烫死,剥取背甲和腹甲,除去残肉,晒干,生用,或以砂烫后醋淬用,用时捣碎。

【性味归经】咸、甘,微寒。归肝、肾、心经。

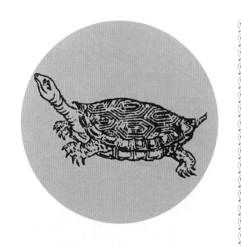

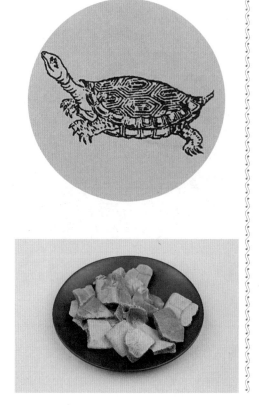

【功效】滋阴潜阳,益肾强骨,养血补心,固经止崩。

【应用例举】

(1)齿衄。本品长于滋阴,兼能清热,治疗午后低热、鼻衄齿衄、眼底出血等症,常与羚羊角、白芍、生地黄等同用以滋阴潜阳,凉血清热,如《良方注》苍王潜龙汤。

(2)齿迟。本品长于滋阴水,强筋骨,有培补先天,促助发育之功。每与鹿茸、西洋参、紫河车、熟地黄等填精益髓、补益肝肾、强筋壮骨之品同用,治疗小儿先天不足、后天失养、囟门晚闭、行迟齿迟等症。

【用法用量】煎服,9~24 g。入汤剂宜打碎先煎。外用适量,烧灰研末敷。

【使用注意】孕妇及胃有寒湿者忌用。

【现代研究】

龟甲能提高机体免疫力,龟甲水煎液能提高 T3 所致的大鼠的淋巴细胞转化能力及血清免疫球蛋白-G 含量。龟甲具有滋阴、治疗骨质疏松、保护神经损伤的作用,还能促使肾上腺皮质恢复生长,使血浆皮质醇及尿中 17-羟类固醇含量降低。

【现代文献摘录例举】

[1] 李世文. 一味中药祛顽疾[M]. 北京:人民军医出版社,1995:242.

治疗无名肿毒。取龟甲 1 个,置炉上烘热,将白蜡渐渐撒上,撒完龟甲炙枯,即移下退火气,研为细末。每服 9 g,日服 3 次,黄酒调下,以醉为度。服后必卧,得大汗一身。

[2] 姚弭乱."龟榆散"治疗烧伤[J]. 赤脚医生杂志,1974(4):44.

龟榆散糊剂(龟甲炭、地榆炭各等量)外涂治疗烧伤 53 例,效果显著。

156. 鳖甲

《神农本草经》记载,"名鳖甲,味咸平,生池泽。主心腹症瘕坚积,寒热,去痞息肉,阴蚀,痔恶肉。"

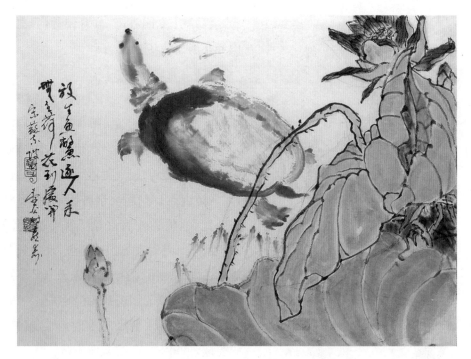

款识　放生鱼鳖逐人来，无主荷花到处开。（宋·苏轼句）

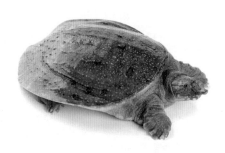

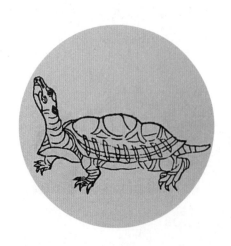

鳖甲 Biejia

《神农本草经》

本品为鳖科动物鳖（*Trionyx sinensis Wiegmann*）的背甲。主产于湖北、湖南、安徽、江苏、浙江。全年均可捕捉，以秋、冬二季为多，捕捉后杀死，置沸水中烫至背甲上的硬皮能剥落时，取出，剥取背甲，除去残肉，晒干，生用，或以砂烫后醋淬用，用时捣碎。

【性味归经】咸，微寒。归肝、肾经。

【功效】滋阴潜阳，退热除蒸，软坚散结。

【应用例举】

面赤阳毒，痈肿疮疡。本品咸寒潜降，清热泻火，软坚散结，滋阴潜阳，故可用治热毒伤阴，面赤如锦纹之阳毒症，每与升麻、当归、川椒等同用，即《金匮要略》升麻鳖甲汤；亦可用治疗热毒壅盛，气血腐溃，痈肿疮疡，《传信

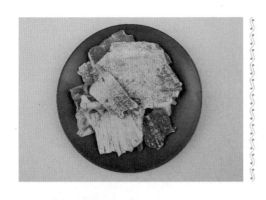

方》单用烧灰,治疗肠痈内痈;《怪证奇方》亦单用研掺,治疗痔疮不敛。

【用法用量】煎服,9～24 g。先煎。滋阴潜阳宜生用,软坚散结宜醋炙用。

【使用注意】孕妇及脾胃虚寒者忌用。

【现代研究】

鳖甲具有抗癌作用,能抑制癌细胞生长。鳖甲还具有增强体液免疫及细胞免疫、抗肝纤维化、增加骨密度的作用。

【现代文献摘录例举】

张茵洲,郝政华.鳖甲油纱条治疗结核性溃疡[J].辽宁中医杂志,1982(3):48.

用鳖甲 50 g,研粉做成鳖甲油纱条,外用填塞结核性溃疡病灶底部,隔日换药 1 次,效果显著。

第十八章　收涩药

　　凡以收敛固涩为主要功效,常用以治疗各种滑脱病证的药物,称为收涩药,又称固涩药。

　　本类药物味多酸涩,性温或平,主入肺、脾、肾、大肠经。具有收敛固涩之功,以敛耗散、固滑脱,李时珍所谓"脱则故而不收,故用酸涩药,以敛其耗散"之意。收涩药主要用于久病体虚、正气不固、脏腑功能衰退所致的慢性口腔病证。临床上可根据不同的病症选取以下相应的药物进行辨证论治、组方遣药。主要介绍的药物有五味子、五倍子、山茱萸等。

157. 五味子

　　《神农本草经》记载,"名五味子,味酸温,生山谷。主益气,咳逆上气,劳伤羸瘦,补不足,强阴,益男子精。"

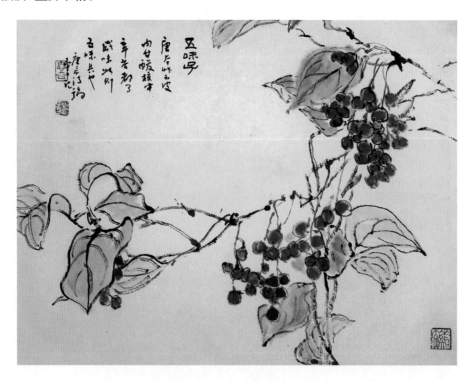

款识　五味子,《唐本草》云:"皮肉甘酸,核中辛苦,都有咸味,此则五味具也。"

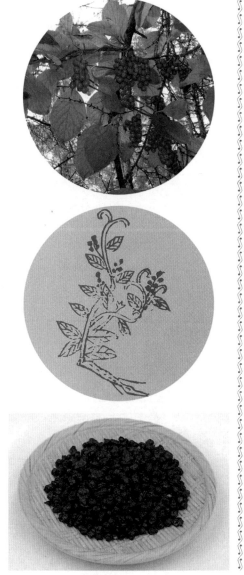

五味子 Wuweizi

《神农本草经》

本品为木兰科植物五味子［*Schisandra chinensis*（Turcz.）Baill.］或华中五味子（*Schisandra sphenanthera* Rehd. et Wils.)的干燥成熟果实。前者习称"北五味子"，主产于辽宁、吉林；后者习称"南五味子"，主产于西南及长江流域以南各省。秋季果实成熟时采摘，晒干或蒸后晒干，除去果梗和杂质，生用，或照醋蒸法蒸至黑色，干燥后用，用时捣碎。

【性味归经】酸、甘，温。归肺、心、肾经。

【功效】收敛固涩，益气生津，补肾宁心。

【应用例举】

口干，内热消渴。本品甘以益气，酸能生津，具有益气生津止渴之功。治疗热伤气阴，汗多口渴者，如口腔干燥症，常与人参、麦冬同用，如生脉散（《内外伤辨惑论》）；治阴虚内热，口渴多饮之消渴证，多与山药、知母、天花粉等同用，如玉液汤（《医学衷中参西录》）。

【用法用量】煎服，2～6 g。

【使用注意】凡表邪未解、内有实热、咳嗽初起、麻疹初期，均不宜用。

【现代研究】

本品对神经系统各级中枢均有兴奋作用，对大脑皮层的兴奋和抑制过程均有影响，使之趋于平衡；对呼吸系统有兴奋作用，有镇咳和祛痰作用；能增强机体对非特异性刺激的防御能力；能增加细胞免疫功能，使脑、肝、脾脏 SOD 活性明显增强，故具有提高免疫、抗氧化、抗衰老作用。此外，五味子还有利胆保肝、抑菌、降低血压等作用。

【现代文献摘录例举】

［1］李强，张兆云. 复方五味子含漱液治疗复发性口腔溃疡的疗效观察［J］. 心理月刊，2019，14(12)：161.

通过实验证明，复方五味子含漱液对治疗复发性口腔溃疡效果显著，治疗时间短，治愈速度快,值得在临床应用中广泛推广。

[2] 李钊,苑明茹.复方五味子贴膜治疗复发性口腔溃疡近期效果观察[J].卫生职业教育,2015,33(1):144-147.

复方五味子贴膜在缓解复发性口腔溃疡临床症状、缩短愈合时间方面具有独特疗效,在缓解患者疼痛感觉方面与复方氯己定贴膜无显著性差异。复方五味子贴膜治疗复发性口腔溃疡的机理,可能与其对抗溃疡黏膜局部炎症、调节机体免疫力、促进黏膜修复有关。

[3] 李钊,杨永进,李军,李亚朋.复方五味子含漱液治疗复发性口腔溃疡的近期疗效观察[J].中国实验方剂学杂志,2010,16(9):202-203.

复方五味子含漱液在缓解复发性口腔溃疡的临床症状、缩短愈合时间方面具有独特疗效。对缓解溃疡患者的疼痛感觉与复方氯己定相比效果不明显。

158. 五倍子

《本草纲目》记载,"名五倍子,味酸涩寒。主敛肺降火,涩肠止泻,敛汗止血,收湿敛疮。"

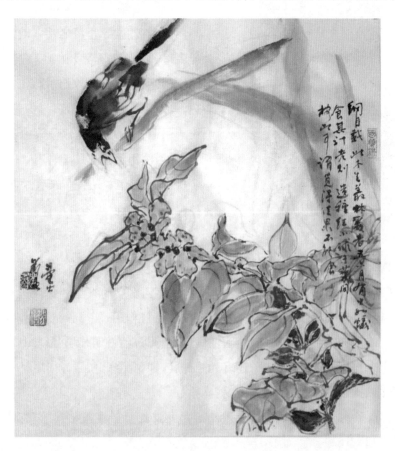

款识　《本草纲目》载:此木生丛林处者,五六月有小虫如蚁,食其汁,老则遗种,结小球于叶间。

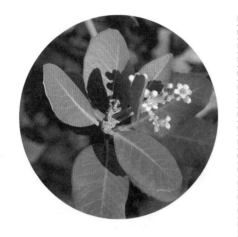

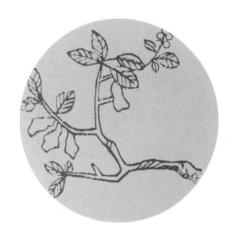

五倍子 Wubeizi

《本草拾遗》

本品为漆树科植物盐肤木（*Rhus chinensis* Mill.）、青麸杨（*Rhus potaninii* Maxim.）或红麸杨[*Rhus punjabensis* Stew. Var. sinica (Diels) Rehd. et Wils.]叶上的虫瘿，主要由五倍子蚜[*Melaphis chinensis* (Bell) Baker]寄生而形成。主产于四川、贵州、陕西、河南、湖北。秋季采摘，置沸水中略煮或蒸至表面呈灰色，杀死蚜虫，取出，干燥，生用。

【性味归经】酸、涩，寒。归肺、大肠、肾经。

【功效】敛肺降火，涩肠止泻，敛汗，止血，收湿敛疮。

【应用例举】

（1）复发性口腔溃疡。本品具有收湿敛疮之功，为治疗复发性口腔溃疡之要药。本品取适量，研细末，涂敷患处，对疮面有收敛和止痛作用。

（2）急慢性口炎，牙龈炎，牙本质过敏，牙齿烟渍。以本品制成5%～10%溶液，每日漱口3～4次，对急慢性口炎、牙龈炎、牙本质过敏、牙齿烟渍有治疗作用。

【用法用量】煎服，3～6 g。外用适量。

【使用注意】湿热泻痢者忌用。

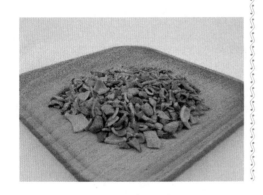

【现代研究】

五倍子鞣质对蛋白质有沉淀作用，与皮肤、黏膜的溃疡面接触后，组织蛋白即被凝固，形成一层被膜而呈收敛作用；腺细胞的蛋白质被凝固引起分泌抑制，产生黏膜干燥，神经末梢蛋白质沉淀，可呈微弱的局部麻醉现象；与若干金属、生物碱苷类形成不溶解化合物,因而用作解毒剂;对小肠有收敛作用,可减轻肠道炎症,止腹泻。此外,本品尚有抑菌抗病毒作用。

【现代文献摘录例举】

[1] 胡佑志. 五倍子蜂蜜茶治口腔溃疡[J]. 蜜蜂杂志,2017,37(10):285-289.

五倍子 10 g,蜂蜜 25 g,绿茶 1 g。将五倍子加水 400 mL,煮沸 10 分钟,再加入绿茶和蜂蜜,继续煎煮 5 分钟,然后滤取汁液,早、晚分 2 次服用,每日 1 剂,连续饮服 3 日。治疗口腔溃疡。

[2] 刘玉梅,徐静舒. 五倍子抗口腔致病菌活性物质筛选及其体外抑菌效果评价[J]. 实用口腔医学杂志,2017,33(4):437-441.

通过一系列提取分离纯化,从五倍子中筛选出 3 种活性单体:没食子酸、没食子酸甲酯、没食子酸乙酯。这 3 种活性单体在较低浓度下对口腔主要致病菌的生长、酸代谢和糖代谢都有一定的抑制作用。

[3] 刘环,赵楠,许哲,廖娟,马芸,陈婷婷. 复方五倍子溶液低温含漱预防白血病患者口腔出血感染的效果[J]. 中华现代护理杂志,2017,23(21):2742-2744.

将冷疗和复方五倍子含漱液两种方法相结合,能够有效降低口腔出血后感染发生率。低温中药溶液制作方便、使用简便易行,值得推广应用。

[4] 杨秀艳. 冰片五倍子喷口腔治疗溃疡性口腔炎 101 例疗效观察[J]. 山西医药杂志,2013,42(7):788.

冰片、五倍子具有消炎、抗菌、保护溃疡面等作用,能有效地减轻疼痛,促进愈合,缓解症状。

159. 山茱萸

《神农本草经》记载,"名山茱萸,味酸平。主心下邪气,寒热,温中,逐寒湿痹,去三虫。久服轻身。一名蜀枣,生山谷。"

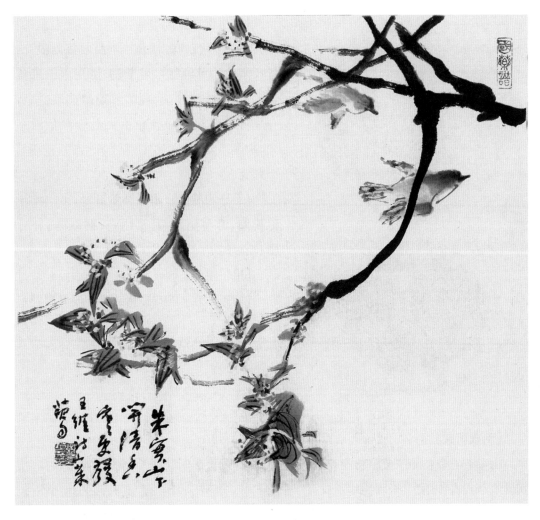

款识 朱实山下开,清香寒更发。(王维诗山茱萸句)

山茱萸 Shanzhuyu

《神农本草经》

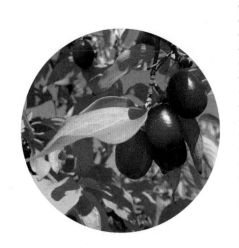

本品为山茱萸科植物山茱萸(*Cornus of-ficinalis* Sieb. et Zucc.)的干燥成熟果肉。主产于河南、浙江。秋末冬初果皮变红时采收果实,用文火烘或置沸水中略烫,及时除去果核,干燥,山茱肉生用,或取净山茱肉照酒炖法、酒蒸法制用。

【性味归经】酸、涩,微温。归肝、肾经。

【功效】补益肝肾,收涩固脱。

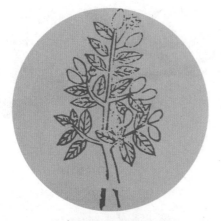

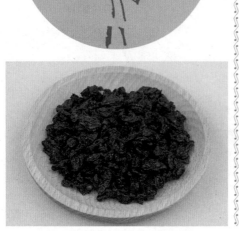

【应用例举】

(1)复发性口腔溃疡。本品收敛固涩,治疗反复发作单纯性口腔溃疡,可用干山茱萸碾碎成末,陈醋调成糊状,每晚睡前取适量,分别置于 2 块干净纱布中央敷于双足涌泉穴,次晨揭开洗净,10 日为 1 个疗程,连敷 4 个疗程。

(2)牙龈萎缩。本品补益肝肾,可治疗牙龈萎缩,常与熟地黄、淮山药、甜苁蓉、补骨脂、胡桃肉等同用,有补肾固精之效。

【用法用量】煎服,6~12 g。

【使用注意】素有湿热而致小便淋涩者不宜服用。

【现代研究】

山茱萸对非特异性免疫功能有增强作用,体外试验证明其能抑制腹水癌细胞;有抗实验室肝损害作用;对于因化疗及放射疗法引起的白细胞下降,有使其升高的作用;有抗氧化作用;有较弱的兴奋副交感神经作用;所含鞣质有收敛作用。山茱萸注射液能强心、升压;并能抑制血小板聚集,抗血栓形成。此外,山茱萸有抑菌、抗流感病毒、降血糖、利尿等作用。

【现代文献摘录例举】

黄钰铃,呼世斌,刘音. 山茱萸果实提取物抑菌作用研究[J]. 食品工业科技,2002,(10):31-32.

黄钰铃等以无水乙醇对山萸萸果肉进行浸提实验,得到了山萸肉提取液;用山萸肉提取液对几种常见的食品微生物进行抑菌活性的测定,结果表明,山萸肉提取液对细菌和部分酵母的抑菌效果显著。最低抑菌浓度(Mic)实验表明,山萸肉提取液对大肠杆菌、枯草芽孢杆菌和假丝酵母的 Mic 均为 5%,而对金黄色葡萄球菌的 Mic 为 4%。此外,山萸肉提取液抑菌 pH 范围为 4~8.5,且热稳定性好。对霉菌抑制效果不明显,关于抑菌机理尚待研究。

第十九章　口腔病常见外用本草

外治法是中医外科具有的特色治疗方法，"外治之理，亦即内治之理，外治之药，亦即内治之药，所异者法耳"。中医学认为，针灸、按摩、伤外科手术、药物熏、烫、敷等，都属于外治法。现代的外治法，一般是指选用药物、手法或配合适当的器械，作用于体表或九窍等处，治疗疾病的一种方法。外治法对口腔疾病的治疗具有重要的作用，中医外治药物可单味使用，也可制备成复方。本章主要介绍口腔疾病外治法的常见本草。

160. 西瓜霜

《本草再新》记载，"别名西瓜硝，味咸寒。治喉痹久嗽。"

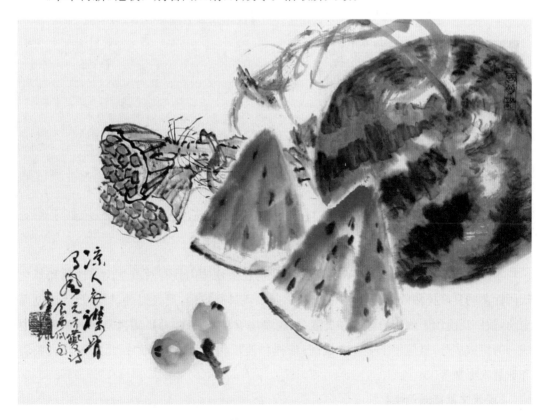

款识　凉入衣襟骨有风。（宋·方夔诗《食西瓜》）

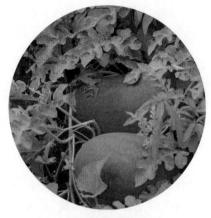

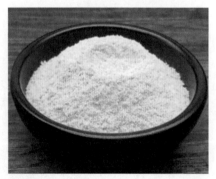

西瓜霜 Xiguashuang

《疡医大全》

本品为西瓜皮和皮硝混合制成的白色结晶。

【性味归经】咸、寒,归肺、胃、大肠经。

【功效】清热泻火,消肿止痛。

【应用例举】

(1)口疮。适用于实火口疮,有消肿止痛之功效,可治疗口腔溃疡、充血糜烂型口腔扁平苔藓等口腔黏膜疾病(《疡医大全》)。

(2)咽喉肿痛。西瓜霜与薄荷、甘草、梅花冰片研细吹喉,"专治咽喉肿痛"(《验方新编》)。

【用法用量】外用适量:研末吹于患处。内服:冲入汤药。

【使用注意】虚寒患者忌用。

【现代研究】

小鼠体内抗菌实验证明,西瓜霜甲醇提取物在生物体内具有对革兰氏阳性菌和革兰氏阴性菌的良好抑菌效果。现代研究表明,西瓜霜具有抗菌、消炎退肿、镇痛及促进创面愈合,被广泛应用于临床治疗咽喉炎症、口腔溃疡等黏膜疾病,西瓜霜也是一种重要的中成药的组成成分,被应用于多种中成药,如桂林西瓜霜、西瓜霜润喉片、瓜霜退热灵胶囊和珠黄吹喉散等。

【现代文献摘录例举】

唐敏洋.西瓜霜粉剂喷洒治疗鼻咽癌放射性口腔黏膜炎的临床观察[D].广西医科大

学,2012.

研究发现,西瓜霜药粉喷洒与漱口水联合应用可减轻放射性口腔黏膜炎严重程度。

161. 蛇床子

《神农本草经》记载,"名蛇床子,味苦平。主妇人阴中肿痛,男子阴痿,湿痒,除痹气,利关节,癫痫恶创。久服轻身。一名蛇米。生川谷及田野。"

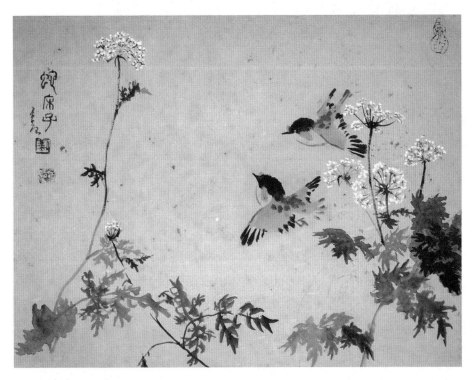

款识 生用煎汤频洗浴,却教遍体尽驱风。(赵瑾叔《本草诗》)

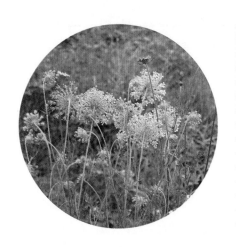

蛇床子 Shechuangzi

《神农本草经》

本品为伞形科植物蛇床[*Cnidium monnieri*(L.)Cuss.]的干燥成熟果实。全国大部分地区均产。夏、秋二季果实成熟时采收,除去杂质,晒干,生用。

【性味归经】辛、苦、温,有小毒,归肾经。

【功效】燥湿祛风、杀虫止痒、温肾壮阳。

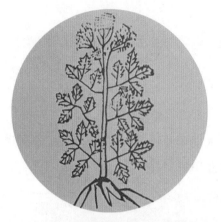

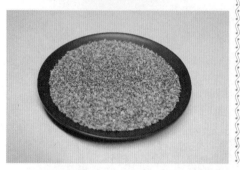

【应用例举】

疮疡。对于白塞病的外阴溃疡、扁平苔藓、带状疱疹的皮肤病损具有改善皮损、减轻疼痛的作用。

【用法用量】煎服 3～10 g；外用适量，多煎汤熏洗，或研末调敷。

【使用注意】下焦有湿热，阴虚火旺者不宜内服；皮肤过敏者忌外用。

【现代研究】

研究发现，蛇床子对金黄色葡萄球菌、大肠埃希菌等细菌、常见动物及人表浅型真菌、单纯疱疹病毒等病毒均有抑制作用。蛇床子素能通过抑制巨噬细胞释放炎症介质，减轻肥大细胞释放过敏性介质，对多类急性和慢性炎症模型都有抗炎作用和具有止痒抗过敏作用。另外，蛇床子素还具有抗肿瘤、防治骨质疏松、抗氧化、保护心血管等作用。

【现代文献摘录例举】

黄彦肖，任青玲，孙凤丹，朱时纯. 加味蛇床子散熏洗联合高强度聚焦超声治疗外阴白斑临床疗效观察[J]. 中国计划生育学杂志，2017,25(6):404-407.

黄彦肖等采用加味蛇床子散（蛇床子 30 g，苦参 20 g，花椒 6 g，百部 15 g，蒲公英 15 g，南鹤虱 10 g，黄柏 10 g，地肤子 10 g。）联合高强度聚焦超声治疗外阴白斑 30 例。与单纯超声治疗相比，联合治疗不仅可以明显改善患者的临床症状，亦可降低患者复发率及减少不良反应的发生。

162. 雄黄

《神农本草经》记载，"名雄黄，味苦平。主寒热，鼠瘘恶创，疽痔死肌，杀精物，恶鬼，邪气，百虫毒，胜五兵。炼食之，轻身，神仙。"

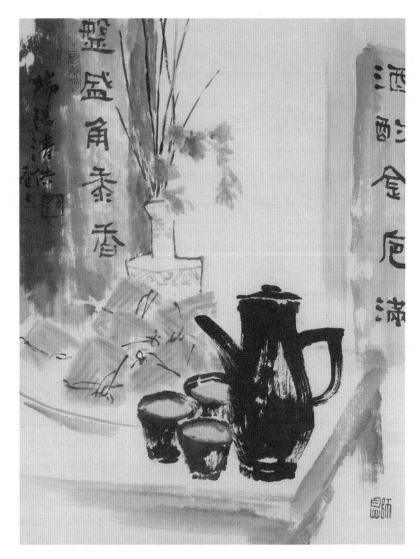

款识　端阳清供："酒酌金厄满，盘盛角黍香"图中雄黄酒、粽子、艾、蒲皆为端阳节所用。

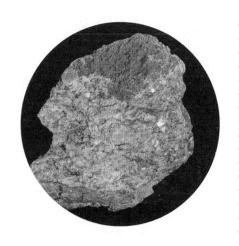

雄黄 Xionghuang

《神农本草经》

本品为硫化物类矿物雄黄族雄黄，主含二硫化二砷（As_2S_2）。主产于湖南、湖北、贵州。采挖后，除去杂质，照水飞法水飞，晾干。生用，切忌火煅。

【性味归经】辛，温；有毒。归肝、大肠经。

【功效】解毒杀虫，燥湿祛痰，截疟。

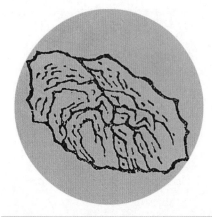

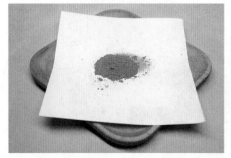

【应用例举】

（1）白塞病。对于白塞病的外阴溃疡，可用单味药雄黄。《金匮要略·百合狐惑病阴阳毒病脉证治第三》："蚀于肛者，雄黄熏之""雄黄为末，筒瓦二枚合之，烧，向肛熏之。"

（2）牙周炎。与密陀僧、石胆、麝香等合用，可消肿止痛，如密陀僧散（《御院药方》）。

【用法用量】 外用适量：熏涂患处。内服：0.05～0.1 g，入丸散用。

【使用注意】 本品应水飞入药，切忌火煅；内服宜慎；不可长期、大量使用；孕妇禁用。

【现代研究】

雄黄为硫化物类矿物雄黄族雄黄，在现代临床研究中应用颇为广泛。研究发现，雄黄被纳米化以后，通过诱导细胞凋亡、改变胞内氧化还原状态、促进肿瘤细胞分化等途径而具有抗肿瘤作用。雄黄对白血病、肺癌、宫颈癌、食管癌、胃癌等多种癌症表现出较强的抗肿瘤特性。另外，对压疮具有缩小疮面、减少渗液、促进肉芽组织生长等作用。研究发现，雄黄在预防、治疗和直接灭活给药3种方式下，均可在一定程度上抑制呼吸道合胞病毒、腺病毒复制，尤其是预防给药。体内外研究表明，含雄黄的方剂六神丸可以在病毒复制的不同阶段显著抑制病毒复制和增殖，而且能改善肺部炎症损伤。

【现代文献摘录例举】

朱清华，付凌慧，马建峰. 四妙勇安汤内服配合雄黄膏外敷治疗带状疱疹 33 例[J]. 中国中医药现代远程教育，2019，17(5):58-60.

四妙勇安汤加味内服配合雄黄膏外敷治疗带状疱疹不仅疗效确切、疗程短，还能够有效预防后遗神经痛的发生，减少疼痛感，值得进一步推广。

163. 蜂房

《神农本草经》记载，"名露蜂房，味苦平。主惊痫瘛疭，寒热邪气，癫疾，鬼精，蛊毒肠痔。火熬之，良。一名蜂肠。生山谷。"

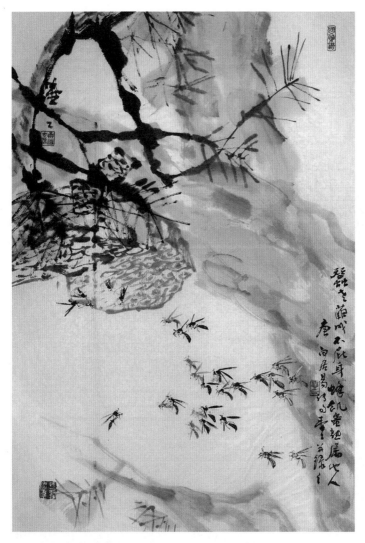

款识　蚕老茧成不庇身,蜂饥蜜熟属他人。(唐·白居易句)

　　按:蜜尚如此,何况蜂房乎?

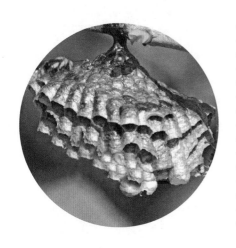

蜂房 Fengfang

《神农本草经》

　　本品为胡蜂科昆虫果马蜂[*Polistes olivaceous* (DeGeer)]、日本长脚胡蜂(*Polistes japonicus* Saussure)或异腹胡蜂(*Parapolybia varia* Fabricius)的巢。全国大部分地区均产。秋、冬二季采收,晒干,或略蒸,除去死蜂死蛹,晒干,剪块,生用。

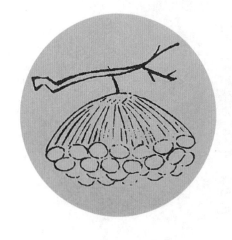

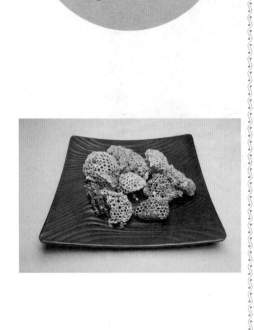

【性味归经】甘,平。归胃经。

【功效】攻虫杀毒,祛风止痛。

【应用例举】

(1)牙痛。治风火牙痛,可与细辛水煎漱口。明代《普济方》记载有十余剂以蜂房为主要药物的治牙痛方。还可与荆芥、川椒、地骨皮、松节、青盐、白矾灰制成细散,以棉裹于痛处咬之,有涎即吐却(《太平圣惠方》)。

(2)口腔白斑。使用蜂房的主要成分蜂胶外涂,可以局部治疗白斑病损。

(3)牙周病。对于牙周肿痛者,可与荸荠、生地黄、当归等合用(《仁斋直指方》)。

(4)疮肿。本品能攻毒杀虫,攻坚破积,为外科常用之品。常与解毒消肿生肌药配伍应用。可与生南星、生草乌、白矾、赤小豆等同用,治疮肿初发(《证治准绳》)。也可用露蜂房(烧灰)、冰片、白僵蚕、乳香等制成细末吹喉,治喉痹肿痛,见太仓公蜂房散(《洞天奥旨·卷十六》)。

【用法用量】外用适量:研末油调敷患处,或煎水漱口,或洗患处。煎服,3～5 g。

【使用注意】蜂房有一定的毒性(小毒),过量服用易引起中毒反应。另外,气血虚弱者、肾功能不全者及孕妇等人群忌用。

【现代研究】

蜂房中含有氨基酸和多肽、有机酸和酚类、挥发油及油脂类成分、香豆素和内酯类、还原糖、鞣质、三萜类、植物甾醇、皂苷及强心苷等多种物质。一般认为露蜂房主要含蜂蜡、蜂胶、蜂房油三大类主要物质。还具有广谱抗菌作用,可以抑制变形链球菌、远缘链球菌、血链球菌、粘性放线菌、奈氏放线菌和鼠李糖乳杆菌的生长,并显著抑制变形链球菌细胞的致酸性和酸度。另外还具有抗炎、抗氧化、促进创口愈合等作用。

【现代文献摘录例举】

[1] 郑咪咪,万宏伟,朱毓,项李娜,李小茹.蜂胶对放疗或化疗相关性口腔黏膜炎效

果的 Meta 分析[J]. 护士进修杂志,2021,36(17):1565-1569,1574.

　　蜂胶可以明显降低放疗或化疗引起的口腔黏膜炎发生率,减轻口腔黏膜炎严重程度,但使用的剂量和浓度、时间等仍需要高质量的研究进行验证。

　　[2] 魏广治. 康复新液与蜂胶联合应用治疗糜烂型口腔扁平苔藓(OLP)的临床研究[J]. 中国继续医学教育,2017,9(15):179-180.

　　康复新液与蜂胶联合应用能有效改善糜烂型 OLP 不良状况,增强药效,从而缩短治疗时间,对 OLP 的最终治疗效果有促进作用。

164. 白矾

　　《神农本草经》记载,"名涅石,味酸寒。主寒泄利,白沃,阴蚀,恶疮,目痛,坚骨齿。炼饵服之,轻身不老,增年。一名羽涅。生山谷。"

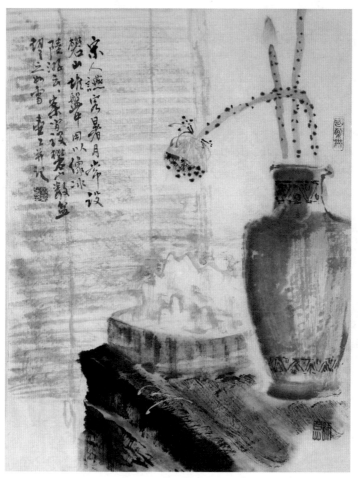

　　款识　宋人谳客,暑月常设矾山堆盘中,用以象冰。

　　　　　陆游云:"案间设矾山数盘,望之如雪。"

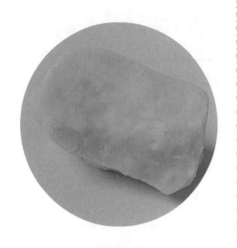

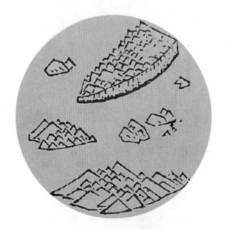

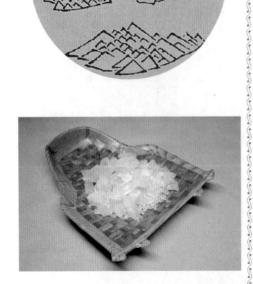

白矾 Baifan

《神农本草经》

本品为硫酸盐类矿物明矾石经加工提炼制成。主含含水硫酸铝钾［$KAl(SO_4)_2 \cdot 12H_2O$］。主产于甘肃、山西、湖北、安徽、浙江。全年均可采挖，将采得的明矾石用水溶解，滤过，滤液加热浓缩，放冷后所得结晶即为白矾，捣碎生用，或煅用。煅后称枯矾。

【性味归经】酸、涩、寒。归肺、脾、肝、大肠经。

【功效】外用解毒杀虫，燥湿止痒，内服止血止泻，祛除风痰。

【应用例举】

(1)牙龈出血。本品外用可止血，研粉外用可治疗牙龈出血(《千金方》《本草衍义》)。

(2)鹅口疮。本品有抗炎杀菌作用，与朱砂研细粉外用，可治疗鹅口疮，如白矾散(《太平圣惠方》)。

(3)复发性口疮。本品具有保护创面、收湿敛疮作用，可治疗口腔溃疡，通常为复方使用。治疗虚火上炎型口疮，与甘草合用含化咽津(《张氏医通》)，或与五倍子、白糖、香油等调制成糊状外涂(《中国民间疗法》)。

【用法用量】外用适量：研末敷或化水洗患处。内服：0.6～1.5 g，入丸散剂。

【使用注意】外用量多具有腐蚀作用，使用时注意掌握剂量。

【现代研究】

现代药理研究表明，白矾对大肠埃希菌、金黄色葡萄球菌、变形杆菌、白色念珠菌、绿脓杆菌、痢疾杆菌、伤寒杆菌、阴道滴虫等均有明显的抑制作用。白矾有强烈的凝固蛋白作用，外用稀溶液能起消炎、收敛、防腐作用。近年来白矾在抗癌方面的药理作用得到广泛关注。

【现代文献摘录例举】

[1] 丛红芸,马俊华.治疗口腔溃疡验方[J].中国民间疗法,2016,24(2):93.

丛红芸等将白矾研成细末,用棉签蘸取粉末敷口腔溃疡处,或以香油调和外涂之,每日3次,用药3～10天疗效明显。

[2] 刘丽芳,张阳德,伍参荣.矾冰纳米乳对临床常见病原菌体外抗菌活性的研究[J].微生物学杂志,2010,30(5):25-28.

研究结果提示,矾冰纳米乳与矾冰液均有广谱体外抑菌及杀菌活性,白矾及冰片复合物纳米化可提高抗菌效果。

165. 花椒

《神农本草经》记载,"名花椒,味辛温。主治邪气咳逆,温中,逐骨节皮肤死肌,寒湿痹痛,下气。"

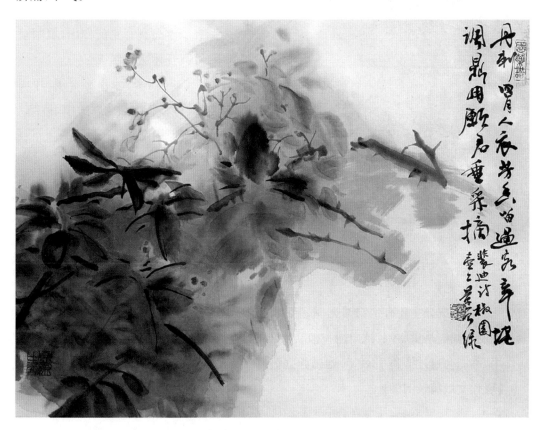

款识 丹刺胃人衣,芳香留过客。幸堪调鼎用,愿君垂采摘。(唐·裴迪《椒园》)

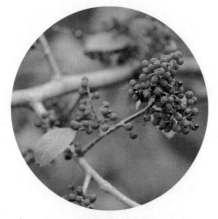

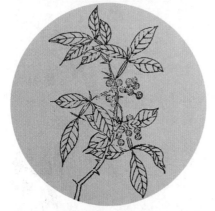

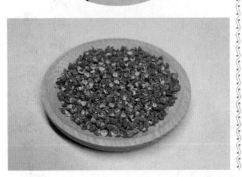

花椒 Huajiao

《神农本草经》

本品为芸香科植物青椒（*Zanthoxylum schinifolium* Sieb. et Zucc.）或花椒（*Z. bungeanum* Maxim.）的干燥成熟果皮。主产于辽宁、河北、四川，传统以四川产者为佳，又名川椒、蜀椒。秋季采收成熟果实，晒干，除去种子及杂质，生用或炒用。

【性味归经】辛、温。归脾、胃、肾经。

【功效】温中止痛，杀虫止痒。

【应用例举】

（1）牙本质过敏。与荸荠、细辛等药物制成药膏或糊剂涂抹患牙敏感部位可脱敏治疗。

（2）牙髓炎。本品具有止痛作用，填塞至龋齿窝洞中，可减轻牙髓炎疼痛症状。

（3）牙周炎。与细辛、冰片等合用，牙周袋上药，具有解毒镇痛、散热化腐的作用。

【用法用量】外用适量，煎汤熏洗。煎服3～6 g。

【使用注意】阴虚火旺者忌服。孕妇慎服。

【现代研究】

花椒化学成分主要有生物碱类、木脂素类、黄酮类、挥发油类和酰胺类等，具有抗炎、调节免疫、保肝、杀虫驱蚊、抗血糖和抑制肿瘤等活性。竹叶椒脂溶性生物碱成分具有镇痛作用，可能会通过抑制 TRPV1 通道起到镇痛作用。

【现代文献摘录例举】

周杰，刘璐，邱盛敏，杨熙贤，胡一晨. 不同产地花椒精油的化学成分分析及花椒精油固体制剂的抗真菌作用考察[J]. 中国实验方剂学杂志，2021，27（2）：153-160.

不同产地花椒精油的化学成分存在一定差异。花椒精油对黄曲霉菌分生孢子的形成及黄曲霉毒素 B1 的产生均有抑制作用，可将花椒精油开发成抑菌制剂，运用于中药材、食品的存储。

166. 没食子

《海药本草》记载，"名没食子，味苦温。主治久泻久痢，遗精，盗汗，咳嗽，咯血，便血，痔血，创伤出血，疮疡久不收口，口疮，齿痛。"

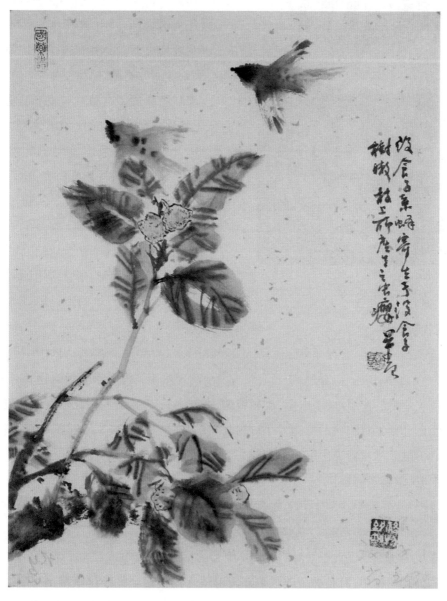

款识　没食子系蜂寄生于没食子树嫩枝上所产生的虫瘿。

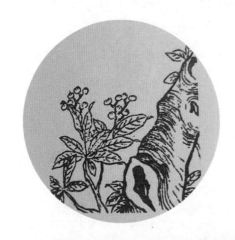

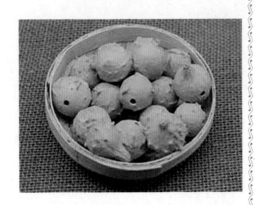

没食子 Moshizi

《海药本草》

为没食子蜂的幼虫寄生于壳斗科植物没食子树（*Quercus ittfectoria* Olivier.）幼枝上所生的虫瘿。产于希腊、土耳其、伊朗等国。

【性味归经】苦、温。归肺、脾、肾经。

【功效】涩肠，固精，止咳，止血，敛疮。

【应用例举】

（1）牙周炎。本品具有较强的抗菌作用，能够灭杀牙周致病菌，控制炎症。

（2）口腔溃疡。本品具有敛疮的功效，对口疮具有促进愈合的作用（《中华本草》）。

（3）牙痛。本品具有一定的止痛作用。捣散后用在患牙处可缓解牙痛症状。

【用法用量】外用适量：研末撒或调敷。内服：煎服，6～12 g；或入丸、散。

【使用注意】凡泻痢初起，湿热内郁或有积滞者忌服。性偏止涩，不宜多用独用。

【现代研究】

没食子富含没食子鞣质（Turkish gallotannin），为 50%～70%，其次为没食子酸 2%～4% 及丙酸、树脂等。没食子具有多方面的药理作用。没食子水提取物具有良好的抗乙型肝炎病毒的作用，对链球菌、大肠杆菌、金黄色葡萄球菌等均有较强的抑制作用，且对多重耐药菌具有相同的抑制效果。另外，还具有收敛、抗炎、镇痛、抗免疫、抗肿瘤、抗病毒、降血脂、降血糖等作用。

【现代文献摘录例举】

［1］宋忠臣，束蓉，姚菊芳. 没食子对口腔常见细菌抑制作用的体外研究［J］. 口腔医学研究，2006，（6）：634，638.

宋忠臣等观察了没食子液对口腔常见细菌的抑制作用，发现没食子液对金黄色葡萄球菌有明显抑菌作用，而对甲型链球菌却无抑菌作用。对牙龈卟啉单胞菌、伴放线放线杆菌、具核梭杆菌，均有明显的抑制作用。提示没食子液可用于控制牙周细菌，调节宿主的防御功能，达到治疗牙周病的作用。

[2] 李伟,胡红梅,秦翠. 中药没食子浸出液结合曲安奈德治疗阿弗他溃疡的疗效评价[J]. 井冈山大学学报(自然科学版),2011,32(4):104-106.

中药没食子的浸出液结合曲安奈德治疗阿弗他溃疡的疗效要优于单独使用没食子浸出液,效果肯定。

167. 硼砂

《神农本草经》记载,"名硼砂,味甘凉。治上焦痰热,生津液,去口气,消障翳,除噎膈反胃,积块结瘀肉,阴溃骨哽,恶疮及口齿诸病。"

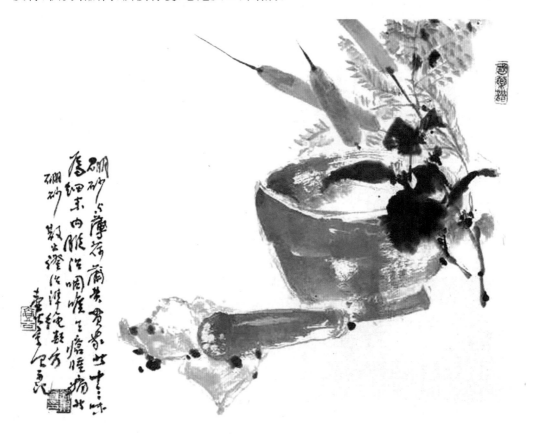

款识　硼砂与薄荷、蒲黄、贯众等十三味为细末,内服治咽喉生疮等。硼砂散出《证治准
　　　绳·类方》。

　　　按:硼砂一物难入画,本图择其部分及研钵遂成一画。

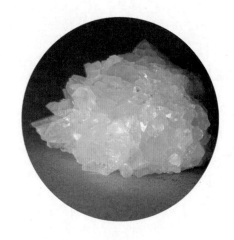

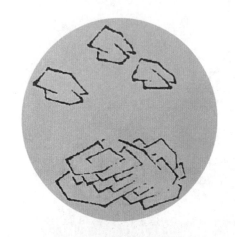

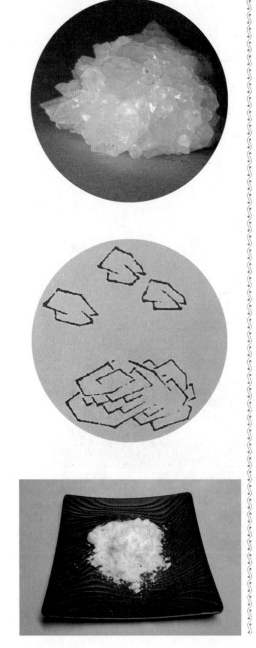

硼砂 Pengsha

《日华子本草》

本品为天然矿物硼砂经精制而成的结晶，主含含水四硼酸钠（$Na_2B_4O_7 \cdot 10H_2O$）。主产于青海、西藏、云南、四川。采挖后，除去杂质，捣碎。生用或煅用。

【性味归经】甘、咸，凉。归肺、胃经。

【功效】外用清热解毒，内服清肺化痰。

【应用例举】

（1）口腔溃疡、咽喉肿痛。本品性凉，外用可清热解毒、消肿防腐，可与冰片、玄明粉、朱砂等合用治疗口腔溃疡、咽喉肿痛，如冰硼散（《外科正宗》）。

（2）牙周病。可以将本品与细辛、花椒等合用，牙周袋上药，具有解毒镇痛、散热化腐的作用。还可与朱砂、硼砂、朴硝等合用，祛腐消肿，治疗牙周炎，如一字散（《医宗金鉴》）。

（3）口腔念珠菌感染。外用治鹅口疮，配伍硼砂、冰片、甘草、雄黄等，如四宝丹（《疡医大全》）。

【用法用量】外用适量：研极细末干撒或调敷患处；或化水含漱。内服多入丸、散，1.5～3 g。

【使用注意】本品以外用为主，内服宜慎。

【现代研究】

现代研究发现，硼砂对金黄色葡萄球菌等常见化脓菌有抗菌作用，同时还有抗结核分枝杆菌、抗真菌、抗病毒作用，并略有防腐作用。对皮肤和黏膜具有收敛和保护作用。硼对氟的毒性有显著的拮抗作用，硼在体内与氟形成牢固的络合物，易于从尿排出，减少氟的蓄积，因此有学者采用食盐加硼的方式，在氟病区试验，取得了一定的防治效果。

【现代文献摘录例举】

[1] 王新红. 复方硼砂含漱液对部分口腔感染细菌的抑制作用研究[J]. 山东化工,2020,49(12):9-10.

王新红研究了复方硼砂含漱液对金黄色葡萄球菌、表皮葡萄球菌、大肠埃希菌、肺炎克雷伯菌、铜绿假单胞菌及临床分离 MRSA 等10株常见口腔感染细菌的抑制作用。作者用微量肉汤稀释法测定 MIC。结果显示:在2倍稀释度下,复方硼砂含漱液对10株细菌均有抑制效果;在4倍稀释度下,对表皮葡萄球菌标准株、MRSA 临床株2和4有抑制效果。因而认为复方硼砂含漱液可有效抑制上述各种细菌的生长。

[2] 杨立新. 口炎清与复方硼砂溶液联合治疗复发性口腔溃疡的疗效观察[J]. 基层医学论坛,2020,24(1):23-24.

杨立新探讨了口炎清和复方硼砂溶液含漱联合治疗复发性口腔溃疡的临床疗效。作者将80例复发性口腔溃疡患者随机分成2组,观察组口服口炎清颗粒、复方硼砂溶液口腔含漱,对照组口服维生素 B 和维生素 C 治疗,对比2组的治疗效果。结果显示,观察组疗效显著优于对照组($P<0.05$)。因此认为口炎清与复方硼砂溶液配合治疗复发性口腔溃疡疗效较好,值得推广。

附录一　口腔临床常见病用药简介

本书正文是按照药物功效不同而分章论述。本篇则以口腔临床常见病为纲,突破章节所限,按照口腔临床应用来选药,即以临床常见病症用药横向综合。

1. 牙痛常用药

(1)胃火牙痛证:石膏　黄连　升麻　山豆根　牡丹皮　生地黄　知母　玄参　大黄　荜茇

(2)风冷、虫蛀牙痛证:细辛　白芷　荜茇　花椒　蜂房　荆芥　防风　紫苏叶　桂枝　川芎　生姜　葛根　荜茇

(3)风热牙痛:金银花　连翘　菊花　桑叶　牛蒡子　僵蚕　大青叶　葛根　川芎　白芷　荜茇

2. 牙周炎常用药

(1)胃火炽盛证:黄连　大黄　黄芩　白茅根　芦根　侧柏叶　牡丹皮　赤芍　蒲黄　仙鹤草　荜茇

(2)阴虚火旺证:生地黄　麦冬　玄参　知母　黄柏　牛膝　牡丹皮　赤芍　侧柏叶　蒲黄　仙鹤草

3. 牙齿松动常用药

熟地黄　山茱萸　生地黄　石菖蒲　补骨脂　骨碎补　明矾　没食子　石膏　川芎　枸杞子

4. 牙本质过敏症常用药

枸杞子　女贞子　没食子　厚朴　荜茇　熟地黄　知母　黄柏　茶叶　细辛　白芷　苍术　花椒

5. 复发性口腔溃疡常用药

(1)脾胃积热证:石膏　升麻　知母　黄芩　栀子　黄连　牡丹皮　天花粉　广藿香　佩兰　大黄　芒硝　鸡内金　茶叶　五倍子　细辛　吴茱萸

(2)虚火上炎证:知母　黄柏　生地黄　熟地黄　山药　山茱萸　牡丹皮　茯苓　泽泻　玄参

川牛膝 怀牛膝 麦冬 天冬 五倍子 吴茱萸

6. 口腔念珠菌病常用药

(1)心脾积热证:黄连 栀子 黄芩 生地黄 淡竹叶 石膏 金银花 甘草 桑叶

(2)脾虚湿盛证:茯苓 白术 陈皮 薏苡仁 甘草 黄芪 党参 山药 金银花

(3)虚火上浮证:生地黄 牡丹皮 知母 泽泻 黄柏 北沙参 麦冬 当归 白芍

7. 口腔扁平苔藓常用药

薏苡仁 苍术 土茯苓 夏枯草 白鲜皮 白茅根 金银花 虎杖 陈皮 厚朴 佩兰 柴胡 枳实 郁金 川芎 鸡血藤 丹参 红花 当归 黄芪 甘草 麦冬 白芍 枸杞子 山茱萸 蛇床子 桂枝 羌活

8. 口腔黏膜下纤维化常用药

桃仁 红花 丹参 当归 川芎 赤芍 郁金 枳实 柴胡 香附 白芍 玄参 薏苡仁 黄芪 土茯苓

9. 灼口综合征常用药

柴胡 香附 郁金 川芎 枳实 六神曲 黄芩 黄连 知母 合欢皮 龙骨 牡蛎 党参 白术 茯苓 砂仁 薏苡仁 生地黄 麦冬 牛膝 丹参 玄参 白芍 天花粉 淡竹叶 薄荷

10. 慢性唇炎常用药

(1)风火湿热证:荆芥 防风 薄荷 连翘 栀子 黄芩 石膏 白术 滑石 川芎 当归 甘草 茯苓 马齿苋

(2)阴虚血燥证:当归 川芎 生地黄 赤芍 柴胡 黄芩 甘草 荆芥 黄柏 石斛 知母

11. 口腔白斑常用药

当归 桃仁 红花 鸡血藤 丹参 乳香 没药 柴胡 枳实 陈皮 半夏 茯苓 甘草 黄芪 白鲜皮 蜂房 白芷 金银花 苦参 生地黄 熟地黄 泽泻 知母 黄柏 山茱萸 附子 羌活

12. 天疱疮常用药

生地黄 白茅根 天花粉 紫花地丁 黄连 黄芩 黄柏 金银花 野菊花 栀子 甘草 茯苓 白术 泽泻 薏苡仁 麦冬 牡丹皮 枳实 白鲜皮 龙胆 仙鹤草 黄芪 太子参 西洋参

党参 沙参 玄参 天冬 玉竹 石斛

13. 三叉神经痛常用药

川芎 羌活 荆芥 防风 牛蒡子 天麻 钩藤 龙胆 柴胡 香附 夏枯草 栀子 黄芩 车前草 泽泻 三七 当归 地龙 蜈蚣 僵蚕 红花 枸杞子 生地黄 熟地黄 玄参

14. 口干常用药

(1)气阴不足证:西洋参 太子参 黄芪 黄精 玉竹 枸杞子 熟地黄 山药 山茱萸 知母 黄柏 石斛 北沙参

(2)胃热炽盛证:生石膏 知母 麦冬 生地黄 石斛 牛膝 玄参 黄连 栀子 芒硝 大黄

(3)肺热津伤证:竹叶 天花粉 生地黄 桑叶 麦冬 天冬 葛根 知母 西洋参 五味子

15. 口臭常用药

藿香 佩兰 丁香 木香 豆蔻 茶叶 陈皮 薏苡仁 滑石 苍术 薄荷 金银花 菊花 黄芩 黄连 半夏 石菖蒲 枳实 火麻仁 郁李仁 山楂 六神曲

16. 口腔颌面部肿瘤常用药

(1)热毒积聚证:连翘 黄芩 栀子 夏枯草 黄柏 玄参 野菊花 金银花 蒲公英 白花蛇舌草 生地黄 蜂房 紫花地丁

(2)痰瘀壅盛证:浙贝母 夏枯草 陈皮 半夏 石菖蒲 胆南星 生牡蛎 昆布 三七 当归 桃仁 红花 地龙 蜈蚣 乳香 没药 蜂房 土茯苓 桔梗 白芷 薏苡仁

(3)气血不足证:党参 黄芪 茯苓 白术 熟地黄 当归 川芎 甘草 赤芍 白芍 陈皮 半夏 桂枝 柴胡 升麻

附录二 口腔临床常用中成药简介

本篇以口腔临床常见病为纲,列举口腔临床常用中成药,供参考。

1. 口炎清颗粒

【来源】《卫生部药品标准中药成方制剂分册》。

【组成】天冬、麦冬、玄参、山银花、甘草等。

【功效】滋阴清热,解毒消肿。

【主治】阴虚火旺所致的口腔炎症。

【规格】每袋装 10 g;每袋装 3 g(无蔗糖)。

【用法用量】口服,每日 2 次,每次 20 g。

【临床应用】宋小丽纳入 130 例阴虚火旺型疱疹性口腔炎患儿作为研究对象,随机分组研究,结果显示,口炎清颗粒联合单磷酸阿糖腺苷治疗阴虚火旺型儿童疱疹性口腔炎,可有效提高临床疗效、缩短临床症状改善周期、减轻炎症反应程度、预防病情复发,安全性较高。

【参考文献】

宋小丽. 口炎清颗粒联合单磷酸阿糖腺苷治疗阴虚火旺型儿童疱疹性口腔炎临床研究[J]. 新中医,2022,54(14):107-110.

2. 玄麦甘桔颗粒

【来源】《中国药典》2015 版。

【组成】玄参、麦冬、甘草、桔梗。

【功效】清热滋阴,祛痰利咽。

【主治】用于阴虚火旺,虚火上浮,口鼻干燥,咽喉肿痛,口腔溃疡。

【规格】每袋装 10 g。

【用法用量】开水冲服。一次 10 g,一日 3~4 次。

【临床应用】张晓卫采用一清胶囊联合玄麦甘桔颗粒治疗复发性阿弗他溃疡 85 例,

优于采用维生素 B$_2$ 片及左旋咪唑片治疗的对照组,治疗组总有效率为 96.5%,明显高于对照组 88.2%;3 个月后随访,治疗组复发例数少于对照组。结论:疗效确切,可预防复发。

【参考文献】

张晓卫. 一清胶囊联合玄麦甘桔颗粒治疗复发性阿弗他溃疡 42 例[J]. 中国中医药现代远程教育,2012,10(14):22-23.

3. 复方双花口服液

【来源】国家食品药品监督管理局国家药品标准新药转正标准第十五册 WS3-366(Z-52)-97(Z)。

【组成】金银花、连翘、穿心莲和板蓝根。

【功效】清热解毒、利咽消肿。

【主治】发热,微恶风寒,鼻塞流涕,咽喉肿痛,吞咽困难,局部淋巴结肿痛,或见红丝。或急性上呼吸道感染、急性扁桃腺炎、急性淋巴结炎,见有上述证候者。

【规格】10 mL×8 支;10 mL×12 支。

【用法用量】口服。成人一次 20 mL,一日 4 次;儿童 3 岁以下一次 10 mL,一日 3 次;3 岁至 7 岁,一次 10 mL,一日 4 次;7 岁以上一次 20 mL,一日 3 次。疗程 3 天。

【临床应用】复方双花口服液联合美洛西林舒巴坦钠治疗急性化脓性扁桃体炎具有较好的临床疗效,能有效改善患儿临床症状,降低炎性反应,值得临床推广使用。

【参考文献】

高君,马一敏. 复方双花口服液联合美洛西林舒巴坦钠治疗小儿急性化脓性扁桃体炎的临床研究[J]. 现代药物与临床,2021,36(8):1702-1705.

4. 肿痛安胶囊

【来源】国药准字 Z13021496。

【组成】三七、天麻、僵蚕、白附子(制)、防风、羌活、天南星(制)、白芷。

【功效】祛风化痰、行瘀散结、消肿定痛。

【主治】用于风痰瘀阻引起的牙痛、咽喉肿痛、口腔溃疡及风痰瘀血阻络引起的痹病。

【规格】每粒装 0.28 g。

【用法用量】口服,一次 2 粒,一日 3 次,小儿酌减。外用,用盐水清洁创面,将胶囊内的药粉撒于患处,或用香油调敷。

【临床应用】丁春燕研究发现:开喉剑喷雾剂联合肿痛安胶囊,可加快疱疹性口腔炎患儿各项症状消退,控制机体炎性反应。唐萍等研究显示:肿痛安胶囊联合沙利度胺可提高复发性口腔溃疡的疗效,进一步降低临床症状和疼痛程度,改善免疫功能,且安全性良好。黄香等的报告指出:糖皮质激素与中成药肿痛安胶囊联合应用,治疗糜烂型 OLP 起效快,改善免疫功能,促进口腔黏膜愈合,缩短病程,同时可降低复发率与不良反应。

【参考文献】

[1] 丁春燕.开喉剑喷雾剂联合肿痛安胶囊对儿童疱疹性口腔炎患者临床症状体征及炎性因子的影响[J].内蒙古中医药,2022,41(7):117-118.

[2] 唐萍,骆洋,李新.肿痛安胶囊联合沙利度胺治疗复发性口腔溃疡的疗效及其对免疫细胞的影响[J].药物评价研究,2021,44(8):1751-1755.

[3] 黄香,温小秋,何升腾.糖皮质激素与中成药肿痛安胶囊联合应用治疗口腔糜烂型扁平苔癣的临床疗效观察[J].环球中医药,2014,7(S2):30-31.

5. 一清胶囊

【来源】《中华人民共和国临床用药》。

【组成】黄连、大黄、黄芩。

【功效】清热泻火解毒,化瘀凉血止血。

【主治】湿热毒邪所致的身热烦躁、目赤口疮、咽喉牙龈肿痛、大便秘结等。

【规格】每粒装 0.5 g。

【用法用量】口服。一次 2 粒,一日 3 次。

【临床应用】王芳等将复发性口腔溃疡 132 例随机分组,结果治疗后,对照组临床有效率为 81.82%,显著低于治疗组的 93.94%,两组比较差异具有统计学意义($P<0.05$)。结论:一清胶囊联合重组牛碱性成纤维细胞生长因子凝胶可显著促进复发性口腔溃疡恢复,减轻患者疼痛,纠正口腔微生态环境紊乱,临床疗效较好且安全性较高。马晓华等研究显示,一清胶囊联合维胺酯胶囊治疗口腔扁平苔藓具有较好的临床疗效,能降低疼痛程度和缩小病损面积。

【参考文献】

[1] 王芳,费晓磊,李梦洁.一清胶囊联合重组牛碱性成纤维细胞生长因子凝胶治疗复发性口腔溃疡的临床研究[J].现代药物与临床,2021,36(02):373-377.

[2] 马晓华,阚红军.一清胶囊联合维胺酯治疗口腔扁平苔藓的临床研究[J].现代药物与临床,2022,37(08):1789-1792.

6. 知柏地黄丸

【来源】《中成药合理应用指导》。

【组成】知母、黄柏、熟地黄、山茱萸（制）、牡丹皮、山药、茯苓、泽泻。

【功效】滋阴降火。

【主治】阴虚火旺之口舌生疮。

【规格】(1)浓缩丸每 10 丸重 1.7 g;(2)大蜜丸每丸重 9 g;(3)水蜜丸每 30 粒约重 3 g。

【用法用量】口服。浓缩丸一次 8 丸,一日 3 次;水蜜丸一次 6 g,大蜜丸一次 1 丸,一日 2 次。

【临床应用】孙震研究报告:知柏地黄丸联合复方丹参片治疗复发性口腔溃疡临床疗效较好,复发率较低;祝兰英回顾性分析研究 360 例口腔溃疡阴虚火旺证,显示知柏地黄丸联合云南白药治疗复发性口腔溃疡阴虚火旺证,能够显著改善患者的临床症状与体征,优化临床治疗效果,具有推广价值。

【参考文献】

[1] 孙震. 知柏地黄丸联合复方丹参片治疗复发性口腔溃疡疗效观察[J]. 实用中医药杂志,2018,34(6):656-657.

[2] 祝兰英. 知柏地黄丸联合云南白药治疗复发性口腔溃疡阴虚火旺证[J]. 全科口腔医学电子杂志,2018,5(10):30-31.

7. 连芩珍珠滴丸

【来源】国家中医药管理局中医药名词术语成果转化与规范推广项目。

【组成】连翘、黄芩、栀子、青黛、煅石膏、珍珠层粉、人工牛黄、甘草、薄荷脑、冰片 10 味药组成。

【功效】清热泻火、祛腐生肌、消肿止痛。

【主治】用于复发性口疮(轻型口疮或口炎性口疮)心脾积热证,症见口腔溃疡、疼痛、伴有心烦急躁、口热口干、舌质偏红而干、苔黄而腻、脉弦细数等。

【规格】每丸重 35 mg。

【用法用量】含服,一次 4 粒,一日 3 次,疗程为 4 天。

【临床应用】余姣等研究结果提示,连芩珍珠滴丸可以明显改善轻型复发性口疮(心脾积热证)患者的主要症状和体征,使溃疡疼痛时间、愈合时间均缩短,同时缓解了口干口渴、便干便秘等相关症状,确有解毒定痛、化腐生机之功,临床治疗总有效率达 93.3%。治疗前后经安全性检查比较,没有发现与药物有关的毒副反应,认为是一种安全有效的药物,可以推广使用。

【参考文献】

余姣. 珍珠滴丸治疗复发性口疮的临床研究[D]. 湖北中医药大学,2011.

8. 天王补心丸

【来源】《中华人民共和国药典》1995 年版收藏。

【组成】地黄、天冬、麦冬、党参、五味子、柏子仁、酸枣仁、当归、茯苓、远志、菖蒲、玄参、丹参、朱砂、桔梗、甘草。

【功效】滋阴养血、补心安神。

【规格】每袋装 6 g。

【用法用量】口服，一次 8 丸，一日 3 次。

【主治】由心肾不足、阴虚血少引起的虚烦心悸，失眠，健忘，多梦，口燥咽干，或口舌生疮、大便干燥等症。

【临床应用】周雯等对 45 例经过贴"口腔溃疡膜"、局部喷"西瓜霜"或以中药制剂漱口等，均无明显疗效的复发性口腔溃疡患者，给予天王补心丹合逍遥丸治疗，妇女月经顺畅，口疮自愈。

【参考文献】

周雯，张思胜，潘建西．天王补心丹合逍遥丸治疗复发性口腔溃疡 45 例小结[J]．甘肃中医，2002(4)：25-26．

9. 六味地黄丸

【来源】《小儿药证直诀》，《中华人民共和国药典》1995 年版收藏。

【组成】熟地黄、山萸肉、茯苓、泽泻、牡丹皮、山药。

【功效】滋阴补肾。

【主治】肾阴虚证。腰膝酸软，头晕耳鸣，牙齿动摇，舌燥咽痛，舌红少苔，脉细数。

【规格】大蜜丸：每丸重 9 g；水蜜丸：每 100 粒重 20 g；小蜜丸：每瓶装 60 g 或 120 g；浓缩丸：每 8 丸相当于原药材 3 g。

【用法用量】口服，一次 6 g，一日 2 次。

【临床应用】赵娟采用中药六味地黄丸与西药维生素 B_2、甘露聚糖肽、维生素 C 联合应用，可有效缓解复发性口腔溃疡的病症，降低其复发情况。孟红军研究发现，老年口腔念珠菌病采用制霉菌素与六味地黄丸联合治疗的效果较为理想。

【参考文献】

[1] 赵娟．六味地黄丸不同辅助方案治疗复发性口腔溃疡的效果观察[J]．人人健康，2018，No.483(22)：233．

[2] 孟红军．制霉菌素联合六味地黄丸治疗老年口腔念珠菌病[J]．深圳中西医结合

杂志,2018,28(21):34-35.

10. 白芍总苷胶囊

【来源】国际食品药品监督管理局国家药品标准第 38 册 WS1-Z(X-164)2003Z。

【组成】白芍总苷。

【功效】抗炎免疫调节。

【主治】用于类风湿关节炎。

【规格】每板 12 粒,每盒 5 板。

【用法用量】每次 1～2 粒,每天两次。

【临床应用】孙倩对 98 例口腔黏膜扁平苔藓患者,采取白芍总苷联合曲安奈德治疗效果良好,可改善患者病症、降低疼痛;沙利度胺联合白芍总苷在治疗复发性口腔溃疡时比常规单独使用具有更好的治疗效果,且能减少不良反应。结果显示,联合用药组在局部疗效和远期疗效明显优于其他两组,溃疡平均愈合时间和疼痛指数均低于两组单独用药组,具有统计学意义($P<0.05$);三组患者血清肿瘤坏死因子-α 水平降低,白介素-2 水平增高($P<0.05$),并且联合用药组指标改变水平更加明显($P<0.05$)。赵金豹研究显示,干燥综合征患者采用白芍总苷胶囊能够显著提高唾液腺流率,有效性理想,且安全可靠。

【参考文献】

[1] 孙倩.白芍总苷联合曲安奈德治疗口腔黏膜扁平苔藓的临床研究[J].北方药学,2021,18(10):149-150.

[2] 许景川,陈作良.沙利度胺联合白芍总苷治疗复发性口腔溃疡的疗效观察[J].海峡药学,2017,29(6):108-110.

[3] 赵金豹.白芍总苷胶囊辅助治疗干燥综合征口腔干燥症状的有效性及安全性[J].海峡药学,2018,30(11):174-175.

11. 丹参注射液

【来源】研制方,《中华人民共和国药典》1997 年版收藏。

【组成】丹参。

【功效】活血化瘀,通脉养心。

【主治】冠心病,胸闷,心绞痛。

【规格】每支装 2 mL;每支装 10 mL。

【用法用量】肌肉注射,一次 2～4 mL,一日 1～2 次;静脉注射,一次 4 mL,一日 1～2 次;静脉滴注,一次 10～20 mL,一日 1 次。或遵医嘱。

【临床应用】口腔黏膜下纤维化患者 106 例采取丹参注射液联合曲安奈德注射液治疗后,观察组病变区域面积明显缩小,口腔张口度明显增大,均显著优于对照组($P<$0.05);观察组 LS、FIB、PV 明显降低,且显著低于对照组($P<$0.05)。对 69 例头、颈部恶性肿瘤放疗患者,经鱼腥草、丹参注射液雾化吸入,可有效预防放疗所致口腔黏膜反应。高毅等用中西药联合局部注射治疗口腔扁平苔藓 53 例,可提高疗效,减少复发。

【参考文献】

[1] 尹琳,尹莉,彭志红. 丹参注射液联合曲安奈德注射液治疗口腔黏膜下纤维性变的疗效[J]. 中国处方药,2021,19(8):92-94.

[2] 杨秀云,孙桂芳,张鲁英. 鱼腥草、丹参液雾化吸入预防放射性口腔黏膜反应的效果观察[J]. 中华护理杂志,2006(1):24-25.

[3] 高毅,李立芳,冯艳红. 中西药联合局部注射治疗口腔扁平苔藓 53 例[J]. 陕西中医,2006(03):294-295.

12. 金匮肾气丸

【来源】汉《金匮要略》,《中华人民共和国药典》1995 年版收藏。

【组成】桂枝、附子、地黄、山药、山茱萸、茯苓、丹皮、泽泻、牛膝、车前子。

【功效】温补肾阳,化气行水。

【主治】肾精不足,腰膝酸痛,下肢冷感,少腹拘急,水肿,小便不利或频数,阳痿,遗溺,尺脉微弱,或痰饮咳喘,消渴,脚气等证候。

【规格】大蜜丸:每丸重 9 g;每丸重 6 g;水蜜丸:每袋 5 g,每 25 粒重 5 g;小蜜丸:每100 丸重 20 g;浓缩丸:每 10 丸重 2 g。

【用法用量】口服,水蜜丸一次 4~5 g,大蜜丸一次 1 丸,一日 2 次。

【临床应用】研究显示,金匮肾气丸加味配合中药外敷治疗复发性口腔溃疡,能够缩短口腔溃疡愈合时间,减少复发率,疗效确切。

【参考文献】

张军梅. 金匮肾气丸加味配合中药外敷治疗复发性口腔溃疡临床观察[J]. 西部中医药,2014,27(9):92-93.

13. 绞股蓝总苷片(绞股蓝总苷胶囊)

【来源】《卫生部药品标准·新药转正标准》《常用中成药新用法》。

【组成】绞股蓝。

【功效】养心健脾,益气和血,除痰化瘀。

【主治】适用于心脾两虚,痰停血瘀引起,心悸气短,胸闷肢麻,眩晕头痛,健忘耳鸣,自汗乏力或脘腹胀满等,及高脂血症。

【规格】20 mg×20 片×5 板/盒。

【用法用量】一次 2～3 片,一日 3 次,或遵医嘱。

【临床应用】杨卫红纳入复发性口腔溃疡患者 126 例,随机分治疗组(64 例)、对照组(62 例)。治疗组在常规的治疗方法上加用丹参注射液、绞股蓝总苷胶囊,对照组采用常规的治疗方法(口服复合维生素 B、葡萄糖酸锌片和局部贴敷庆大霉素药膜),观察临床疗效。结果总有效率:治疗组为 84.38%,对照组为 56.45%。两组相比,有显著性差异。结论:采用中西医结合治疗 RAU 效果明显。

【参考文献】

杨卫红. 中西医结合治疗复发性口疮 64 例[J]. 南京中医药大学学报,2005(5):323.

14. 牛黄解毒片

【来源】明《证治准绳》,《中华人民共和国药典》1995 年版收藏。

【组成】人工牛黄、雄黄、石膏、大黄、黄芩、桔梗、冰片、甘草。

【功效】清热解毒。

【主治】火热内盛,咽喉肿痛,牙龈肿痛,口舌生疮,头晕目赤。

【规格】24 片×2 板。

【用法用量】口服。一次 3 片,一日 2～3 次。

【临床应用】杨光采用牛黄解毒片联合西药维生素 B、维生素 C 片、甘露聚糖肽等治疗 ROU 疗效确切,总有效率为 97.06%,值得推广应用。

【参考文献】

杨光. 牛黄解毒片联合西药治疗复发性口腔溃疡的临床应用[J]. 中国民族民间医药,2009,18(5):92-93.

15. 柴胡口服液

【来源】收载于《中国药典》2015 年。

【组成】柴胡。

【功效】和解表里,疏肝解郁,升阳举陷,退热截疟。

【主治】外感风热邪气或外感风寒入里化热,证见身热不退或往来寒热。

【规格】口服液,每支装 10 mL。

【用法用量】口服。一次 10～20 mL,一日 3 次;小儿酌减。

【临床应用】郝征等人采用柴胡口服液,治疗 140 例复发性口腔溃疡患者,优于对照组口服维生素 B 片的治疗效果。

【参考文献】

郝征,李雅玲. 柴胡口服液治疗复发性口腔溃疡[J]. 天津药学,2001(5):35-36.

16. 梅花点舌丸

【来源】清《外科证治全生集》,《中华人民共和国药典》1995 年版收藏。

【组成】培植牛黄、珍珠、人工麝香、蟾酥(制)、熊胆粉、雄黄、朱砂、硼砂、葶苈子、乳香(制)、没药(制)、血竭、沉香、冰片。

【功效】清热解毒,活血消肿,生肌定痛。

【主治】用于疔疮痈肿初起,咽喉,牙龈肿痛,口舌生疮。现代多用于疖肿、咽炎、扁桃体、牙周炎等。

【规格】每 10 丸重 1 g。

【用法用量】口服,一次 2 丸,一日 3 次,小儿酌减。

【临床应用】李静纳入复发性口疮(ROU)患者 100 例,口服点舌丸,具有清热解毒、消肿止痛、改善局部微循环、促进上皮细胞生长、加快创面愈合的作用。张梅采用半导体激光联合梅花点舌丹治疗复发性口腔溃疡,能明显提高复发性口腔溃疡治疗的有效率。

【参考文献】

[1] 李静. 点舌丸治疗复发性口疮的临床疗效观察[J]. 云南医药,2016,37(1):98.

[2] 张梅,尹清志,丁宗强,张志存. 半导体激光联合梅花点舌丹治疗复发性口腔溃疡疗效观察[J]. 中国误诊学杂志,2010,10(16):3806.

17. 雷公藤多甙片

【来源】国药准字 Z52020369。

【组成】雷公藤多甙。

【功效】祛风解毒,除湿消肿,舒筋通络。

【主治】有抗炎及抑制细胞免疫和体液免疫等作用。

【规格】每片 10 mg。

【用法用量】口服,每日 3 次,每次 2~3 片,饭后服用。

【临床应用】朱微波、苑艺芳、刘广昌、汤颖聪 4 位学者,分别主持了四项临床试验,均应用雷公藤多甙联合曲安奈德治疗 OLP,一致性发现,雷公藤多甙联合曲安奈德治疗,在有效率、视觉模拟法评分、体征评分、愈后复发率和口腔黏膜病变面积的数值变化方面,均显著优于对照组。任常群研究发现,雷公藤多甙联合他克莫司治疗 OLP,有效率和痊愈率明显高于单用雷公藤多苷或他克莫司。

【参考文献】

[1] 朱微波,李智. 曲安奈德联合雷公藤多甙片治疗口腔扁平苔癣的临床有效率评价[J]. 全科口腔医学电子杂志,2019,6(1):6-7.

[2] 苑艺芳. 曲安奈德和雷公藤多甙片治疗口腔扁平苔癣的效果及复发率评价[J]. 药品评价,2019,16(16):70-71.

[3] 刘广昌,杨永平,赵禹仲. 曲安奈德联合雷公藤多甙片治疗口腔扁平苔癣的临床分析[J]. 中国实用医药,2017,12(3):6-8.

[4] 汤颖聪. 曲安奈德与雷公藤多苷片治疗口腔扁平苔藓的临床观察[J]. 中外医学研究,2020,18(10):21-23.

[5] 任常群,周剑虹. 他克莫司与雷公藤多甙联合治疗口腔扁平苔藓的临床研究[J]. 临床口腔医学杂志,2016,32(09):545-547.

18. 万应胶囊

【来源】中国药典 2010 年版一部。

【组成】胡黄连、熊胆粉、麝香、黄连、儿茶、香墨、冰片、人工麝香、牛胆汁、人工牛黄等。

【功效】清热、镇惊、解毒。

【主治】口舌生疮,牙龈、咽喉肿痛;小儿高热,烦躁易惊等。

【规格】每粒装:(1)0.3 g;(2)0.15 g。

【用法用量】口服,每日 2 次,每次 1～2 粒,3 岁以内小儿酌减。

【临床应用】王冬英研究结果显示:万应胶囊是治疗复发性口腔溃疡(RAU)有效药物,无明显副作用。赵利芬等采用万应胶囊配合曲安奈德注射治疗糜烂型口腔扁平苔藓 21 例,结果治疗组总有效率高于对照组,差异具有显著性($P<0.05$)。

【参考文献】

[1] 王冬英,张冬根,刘瑞英. 万应胶囊治疗复发性口腔溃疡的临床观察[J]. 中外医疗,2008(26):55.

[2] 赵利芬,段开文,陈雷,翟维维,杨向红. 万应胶囊配合曲安奈德治疗糜烂型口腔扁平苔藓 21 例临床观察[J]. 云南中医中药杂志,2009,30(1):32-33.

19. 独一味胶囊

【来源】国家食品药品监督管理局国家药品标准(试行)YBZ08242005。

【组成】独一味浸膏。

【功效】活血止痛,化瘀止血。

【主治】多种外科手术后的刀口疼痛、出血,外伤骨折,筋骨扭伤,风湿痹痛,以及崩漏、痛经、牙龈肿痛、出血等。

【规格】每粒装 0.3 g。

【用法用量】口服,每日 3 次,每次 0.6～0.9 g。

【临床应用】研究显示,独一味胶囊联合醋酸地塞米松口腔贴片,可提高复发性口疮的疗效,改善临床症状和免疫功能,促进创面愈合。才新等采用独一味胶囊联合西吡氯铵含漱液治疗牙龈炎。临床结果:研究组临床总有效率高于对照组($P < 0.05$);治疗后,两组牙龈指数、龈沟出血指数、牙菌斑指数均较治疗前降低,且研究组低于对照组($P < 0.05$);治疗后,两组白细胞介素-1β、肿瘤坏死因子-α、前列腺素 E2、可溶性黏附分子 1 及 C 反应蛋白水平均较治疗前降低,且研究组低于对照组($P < 0.05$);两组不良反应发生率比较,差异无统计学意义($P > 0.05$)。

【参考文献】

[1] 杨兵,刘俊全,白大兵,谢祎.独一味胶囊联合地塞米松治疗复发性口疮的临床研究[J].现代药物与临床,2020,35(12):2410-2414.

[2] 才新,崔君霞,吕秋峰.独一味胶囊联合西吡氯铵含漱液治疗牙龈炎的临床研究[J].中国医药导报,2020,17(24):122-125.

20. 贞芪扶正胶囊

【来源】国家食品药品监督管理局国家药品标准 WS3-B-3211-98。

【组成】女贞子、黄芪。

【功效】补气养阴。

【主治】用于久病虚损,气阴不足。配合手术、放射治疗、化学治疗,促进正常功能的恢复。

【规格】每 6 粒相当于原生药 12.5 g。

【用法用量】口服,每日 2 次,每次 4 粒。

【临床应用】王晓昆纳入 64 例复发性口腔溃疡患者,随机分为对照组和观察组,每组 32 例。对照组给予康复新液治疗,观察组在此基础上给予贞芪扶正胶囊治疗,均持续治疗 2 周。记录 2 组患者的溃疡愈合时间、疼痛持续时间,评估 2 组治疗 7 天后临床疗效,采用生活质量综合评定量表(GQOL-74)评估生活质量,检测治疗前后血清炎症因子[肿瘤坏死因子-α(TNF-α)、干扰素-γ(IFN-γ)、白细胞介素-2(IL-2)]水平。结果观察组的溃疡愈合时间、溃疡疼痛持续时间均短于对照组(P 均<0.05),治疗 7 天后总有效率明显高于对照组(P<0.05)。与治疗前比较,2 组的心理、躯体、物质、社会生活质量评分及血清 IFN-γ 水平均明显升高(P 均<0.05),血清 TNF-α、IL-2 水平均明显降低(P 均<0.05);与对照组比较,观察组血清 TNF-α、IL-2 水平较低(P 均<0.05),心理、躯体、物质、社会生活质量评分及血清 IFN-γ 水平均较高(P 均<0.05)。

【参考文献】

王晓昆.贞芪扶正胶囊治疗复发性口腔溃疡患者疗效观察[J].现代中西医结合杂志,2020,29(28):3163-3165,3176.

药名笔画索引

药名拼音索引

参考文献

[1] 王德鉴. 中医耳鼻喉科学[M]. 上海：上海科学技术出版社,1985.

[2] 吴中泰. 孟河马培之医案论精要[M]. 北京：人民卫生出版社,1985.

[3] 高震. 胡萝卜治疗口腔咽喉炎症[J]. 中医药学报,1986(1):8.

[4] 李春杰. 溃疡散治疗溃疡[J]. 湖南中医杂志,1987(2):50.

[5] 毛拴锁,贾萍. 地龙白糖液的临床运用[J]. 陕西中医函授,1988(1):39.

[6] 李刚,徐国榕. 中医口腔病症学[M]. 北京：人民军医出版社,1989.

[7] 夏翔,施惠君,戚清权,张守杰,张佩华. 中医病证专辑·口齿病[M]. 北京：中国古籍
出版社,1989.

[8] 刘显和. 鸦胆子治疗口腔粘液腺囊肿19例[J]. 临床口腔医学杂志,1989:200.

[9] 凤存安. 中医口腔科学概要[M]. 北京：人民卫生出版社,1990.

[10] 郭树檀. 人参皂治疗口腔黏膜溃疡扁平苔藓的临床观察分析[J]. 临床口腔医学杂
志,1990,6(1):54.

[11] 周大成. 中国口腔医学史考[M]. 北京：人民卫生出版社,1991.

[12] 刘智敏. 山茱萸湿敷涌泉穴治疗复发性口疮[J]. 新中医,1992(3):16.

[13] 韩维恒. 中药正别名集[M]. 长沙：湖南科学技术出版社,1993.

[14] 王德鉴. 中医耳鼻喉科学[M]. 北京：人民卫生出版社,1993.

[15] 陈保鸿,刘淑敏,王冠英,李静波,王秀清,张洪源. 人参茎叶皂甙治疗口腔疱疹病毒
感染的研究[J]. 口腔医学,1993,13(1):19-20.

[16] 朱良春. 虫类药的应用[M]. 太原：山西科学技术出版社,1994.

[17] 杨鹏举. 常用中药临证指要(一)[M]. 北京：学苑出版社,1994.

[18] 杨鹏举. 常用中药临证指要(二)[M]. 北京：学苑出版社,1995.

[19] 王家福. 人参叶治疗口腔溃疡[J]. 江西中医学院学报,1995(S1):42.

[20] 蓝伟红. 山茱萸湿敷涌泉穴治疗复发性口疮80例[J]. 中国民间疗法,1997(6):15-16.

[21] 崔树德. 中药大全[M]. 哈尔滨：黑龙江科学技术出版社,1998.

[22] 张娟,赵含森. 实用中药配伍应用大全[M]. 太原：山西科学技术出版社,1998.

［23］庞国明,刘守杰,路德华,王心东. 中医秘单偏验方妙用大典［M］. 北京:中国医药科
技出版社,1998.

［24］田建华. 本草纲目彩色图集［M］. 石家庄:河北科学技术出版社,1999.

［25］［明］李时珍. 本草纲目(金陵版排印本). 北京:人民卫生出版社,1999.

［26］赵丽娟. 中医口腔科学［M］. 北京:人民卫生出版社,1999.

［27］谭新华,陆德铭. 中医外科学［M］. 北京:人民卫生出版社,1999.

［28］李春光. 寿宁民间巧用半边莲［J］. 中国民间疗法,1999(12):49.

［29］章永红. 抗癌中药大全［M］. 南京:江苏科学技术出版社,2000.

［30］施仁潮. 人参治百病［M］. 杭州:浙江科学技术出版社,2001.

［31］谢宗万. 常用中药名与别名手册［M］. 北京:人民卫生出版社,2001.

［32］王德鉴. 中医耳鼻喉科学［M］. 北京:中国中医药出版社,2001.

［33］王永钦. 中医耳鼻喉口腔科学［M］. 北京:人民卫生出版社,2001.

［34］李元聪. 中西医结合口腔科学［M］. 北京:中国中医药出版社,2001.

［35］曾仁义. 土茯苓治疗流行性腮腺炎［J］. 中医杂志,2001,42(11):647.

［36］李柏. 疼痛中药外治奇术大全［M］. 北京:中国中医药出版社,2002.

［37］卫敏,孔祥亮,任丽洁. 口腔病验方 700 首［M］. 上海:上海中医药大学出版社,2002.

［38］董汉良. 竹治百病［M］. 杭州:浙江科学技术出版社,2003.

［39］沈关桢. 石斛治百病［M］. 杭州:浙江科学技术出版社,2003.

［40］王培养. 莪术油注射液治疗小儿手足口病疗效观察［J］. 浙江中西医结合杂志,2003,
13(7):437.

［41］谭兴贵. 中医药膳学［M］. 北京:中国中医药出版社,2004.

［42］金福兴,胡元水,鲁昌辉. 口腔疾病效方 300 首［M］. 北京:科学技术文献出版社,
2004.

［43］夏德娣. 蚕砂与土茯苓联用治疗口腔溃疡 20 例［J］. 河北中医,2004,26(10):784.

［44］陶御风. 临证本草［M］. 北京:人民卫生出版社,2005.

［45］王而川,杨楠,刘光霞. 口腔病中医防治与保健［M］. 北京:军事医学科学出版社/金
盾出版社,2005.

［46］纪军,王翔宇. 眼耳鼻喉及口腔疾病药膳疗法［M］. 上海:上海科学技术文献出版社,
2005.

［47］李秀亮. 实用中医口腔临床［M］. 北京:中国医药科技出版社,2005.

［48］周凤梧. 周凤梧方剂学［M］. 济南:山东科学技术出版社,2005.

［49］李秀亮. 实用中医口腔临床［M］. 北京:中国医药科技出版社,2005.

[50] 李元聪. 中西医结合口腔科学[M]. 北京:中国中医药出版社,2005.

[51] 王福席. 临证本草[M]. 北京:中医古籍出版社,2006.

[52] 薛己. 口齿类要[M]. 北京:人民卫生出版社,2006.

[53] 周宜强. 实用中医肿瘤学[M]. 北京:中医古籍出版社,2006.

[54] 李志庸,张国骏. 本草纲目大辞典[M]. 济南:山东科学技术出版社,2007.

[55] 薛清录. 中国中医古籍总目[M]. 上海:上海辞书出版社,2007.

[56] 李元聪. 口腔病名家医案·妙方解析[M]. 北京:人民军医出版社,2007.

[57] 高学敏. 中药学. 5 版[M]. 上海:上海科学技术出版社,2007.

[58] 高学敏. 中药学新世纪. 2 版[M]. 北京:中国中医药出版社,2007.

[59] 孟凡红,刘从明,杨建宇. 单味中药临床应用新进展[M]. 北京:人民卫生出版社,2007.

[60] 胡献国. 干燥综合征的饮食疗法[J]. 食品与健康,2007,163(3):34-35.

[61] 郑金生. 中华大典·医药卫生典·药学分典·药物图录总部[M]. 成都:巴蜀书社,2007.

[62] 徐治鸿. 中西医结合口腔黏膜病学[M]. 北京:人民卫生出版社,2008.

[63] 汤秀红. 中医治疗放射性口腔炎[J]. 吉林中医药,2008,28(12):873.

[64] 王兰英. 中医与介入治疗肿瘤学[M]. 兰州:甘肃民族出版社,2009.

[65] 王振华. 玄参为主水煎液外涂治疗鹅口疮[J]. 中医杂志,2010,51(7):631.

[66] 李卫民. 至阴之品——地黄说[M]. 北京:人民卫生出版社,2010.

[67] 高学敏,钟赣生. 中药学:全 2 册. 2 版[M]. 北京:人民卫生出版社,2012.

[68] 傅立国. 中国高等植物. 青岛:青岛出版社,2012.

[69] 陈秀娜,吴红云,黄盖容. 冰苦瓜匀浆治疗化疗后口腔溃疡的疗效[J]. 护理实践与研究,2013,10(16):22-23.

[70] 〔法〕安德烈·杜博礼,晓亚·杜博礼. 全图神农本草经英法文译注. 绘画:刘景曾. 北京:外文出版社,2015.

[71] 刘景曾. 本草纲目养生日历. 北京:中国中医药出版社,2017.

[72] 林梅,黄小瑾. 口腔中医科诊疗与操作常规[M]. 北京:人民卫生出版社,2018.

[73] 周学东. 口腔中医科诊疗与操作常规[M]. 北京:人民卫生出版社,2018.

[74] 谭劲. 中西医结合口腔科学[M]. 北京:中国中医药出版社,2018.

[75] 李元聪. 中西医结合口腔科学[M]. 北京:中国中医药出版社,2018.

[76] 陈巧,窦磊. 甘草提取物对四种牙周常见致病菌的抑菌作用[J]. 中国微生态学杂志,2018,30(10):1147-1149,1168.

［77］吴其濬. 植物名实图考. 北京：中华书局,2018.

［78］裘庆元. 咽喉口齿科秘本四种［M］. 北京：中国中医药出版社,2019.

［79］顾振宁. 国医大师周仲瑛教授辨治白塞病的经验及用药规律研究［D］. 南京中医药
大学,2020.

［80］王素文,赖思煜,习利军,王利宏. 黄芪甲苷调节人牙周膜细胞炎症反应及成骨分化
的作用及机制研究［J］. 口腔医学研究,2020,36(2)：121-125.

［81］钟赣生. 中药学新世纪. 5 版［M］. 北京：中国中医药出版社,2021.

［82］王梁,陈吉俊,马诞骅. 绞股蓝漱口水治疗口腔扁平苔藓的研发及应用［J］. 现代实用
医学,2019,31(11)：1466-1468.

［83］李元聪. 李元聪口腔疾病中医诊疗心得. 1 版［M］. 北京：中国中医药出版社,2021.

［84］寇秘榔,屈会化,白雪,吴佳姝,陈晨,赵琰. 扶正解郁散火法治疗复发性口腔溃疡
［J］. 中医学报,2021,36(9)：1846-1849.

［85］周建,张净秋,王伽伯,王松灵. 清代宫廷口腔疾病诊疗概况［J］. 中华口腔医学杂志,
2022,57(4)：403-409.